THE WORLD'S BEST MASSAGE TECHNIQUES

THE COMPLETE ILLUSTRATED GUIDE

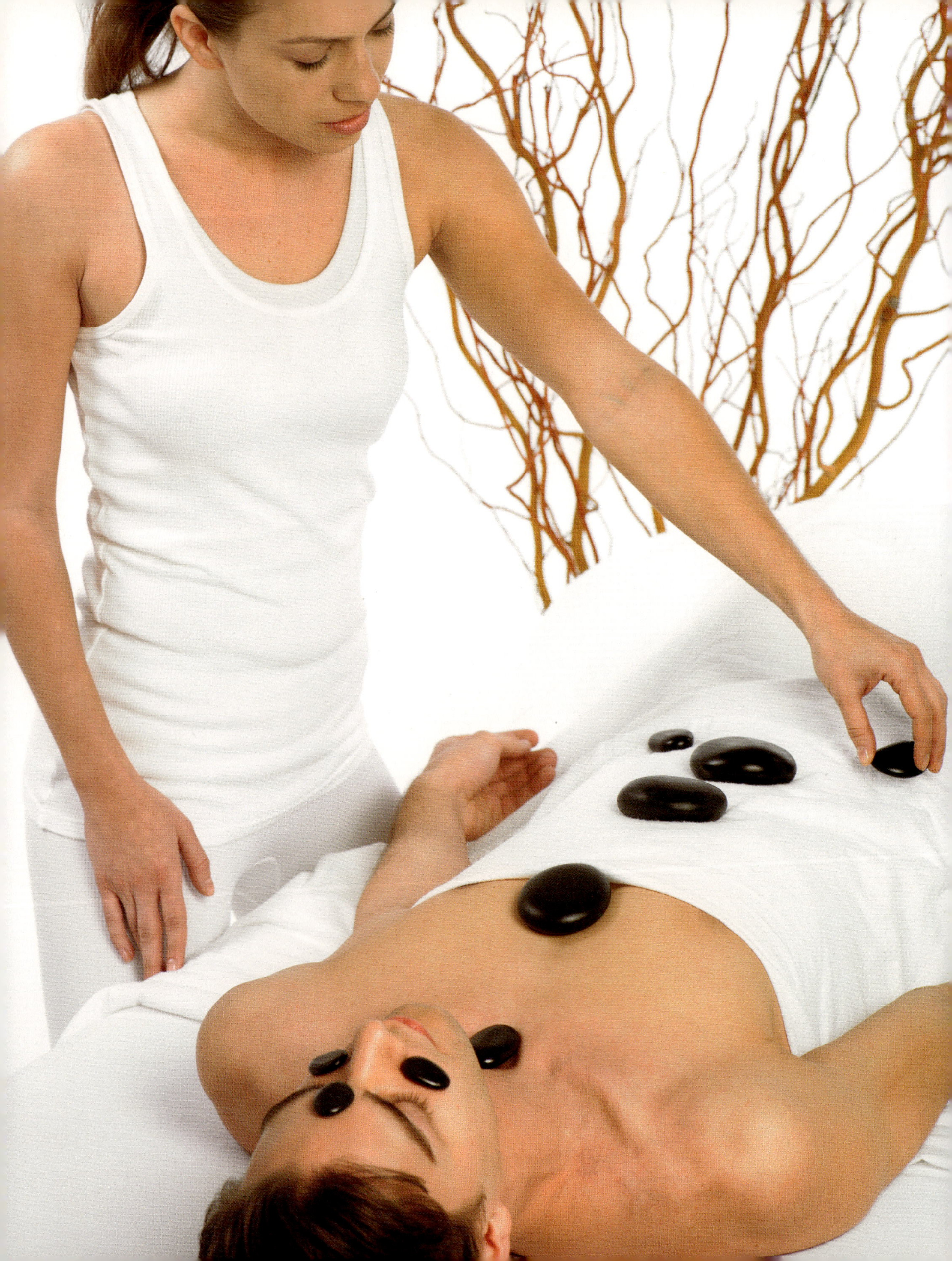

ヴィクトリア・ジョーダン・ストーンが選んだ

世界のベスト マッサージテクニック

カラーイラスト写真による完全ガイド

ヴィクトリア・ジョーダン・ストーン 著
千代 美樹 訳

目 次

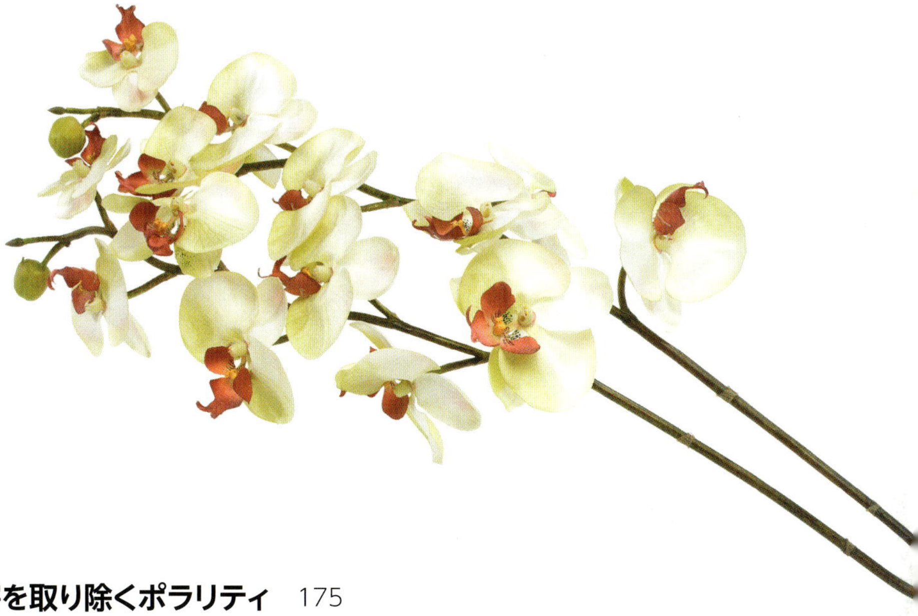

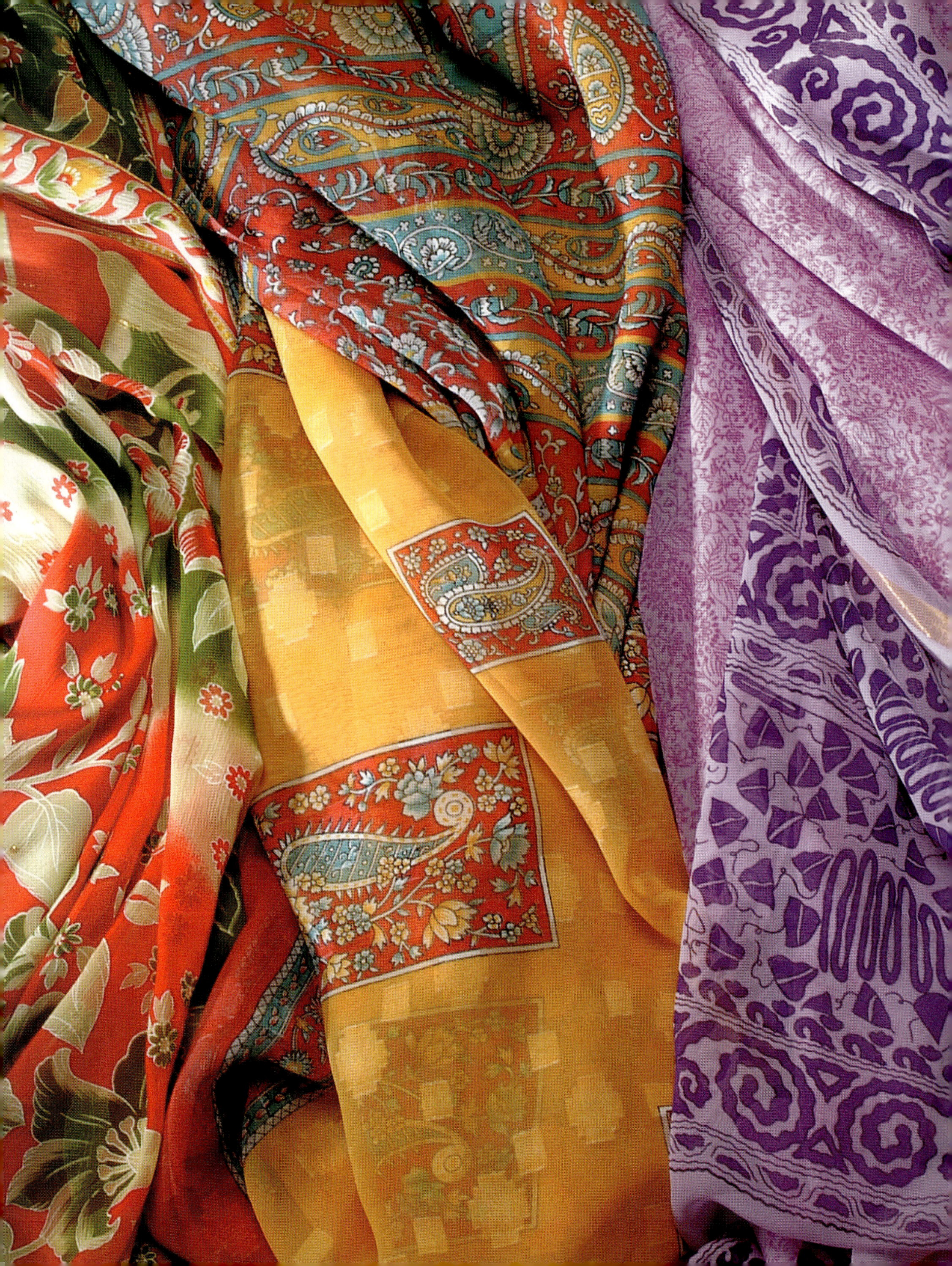

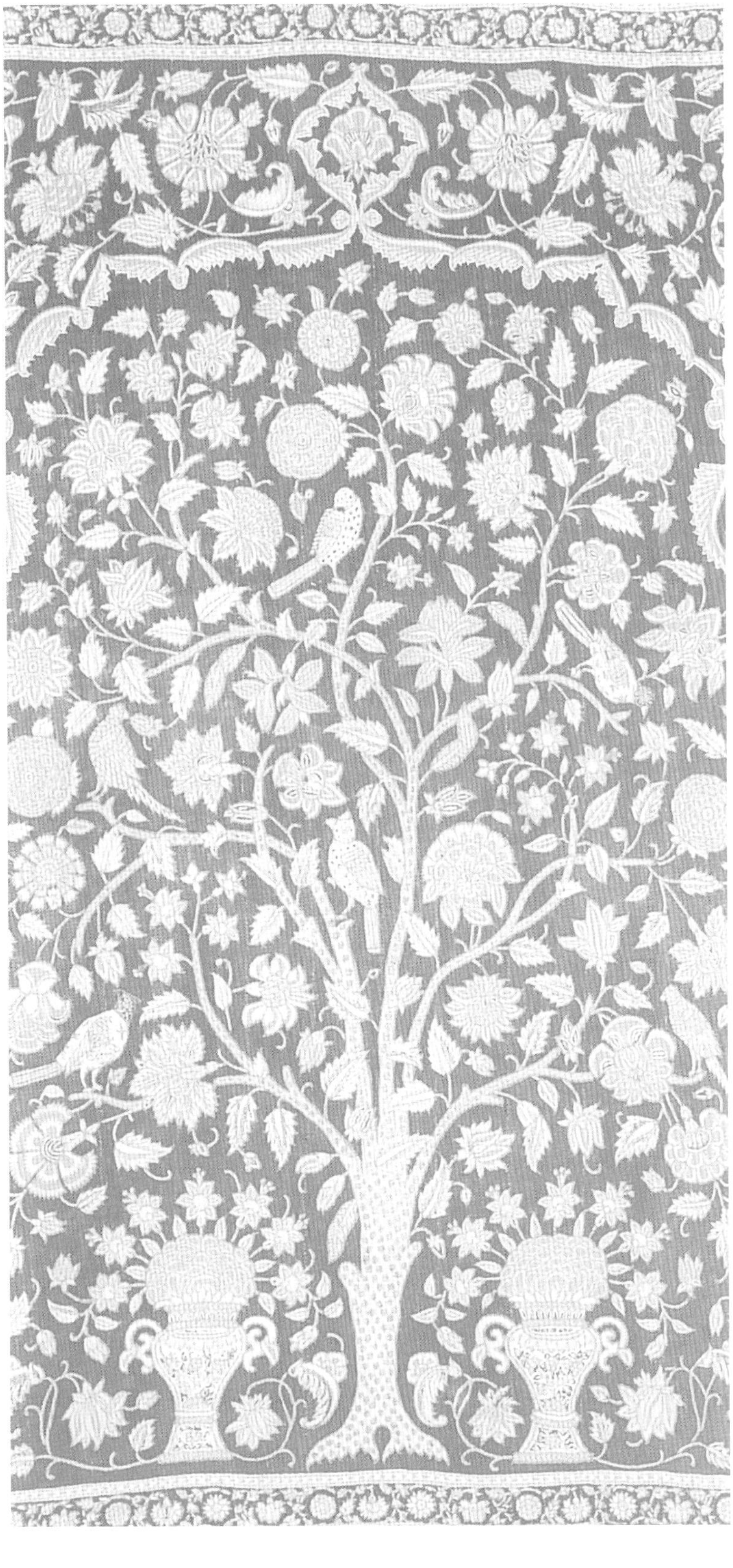

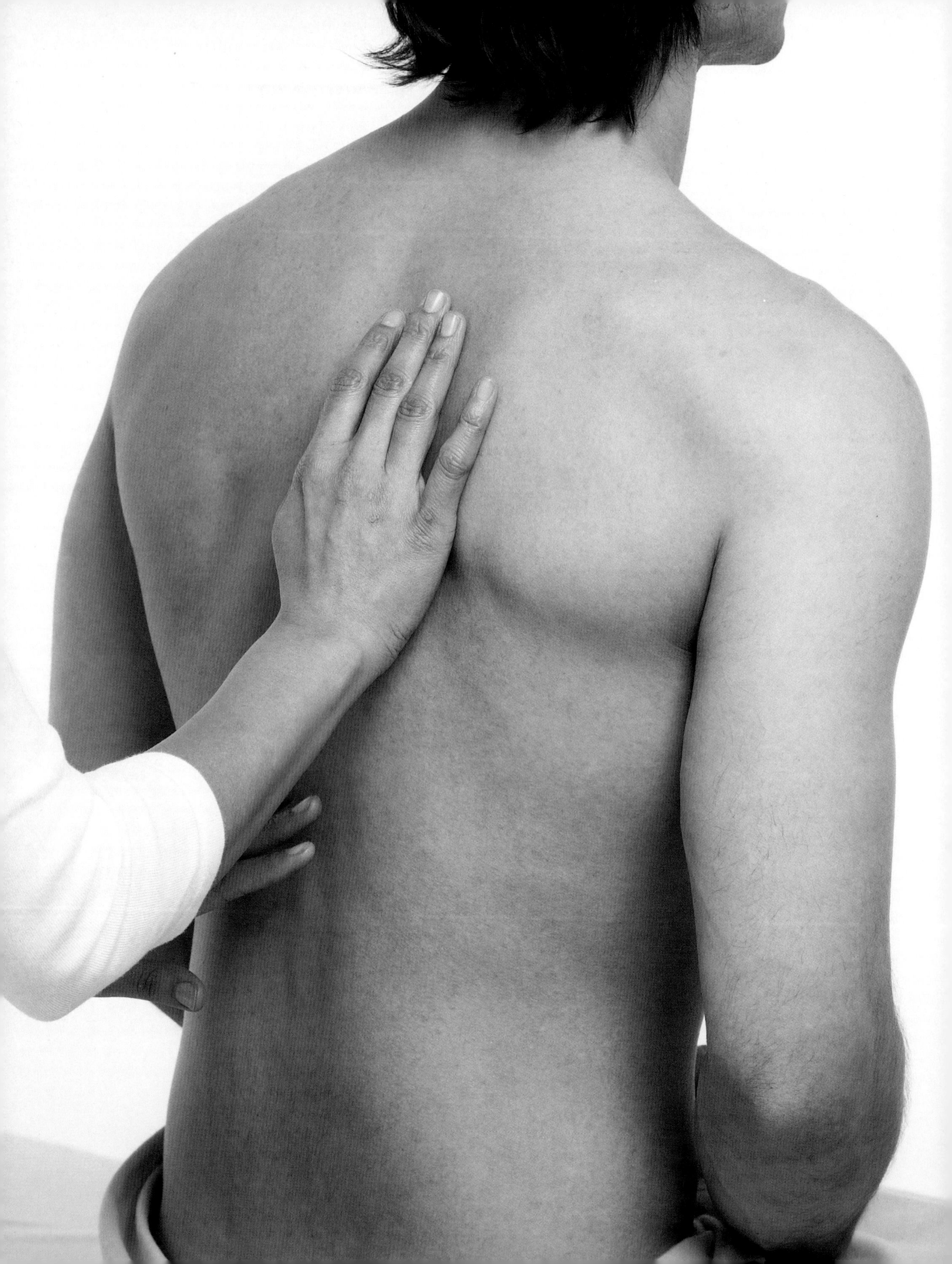

はじめに

触れ合いに癒しを見出す世界

触覚は最も古く原始的で、快感につながる感覚です。大切な人に巧みに触れることができれば、互いにとって素晴らしい恵みとなります。夫や妻、子ども、親、きょうだい、友人に快適な気分や痛みの緩和、リラクセーション、調和、健康、バランスをプレゼントすることができるのです。

あなたは「スキンシップ」が好きですか？　誰かが首や背中が凝っていると聞けば、すぐにマッサージしてあげたくなりますか？　もしそうであれば、新しいテクニックを試すことや、マッサージの文化による違いに興味があるでしょう。本書を通してぜひ、ほかの文化のさまざまなテクニックを上手に用いる方法、マッサージを施す相手をもっと喜ばせる方法を身につけてください。

私たちは触れられることなしに触れることはできません。これはあらゆるレベルについていえます。つまり、身体的にも感情的にも、エネルギーの面でもスピリチュアルな面でも、触れることは触れ合いなのです。マッサージには嬉しいことに、施す人にとっても受ける人にとってと同じくらいのメリットがあります。そのため本書では、マッサージを受ける人を「パートナー」と呼びます。本書は治療マッサージのマニュアルではありません。治療目的のマッサージは資格を持つプロに任せましょう。なお、「パートナー」という言葉は単に「分かち合う相手」という意味で用いており、親しさの程度を表すものではありません。

本書が紹介するマッサージテクニックは、健康な人のリラクセーションやストレス緩和、健康増進に役立てるためのものです。パートナーに健康上の問題があるときは、マッサージを行う前に医師の許可を得てください。本書のテクニックの意図は病気を治すことでなく、大切な人の喜びを広げることです。１つのマッサージスタイルの中にあなたとパートナーが楽しいと感じる要素を見つけたら、その要素をほかのマッサージスタイルに取り入れてみてもいいでしょう。

最初に、とくにホットストーンマッサージやロミロミを始める前に学んでいただきたいのはスウェーデン式マッサージです。本書を読むときはいつも実習のスペースを用意しておき、１つのスタイルを実際に少し試してから、次のスタイルに進むようにしてください。そうすることで、１つひとつのスタイルの感触をしっかりとつかむことができるでしょう。本書では、マッサージスタイルによって、床に敷くマットを使っているものとマッサージベッドを使っているものがありますが、実際にはたいていの動作はどちらを使っても行うことができます。マッサージの環境づくりについては９章を参照してください。

手順はかなり限定的に書きましたが、必ずしもこの通りでなく、いつでもパートナーの好みやあなた自身の直感に耳を傾けて修正してかまいません。マッサージはアートです。あなたとパートナーがよいと感じる方法で、学び、実践してください。創造力を発揮して大いに楽しみましょう！

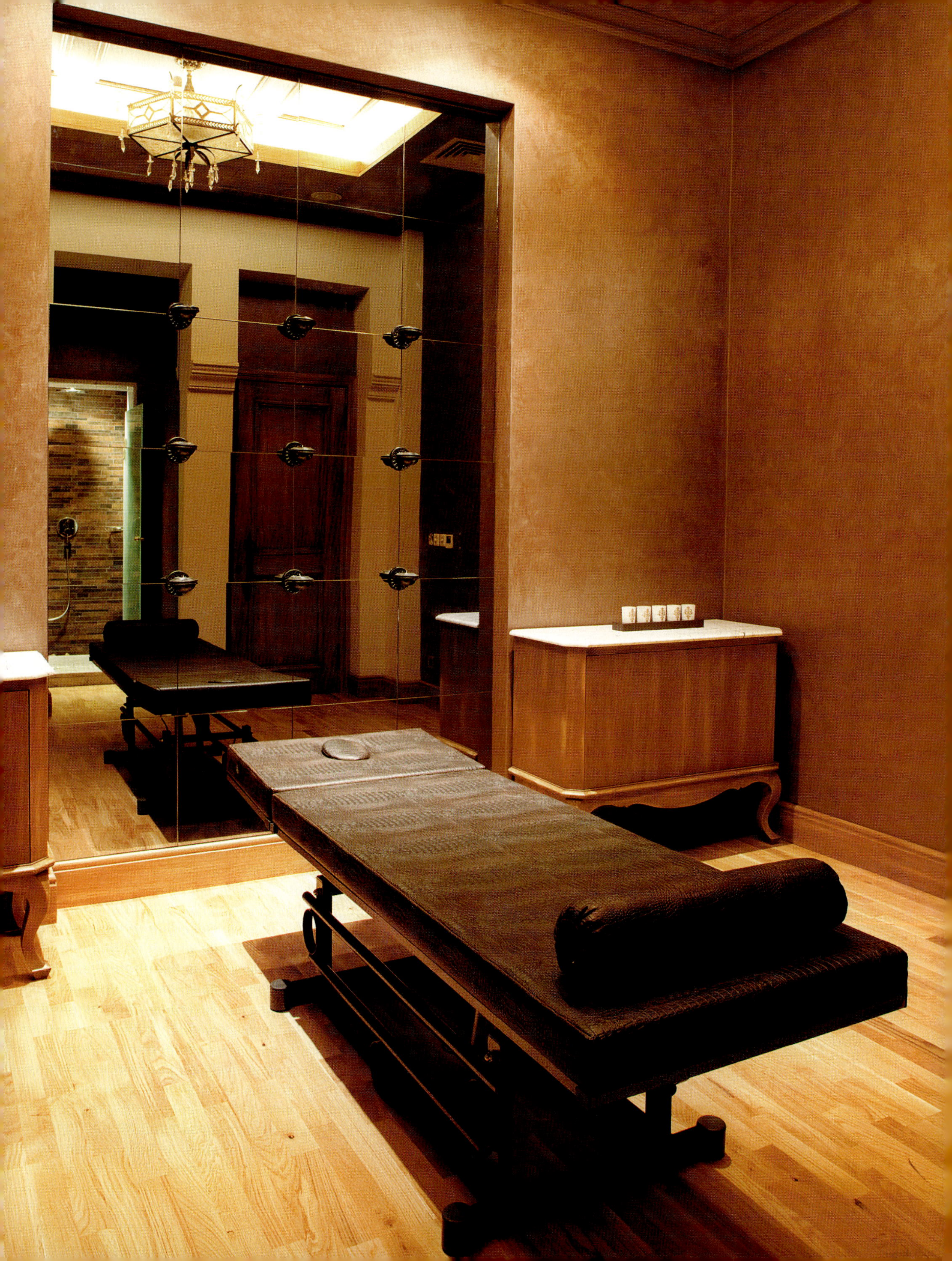

第1章

すべての基本、スウェーデン式マッサージ

西洋では、マッサージと聞けばたいていの人がスウェーデン式マッサージを思い浮かべます。スウェーデン式マッサージは直接皮膚に触れて行うマッサージで、さする、こねる、叩く、こする、震わせる、関節を回すなどの動作を用います。また、皮膚の上を手がなめらかに動くように、クリームやローションやオイルを潤滑剤として用います。通常はマッサージベッドを用いて行い、施術時間は30分から90分ほどです。

部屋と自分の体の準備

部屋は温かくしておきましょう（22-23℃くらいが適温です）。マッサージベッドの両側は90cm以上のスペースを空けておきましょう。ベッドの高さは、ベッド沿いに直立して腕を垂らした状態で、指の背全体（指の付け根から先）がベッドの表面に付くくらいに調整します。ストロークを行うときに肩が上がるようでは高すぎ、極端に前かがみになるようでは低すぎです。マッサージベッドの頭側には椅子を置いておきます。椅子の高さは、座って前腕をベッドに乗せたときに肩が上がらなければ適切です。

マッサージを始める前に、手や腕のストレッチを行っておきましょう。また、かがむ動作に備えて膝を柔軟にするために、ランジ（直立姿勢から片脚を前へ踏み出し、腰を上下させる運動）やスクワットなどの脚の運動もしておきましょう。

ベッド用リネン、潤滑剤、照明

綿のシーツを２枚使います。１枚はパートナーの体に敷くためのフィットタイプシーツ、もう１枚は体にかけるためのフラットタイプシーツです。また、体がリラックスしてくると寒さを感じやすくなるので、フラットタイプシーツの上にさらにかけるための1.2×1.8m程度の毛布かバスタオルも用意しておきましょう。膝の下に当てる枕も必要です。

入浴と食事

パートナーがマッサージの直前に食事をしないようにしてください。一方、シャワーや入浴をマッサージの前に済ませておくのはお勧めです。栄養豊富な潤滑剤はマッサージ後も残り、数時間または一晩かけて皮膚に浸透していくからです。

軽い圧から始め、少しずつ強めていく

スウェーデン式マッサージは大きく流れるような動作で始め、筋肉組織が温まって軟らかくなってきてから、少しずつ限られた部位に特定の動作を加えていきます。初めは体の表面だけを軽くさすって潤滑剤を伸ばしながら、パートナーの体に慣れていきましょう。それから少しずつ圧を強め、感触がほかと違うところ、何か「おかしいところ」を見つけていきます。

圧の強さに自信のないときは、少し軽すぎるくらいにして、ゆっくりとストロークを行い、その間にパートナーが顔をしかめていたり、呼吸を乱していたり、手を堅く握っていたりしないかよく観察してください。何か不快はないかパートナーに直接尋ねてみることも大切です。

スウェーデン式マッサージでは組織の深部には働きかけません。肉づきのいい人に対しても、痩せた人以上に強い圧を加える必要はありません。また、プロのマッサージ師でないかぎり、スポーツ選手にマッサージを行うことは、適切な力加減が難しいので避けてください。

好みにより米や亜麻の実入りのアイピロー（目の上に置く枕）やネックロール（首に巻く枕）も用意して、電子レンジで温めて使ってもいいでしょう。アイピローは冷凍庫で冷やしておいてリフレッシュや目の引き締めに利用することもできます。

潤滑剤も必要です。室温まで温めておいてください。少量入りのものを何種類か揃えておき、毎回好きなものを選んで使えるようにするといいでしょう。ラベンダー、タンジェリン、ベルガモット、グレープフルーツ、イランイランなどの高品質で香りのよいエッセンシャルオイルを潤滑剤に2、3滴加えると、マッサージのリラックス効果やリフレッシュ効果を高めることができます。

照明は暗めにして、照明器具が頭の真上に来ないようにします。静かでゆったりとした音楽をBGMに利用してもいいでしょう。

スウェーデン式のストロークと繰り返し回数

同じストロークを何回繰り返すかについては、直感を働かせて決めてください。ただし通常は、パートナーに安心感を与えるために同じストロークを少なくとも2、3回は繰り返したほうがいいでしょう。一方、同じストロークを10回以上繰り返すと、よくてもパートナーを飽きさせ、悪ければ苛立たせるかもしれません。ですから、3回から6回を一応の目安としてください。

フリクション（強擦法）—指を使って強めにこする方法で、小さな円を描きながらこする方法や指を前後に動かしてこする方法があります。

ストリッピング—フリクションの一種で、筋繊維に沿ってこする方法です。

ペトリサージュ（揉捏法）—手のひら全体を皮膚に密着させて、筋肉をこねるように揉んだり持ち上げたり絞ったりする方法です。

スプレッディング・ストローク—エフルラージュのストロークの一種で、両手の間を左右に開いていきながら、皮膚とその下の筋肉を伸ばす方法です。

コンプレッション（圧迫法）—指や手のひらを使って筋肉を圧迫する方法です。

リンギング—腕や脚などの筋肉を両手でつかみ、タオルを絞るように左右の手を逆方向に動かす方法です。

仰臥《ぎょうが》位：上半身の手順

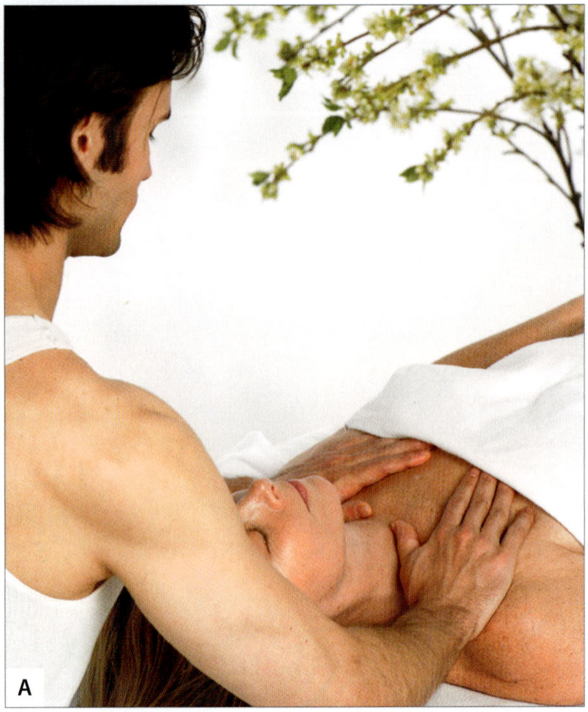

A

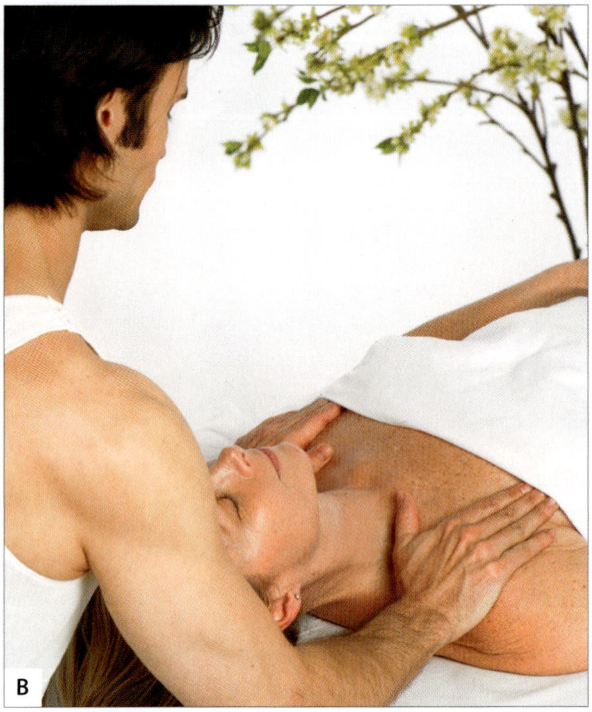

B

スウェーデン式マッサージの目的は、リラクセーション、ストレスの緩和、幸福感を高めることです。仰臥位（仰向け）の手順では、頭、顔、首、肩の緊張をとり、日頃酷使している腕や脚の不快を和らげます。マッサージは一般に背中から始めるものと思われていますが、頭部の緊張をとると心の緊張が和らぐので、頭部から始めるのは建設的な方法なのです。

1. 準備とフィードバック

パートナーがマッサージベッドに横になったら、腰の緊張を防ぐために膝を少し上げてもらい、膝と太腿の下に枕を当てます。パートナーが温かく快適であるかを確認してください。また、施術中にパートナーが建設的なフィードバックを返してくれるようお願いしておきましょう。どんな動作が気持ちよく感じるか、もっと気持ちよくするにはストロークをどう修正したらよいかをパートナーに教えてもらい、マッサージの体験をよりよいものにするためです。

まずマッサージベッドの頭側に座り、両手を軽くパートナーの両肩または胸の上部に当てます。あるいは、両手をくぼませ、耳に触れないよう気をつけて、頭を包むようにしてもかまいません。この状態で両手の力を抜き、3呼吸から5呼吸の間、静止します。これはパート

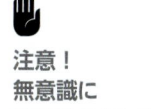

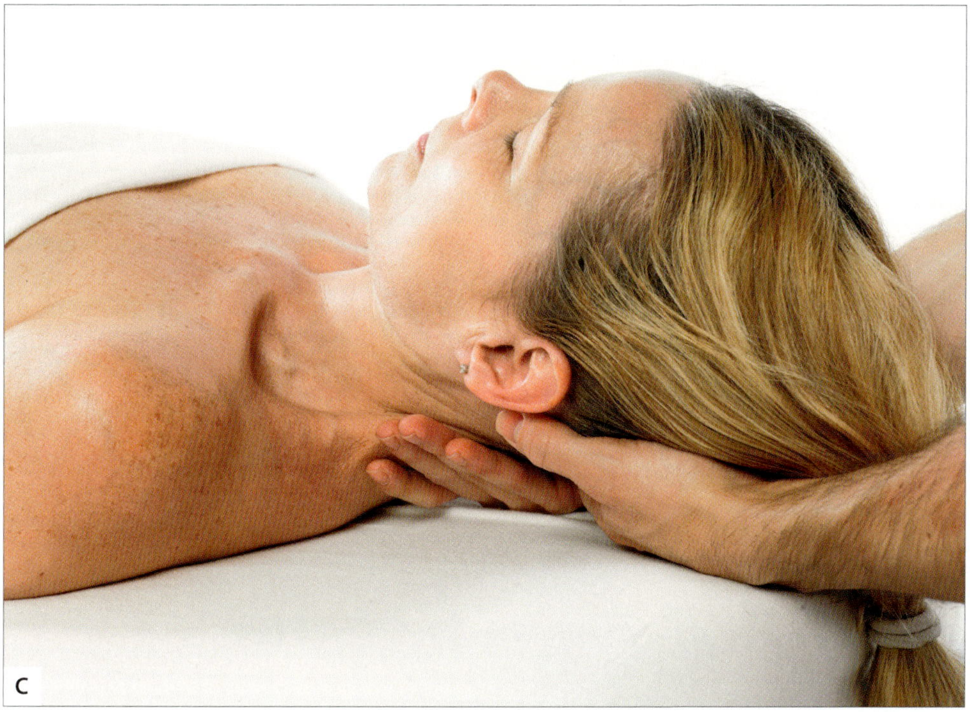
C

注意！
無意識に
耳に触れないで

頭部のマッサージをしているときは、パートナーの耳に無意識に触れないよう気をつけてください。耳に意識的に丁寧なマッサージを施すのはよいことですが、無意識に触れられるのはとても不快なものです。また、パートナーの髪が耳に入らないよう、髪を耳から遠ざける方向になでつけておきましょう。

ナーの呼吸を見ながらパートナーに意識を集中させていく時間であり、パートナーが最初のタッチを感じながらリラックスしていく時間でもあります。体の各部位の施術の最初と最後に、こうした「コンタクト・ホールド」（体に触れて静止すること）を行いましょう。

胸を広げ、首を伸ばす

両手をパートナーの胸の上部に当て、肩周り全体にスプレッディング・ストロークを行います（写真AとB）。それから手首を回して手のひらを上に向け、肩の裏から首に向かってさすります。両手が首の後ろに達したら、一方の手のひらをくぼませて首に沿わせ、後頭部を手前に向かってさすります。その手が後頭骨の下端を通過するとき、もう一方の手もくぼませて首に沿わせ、最初の手のあとに続かせます。最初の手を離すときは、続く手が首をしっかりと支えるようにしてください（写真C）。この両手を交互に引き寄せるストロークを2、3回繰り返します。

このストロークを行うときは、手の甲がベッドの表面をかすりながら動くようにして、パートナーの首の高さを安定させてください。パートナーがどうしても首に力を入れてしまうようなら、頭を完全に手に乗せてしまうようお願いしましょう。胸の上部からの動作を少なくとも3回繰り返してください。首を緊張させる癖がついている人も、こうした首を伸ばすマッサージを受けることで、首をリラックスさせる方法を思い出し、首の慢性的な凝りとその結果起こる頭痛を防ぐことができます。

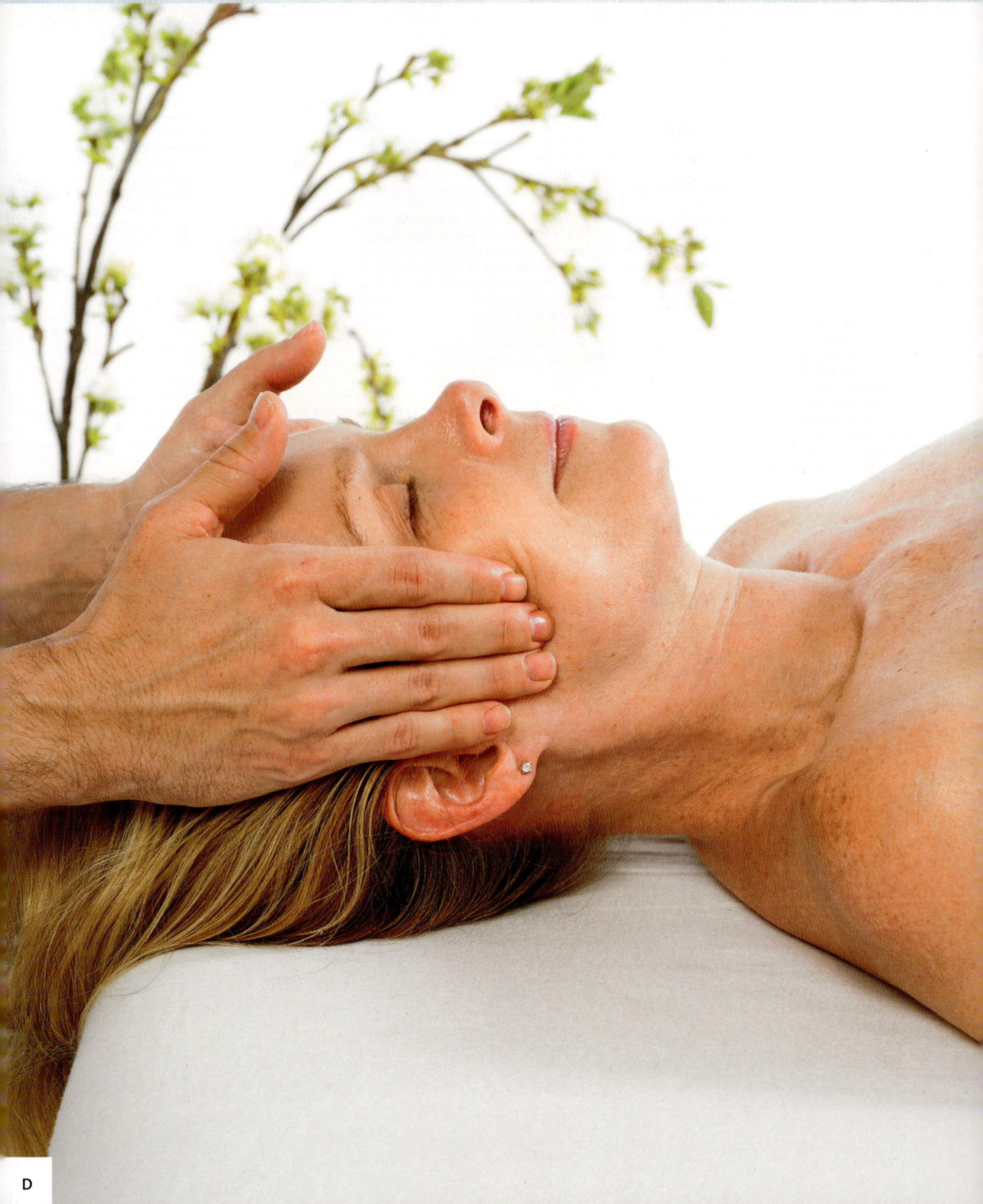

D

2. 顔、頭、首のマッサージ

両手のひらを下に向け、両手の親指を揃えてパートナーの額の中央に当て、軽い圧を加えて1呼吸の間静止してから、両親指を左右に引き離して耳の前までさすっていきます。この額のスプレッディング・ストロークを2-3回繰り返すことで、顔をしかめる癖のせいでできた眉間の縦じわを目立たなくすることができます。

フェイスリフト

両手の四指の先をパートナーの顎《あご》の下に当て、そこからゆっくりと左右の顔の側面を数回さすり上げていきます。このストロークには軽いフェイスリフトの効果があります。次に両手の四指をそれぞれ小鼻の脇にあて、頬骨の下を耳の手前までさすっていきます。耳のすぐ前にある小さなくぼみは頭痛のツボで、静かに30秒ほど押すと効果があります。このライン上にはほかにも2つツボがあります。1つは小鼻の脇、もう1つは小鼻の脇と頭痛のツボの真ん中あたりの頬骨のすぐ下です。この2つのツボをときどき30秒ほど軽く押していると鼻づまりが軽減していきます。このラインをさする動作も数回繰り返してください。パートナーの症状に応じて途中で手を止め、ツボを押しましょう。

顎《あご》の筋肉をほぐす

顔の中で下向きのストロークを行ってよい唯一の場所は顔の側面の顎の付け根の部分です（写真D）。ここにある咬筋《こうきん》は全身の筋肉の中でもとくに強い筋肉なので、ちょっと歯を食いしばってもらうだけで容易に見つけることができます。ここに短い下向きのストリッピング・ストロークを数回行って緊張をほぐしましょう。ただし圧が強すぎるとかえって緊張を悪化させるので気をつけてください。咬筋には歯ぎしりやガムを噛む習慣などのせいで緊張が溜まりやすく、それが顎だけでなく首や頭の痛みにつながることがあります。そうした症状がある場合は、ここにまず円を描くフリクションを行い、それから1-2呼吸の間静かに押し続けてみてください。

首に円を描く

両手をパートナーの頭の下に差し入れ、甲をベッドの表面につけた状態で四指を曲げ、後頭骨の下端に沿って円を描くフリクションを行います。両手を左右対称に動かすようにしてください。目を閉じ、「見る」作業はすべて指先に任せましょう。凝ったところを見つけたらフリクションを中断してただ押し、1呼吸の間静止します。それから円を描くフリクションを再開し、引き続き凝ったところを指先で探しながら、脊柱の両側を縦にも行ったり来たりしてください。

感情的なストレス、パソコンに向かう仕事、車の運転などのせいで首に溜まった緊張を和らげるには、凝ったところを押しながら、パートナーにそこに息を吹き込んで凝りを溶かすのをイメージしてもらうと効果的です。首のどこもかしこもが凝っていると感じたときは、フリクションの圧と速度を落とし、どこを押すと気持ちがいいかパートナーに尋ねてください。

耳周りをこする

今度は耳への意図的なマッサージです。まず親指と人差し指の先でパートナーの耳たぶを持ち、そこから上に向かって耳をこすっていきます。それから人差し指と中指の間に耳を挟み、顎に向かって2.5cmほどさすり下ろし、圧を弱めて上へさすり戻します。このストロークを数回繰り返してください。このストロークはあまりにも気持ちがいいので、パートナーは（よだれは垂らさないまでも）ペットの犬みたいに喜ぶかもしれません。

プロでなくとも

スウェーデン式マッサージはプロのマッサージセラピストのほとんど誰もが用いているベーシックなマッサージですが、プロでない人にとっても、家族や友人の健康やストレス緩和のために実践しやすいスタイルです。また、全身の生理機能によい影響をもたらすだけでなく、不快を和らげ、創造力を伸ばし、相手との絆を深める素晴らしいマッサージスタイルです。

注意！
パートナーの表情をよく見て

マッサージの最中はパートナーが少しでも不快そうにしていないかつねに注意するようにしてください。また、パートナーにフィードバックを求めるのをためらってはいけません。そしてフィードバックを得ることができたときはパートナーに感謝し、より気持ちよく効果的なマッサージにするためにストロークを調整してください。決して自分本位のマッサージをパートナーに押しつけてはいけません。パートナーにとって快適で効果の高いマッサージを目指しましょう。

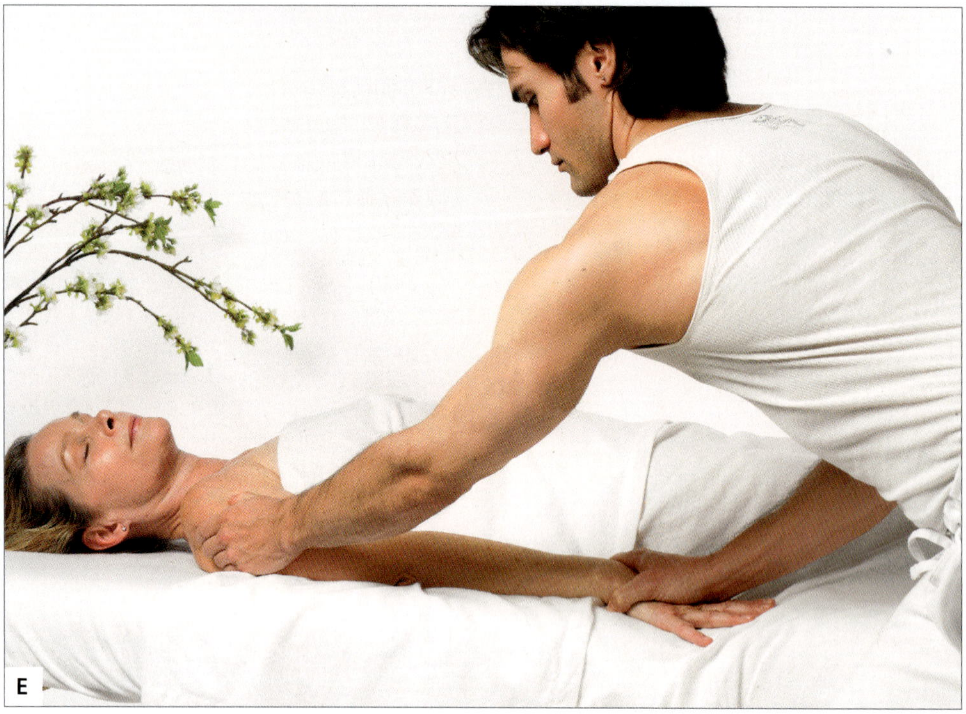
E

首をさらに伸ばす

両手を交互に引き寄せて首を伸ばすストロークをさらに数回行ってから、パートナーの顔を横に向け、片手で後頭部を支え、反対の手でまず首の側面を上から下までさすり下ろし、続いて肩周りを前から後ろへさすり、最後に耳に向かってさすり戻します。これを数回繰り返して首の側面の筋肉を伸ばしましょう。反対の側面にも同様に行います。終わったら顔を正面に戻し、両手のひらをまぶたのすぐ上にかざして数呼吸の間静止してください。目をリラックスさせる効果があります。

3. 右腕を潤して伸ばす

パートナーの側方に移動し、一方の手でパートナーの手を押さえ、もう一方の手でパートナーの指先から腕全体をさすり上げ、肩周りまで潤滑剤を伸ばしたら、折り返して手まで戻ります（写真E）。血液が心臓に戻るのを促すため、折り返すときは圧を大幅に弱めてください。このストロークを数回繰り返しますが、その間にパートナーの肩が耳のほうへ上がっていかないよう押さえる手である程度しっかりと下向きの圧を加えるようにしてください。

手と指の「乳搾り」

両手を使い、パートナーの手に「ミルキング・ストローク（乳搾りのストローク）」を行います。手の親指側と小指側の側面を交互に数回ずつ絞るように引っ張ってください。絞る側面を替えるときはパートナーの手首を回します。この動作には日常酷使しがちな手首の関節を柔軟にする効果があります。続いて指を1本ずつ付け根から指先までねじりを加えながら絞っていきます。最後に両手の親指を使い、パートナーの各中手骨《ちゅうしゅこつ》（手の指から続く手の甲の5本の骨）の両側面を指の付け根から手首までこすっていきます。

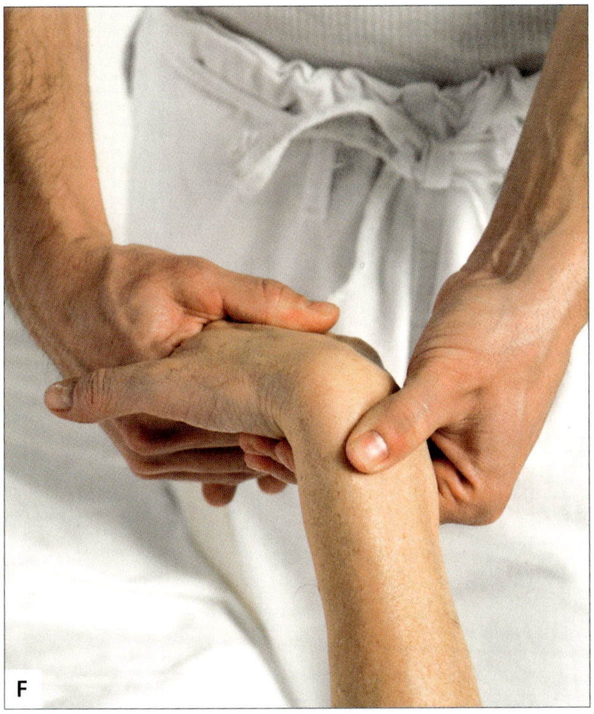

F

血液を心臓に戻すストローク

スウェーデン式マッサージは循環促進を重視するタイプのマッサージなので、腕や脚に心臓に向かうストロークを施すことにより血液やリンパが心臓に戻るのを助けることが大切です。また、スウェーデン式マッサージはリラクセーションを促す意図がすべての動作に行き渡っているマッサージでもあります。さらにスウェーデン式マッサージは、ストロークの方向や長さ、速度、リズム、連続性、強さ、継続時間、手順などをいろいろに変えることにより施術を独創的に組み立てることのできるマッサージでもあります。

手首に円を描くフリクション

甲側の手首に円を描くフリクションを行い、手首を腕輪のように取り囲む支帯という結合組織を柔軟にします。一方の手の親指をパートナーの甲側の手首に当て、下から四指で支えた状態で、もう一方の手でパートナーの手首を曲げたり伸ばしたりすることにより、当てた親指の下で皮膚と支帯が滑るようにします。この動作を繰り返しながら、親指を手首の両端の間で行ったり来たりさせてください(写真F)

手首を柔軟に保つことは手根管症候群を予防するためにも重要です。手首のリンギングも効果的です。手首をタオルのように絞るリンギングはまるでいじめっ子の動作のようですが、潤滑剤をつけて行なえばとても気持ちのいいものです。

手のひらのストレッチ

両手の親指を使い、パートナーの手のひらに円を描くフリクションを行います。パートナーの腕をベッドの脇から外へ出し、手のひらを上に向けて行ってください。腕を体に沿わせたままだと肘が拘束されてリラックスできないからです。また、自分の両手の小指をそれぞれパートナーの親指と人差し指の間、薬指と小指の間に入れ、パートナーの手のひらをしっかりと広げた状態で行ってください。慣れるまでやりにくいかもしれませんが、パートナーの手のひらを十分に広げるにはこうして指を組むのが一番なのです。手のひらの小さな筋肉群を日頃どれほど酷使しているかはマッサージを受けてみるまでたいていの人が気づきません。しかし私たちは物をつかむときも手作業をするときも手のひらを丸めてばかりいます。そのためマッサージでしっかりと伸ばされると手のひらが柔軟になり、手がすっきりと楽になったと感じるのです。

前腕を揉みほぐす

片手でパートナーの手首を持ち上げて肘のほぼ真上で支えておき、反対の手でパートナーの前腕にペトリサージュ（筋肉を持ち上げる、ねじる、絞るなど）を行います。前腕にもたいてい首と同様に凝ったところがたくさん見つかります。細かい手作業に必要な筋肉の多くは前腕についているからです。凝ったところにはしっかりとコンプレッション（圧迫）も行ってください。途中で支える手と揉みほぐす手を反対にし、前腕の反対側も揉みほぐしてください。

腕を胸に押しつける

パートナーの腕を胸の上に軽く乗せ、上腕を片手で優しく押します。反対の手は肩の下に入れて四指を曲げ、肩甲骨の内側縁に沿って円を描くフリクションを行ってください（写真H）。上腕を押しては力を緩めていると、力を緩めるたびに上腕が戻ってくるので、リズミカルな揺れをつくることができます。そのまま片手を上腕から離さず、この「ロッキング」（揺らす動作）を続けてください。肩甲骨周りの筋肉がほぐれていくにつれ、上腕が深く押せるようになっていきます。

上腕を揉みほぐす

パートナーの前腕を片手（パートナーの前腕と同じ側の手）で軽く持ってベッドの頭側に移動します。それからその手でパートナーの前腕を支えておき、反対の手でパートナーの上腕の後ろ側（上腕三頭筋）にペトリサージュを行います。パートナーが不安定に感じて自分で腕を差し出そうとしなくて済むように、パートナーの肘を肩の真上まで持ってきて行ってください。ヨーガをしている人やスポーツジムに通っている人は上腕三頭筋が硬くなっていることが多いので、この動作をとくに気持ちよく感じるでしょう。

それからパートナーの前腕を反対の手に持ち替え、これまで腕を持っていた手で上腕の前側（上腕二頭筋）を揉みほぐします（写真G）。終わったらパートナーの腕を手前に軽く引っ張ってから、その腕を持ってベッドの脇に戻り、腕をベッドに下ろします。続いて手から肩までさすり上げては戻るエフルラージュをさらに数回行い、パートナーに腕全体がつながる感じを与えます。

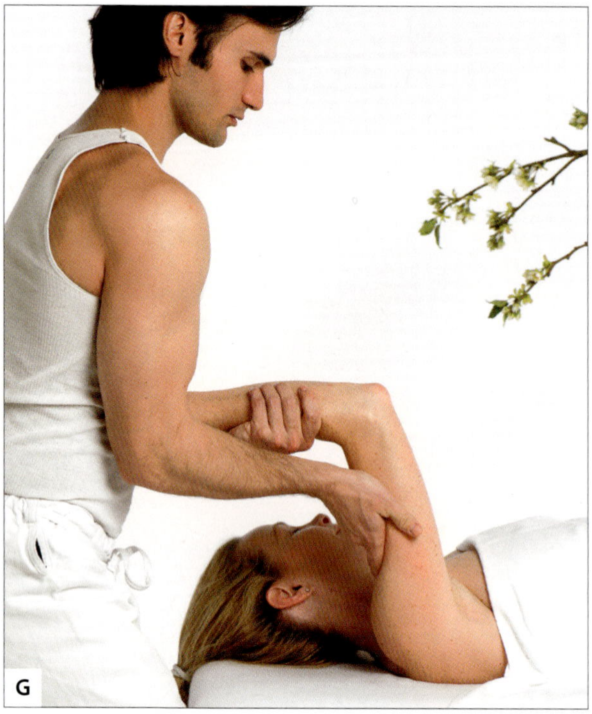
G

4. 胸を広げる

片手をパートナーの自分に近い側の肩先に当て、そこから胸の上部を横切って反対の肩先までさすっては戻るエフルラージュを数回繰り返します。胸筋が縮んで肩がベッドから浮いている場合は、胸の上部全体に円を描くフリクションも行って胸筋を伸ばしてください。

5. 反対側にも同様に

反対の腕、肩、胸にも同様の手順を行ってください。

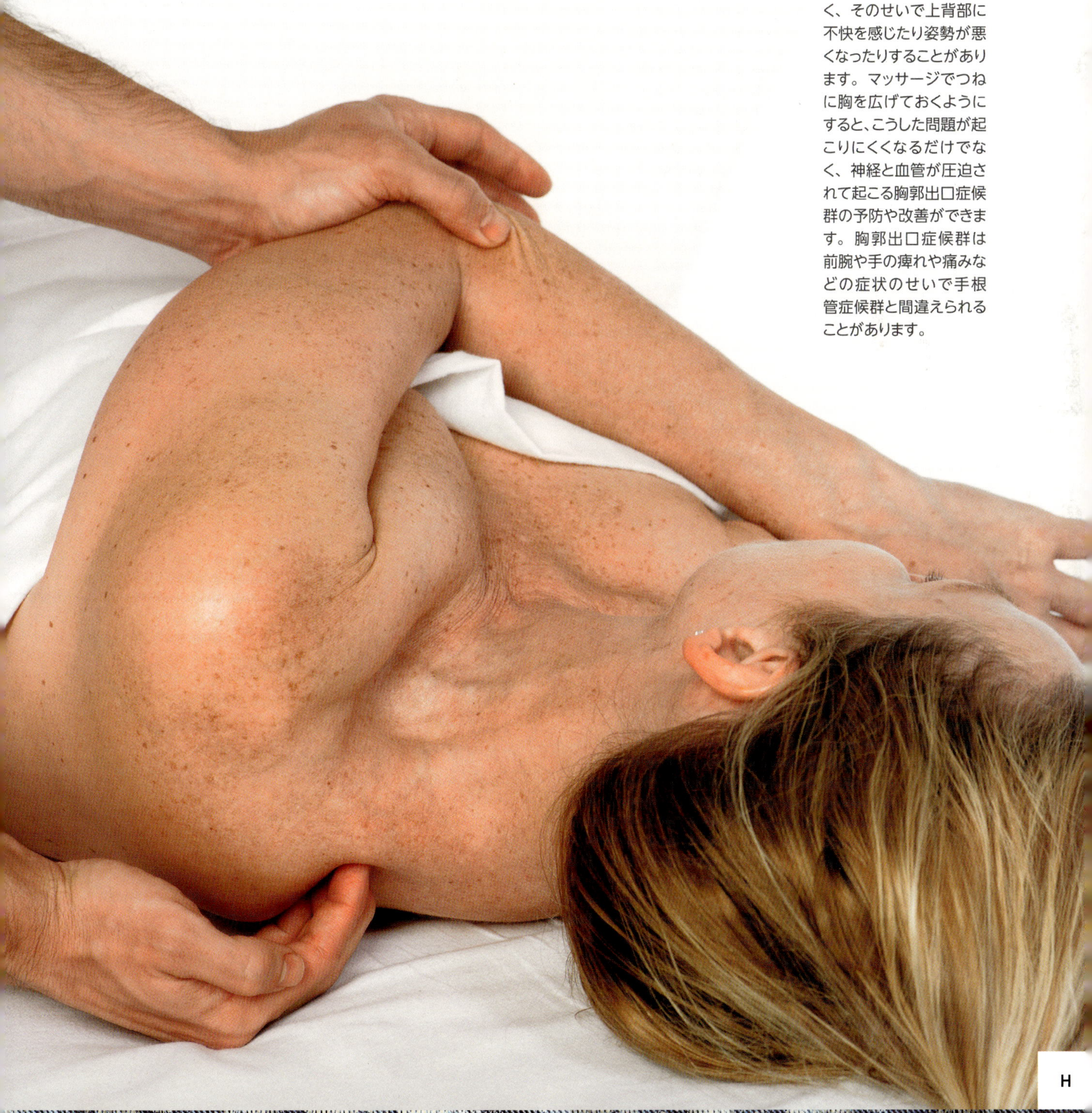

腕の痺れや痛みを改善する

パソコンに向かう時間の長い人や車の運転をよくする人は胸筋が縮みやすく、そのせいで上背部に不快を感じたり姿勢が悪くなったりすることがあります。マッサージでつねに胸を広げておくようにすると、こうした問題が起こりにくくなるだけでなく、神経と血管が圧迫されて起こる胸郭出口症候群の予防や改善ができます。胸郭出口症候群は前腕や手の痺れや痛みなどの症状のせいで手根管症候群と間違えられることがあります。

H

仰臥位：下半身と腹部の手順

日常の仕事や運動が原因で足、ふくらはぎ、太腿、臀部が凝っていてもマッサージを受けるまで凝りを自覚していない人が多いものです。マッサージにより下肢の血行がよくなるとむくみが改善し、鈍っていた感覚も戻ってきます。

腰を自由にする

脚を梃子《てこ》として用いて骨盤後部に働きかけ、腰に開放感を与えます。

脚を内転させる

パートナーの太腿の側方に立ち、まずパートナーのつま先がほぼ天井を向いているか、それとも極端に外を向いているかを確認し、極端に外を向いていたらこの動作を行ってください。両手のひらを上に向け、一方の手を背中の下(ウエストラインの脊柱の少し手前)に、もう一方の手を臀部の最も幅の広い部分の下に入れます。それから両手の四指を上に向けてパートナーの体を手前に引きながら、脚を内側に回します。これを両手の位置を臀部と太腿、太腿とふくらはぎに移動させて繰り返し、少しずつ脚を内側に回してください(写真A)。

この動作を終えたとき、パートナーのつま先は動作前より少し内側に向いているはずです。また、パートナーは骨盤後部が伸びて楽になったと感じるはずです。パートナーの反対側に移動して反対の脚にも同様の動作を行ってから、元の側に戻ってください。脚を組んで座る癖があると骨盤後部の筋肉が縮まって腰に凝りや不快が生じやすくなりますが、この動作にはそうした問題を解消する効果があります。

1. 脚のエフルラージュとペトリサージュ

両手を使い、つま先から脚の付け根までさすっては戻るエフルラージュを繰り返し、潤滑剤を伸ばしながら凝っているところを探します。行きの(心臓に向かう)ストロークを帰りの(足に向かう)ストロークよりずっと強くすることが大切です。足の近くに立ち、自分の体を行きのストロークの進行方向に向けて行ってください。続いて太腿を正面に見て立ち、両手のひら全体を使って太腿の筋肉(大腿四頭筋)にペトリサージュを行います。筋肉を両手の間で押し合ったり持ち上げたり絞ったりしてください。筋肉が軟らかくなったと感じるまでリズミカルに続けましょう。

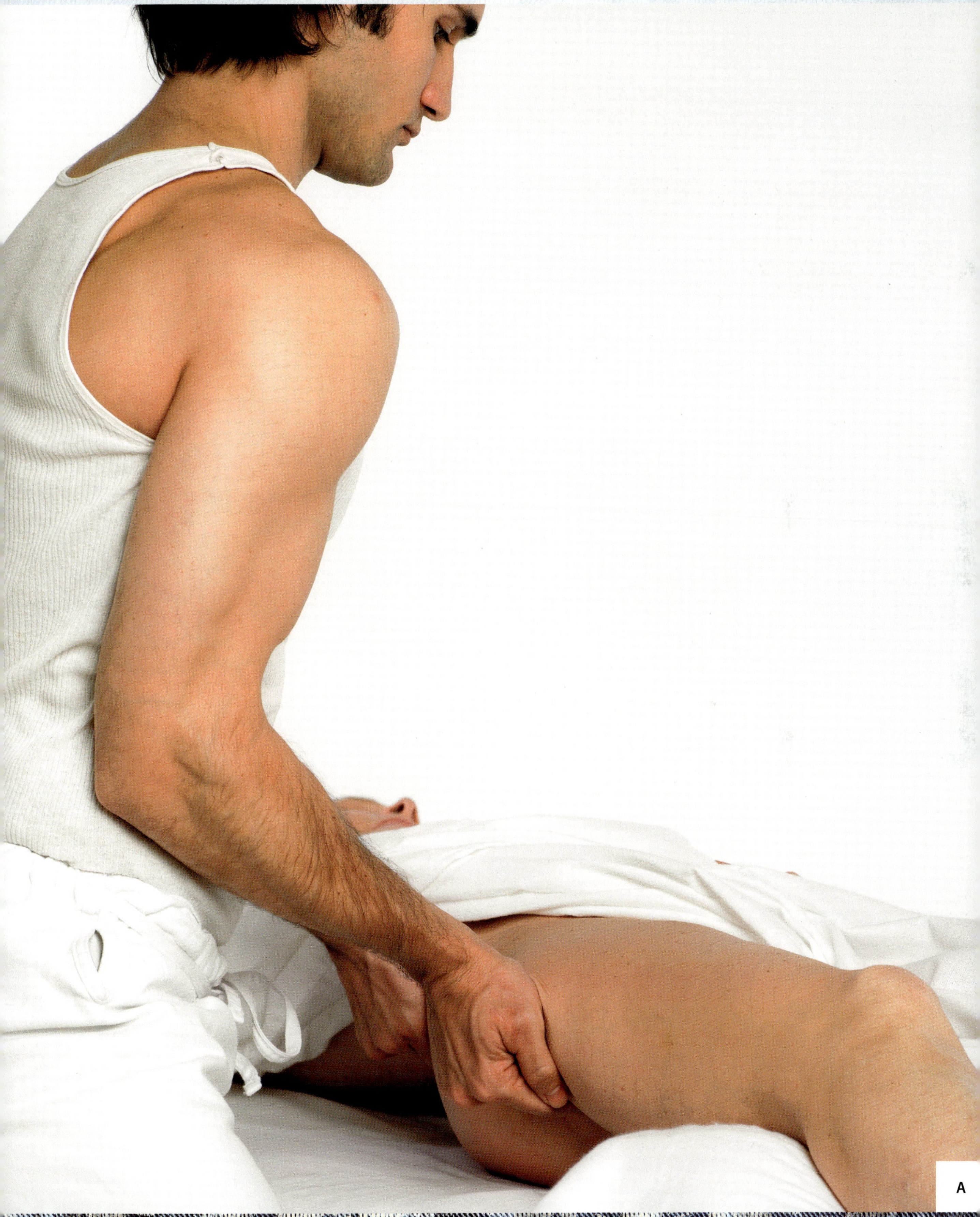

A

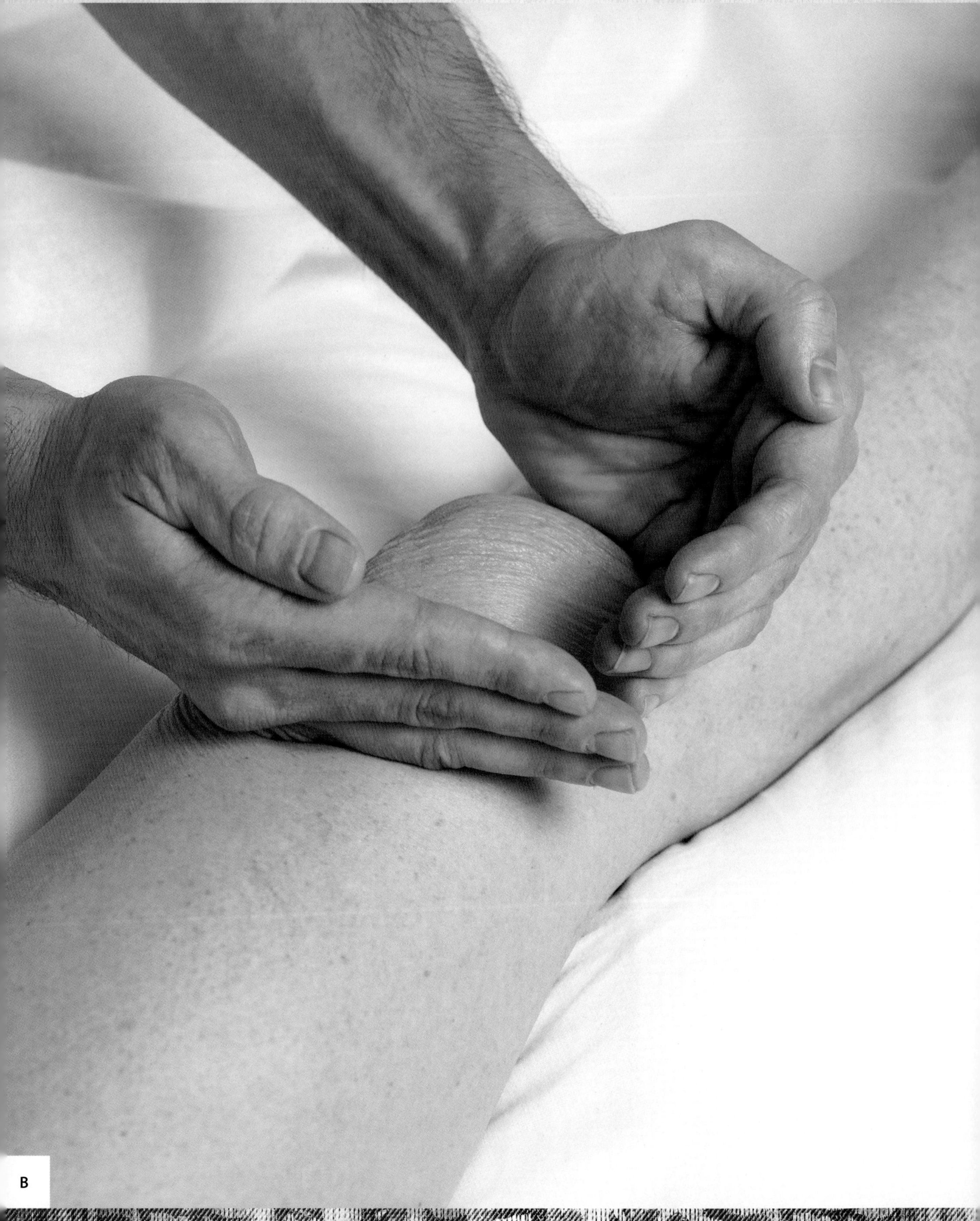

B

太腿のシェイキング

筋肉を繰り返し持ち上げて揺れをつくることにより筋肉内部に振動を起こします。この「シェイキング」は体が「押し戻す」ことのできない動きをつくるので、しつこい凝りをとるのに効果的です。まずパートナーの太腿を正面に見て立ち、自分の片方の膝をベッドに乗せて太腿の外側に当て、太腿がその場から動くのを防ぎます。この状態で、太腿の内側に両手を並べて当て、両手を交互に下から上へと引き上げるストロークを繰り返しながら膝と鼠径部の間を行ったり来たりします。次に膝をベッドから下ろし、両手をそれぞれ右太腿の外側と内側に当て、両手のひらで円を描きながら膝と鼠径部の間を行ったり来たりします。

これらの動作では上向きのストロークで筋肉を勢いよく持ち上げるようにしてください。階段上りや運動などが原因で筋肉に溜まった緊張をほぐすのに効果的です。

膝周りのフリクション

続いて両手の小指側の側面を使って膝周りにフリクションを行います（写真B）。それから自分の体をベッドの頭側に向け、両手の親指を膝の少し上に当てて筋繊維に垂直のフリクションも行います（写真C）。これらの動作は膝の周りが少し赤くなるくらいに力を入れて行ってください。膝の内側の筋肉のつなぎ目は緊張しやすい部分ですが、こうしたフリクションにより膝の緊張や不快を軽減することができます。

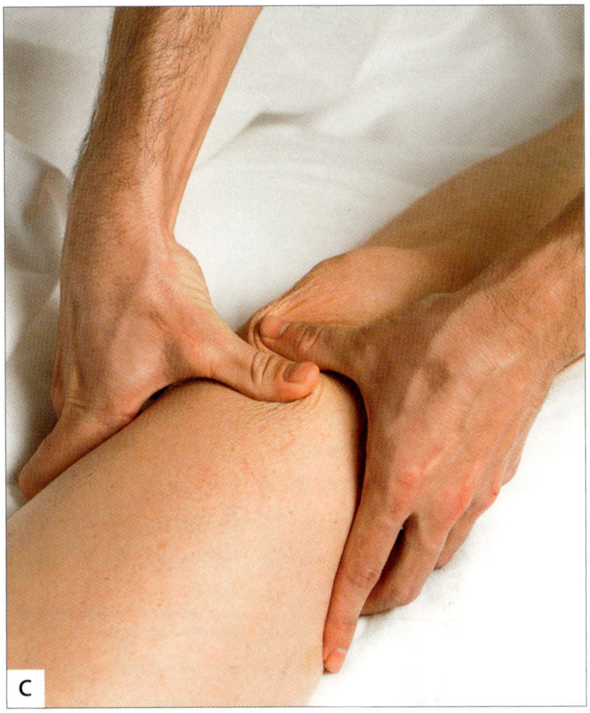
C

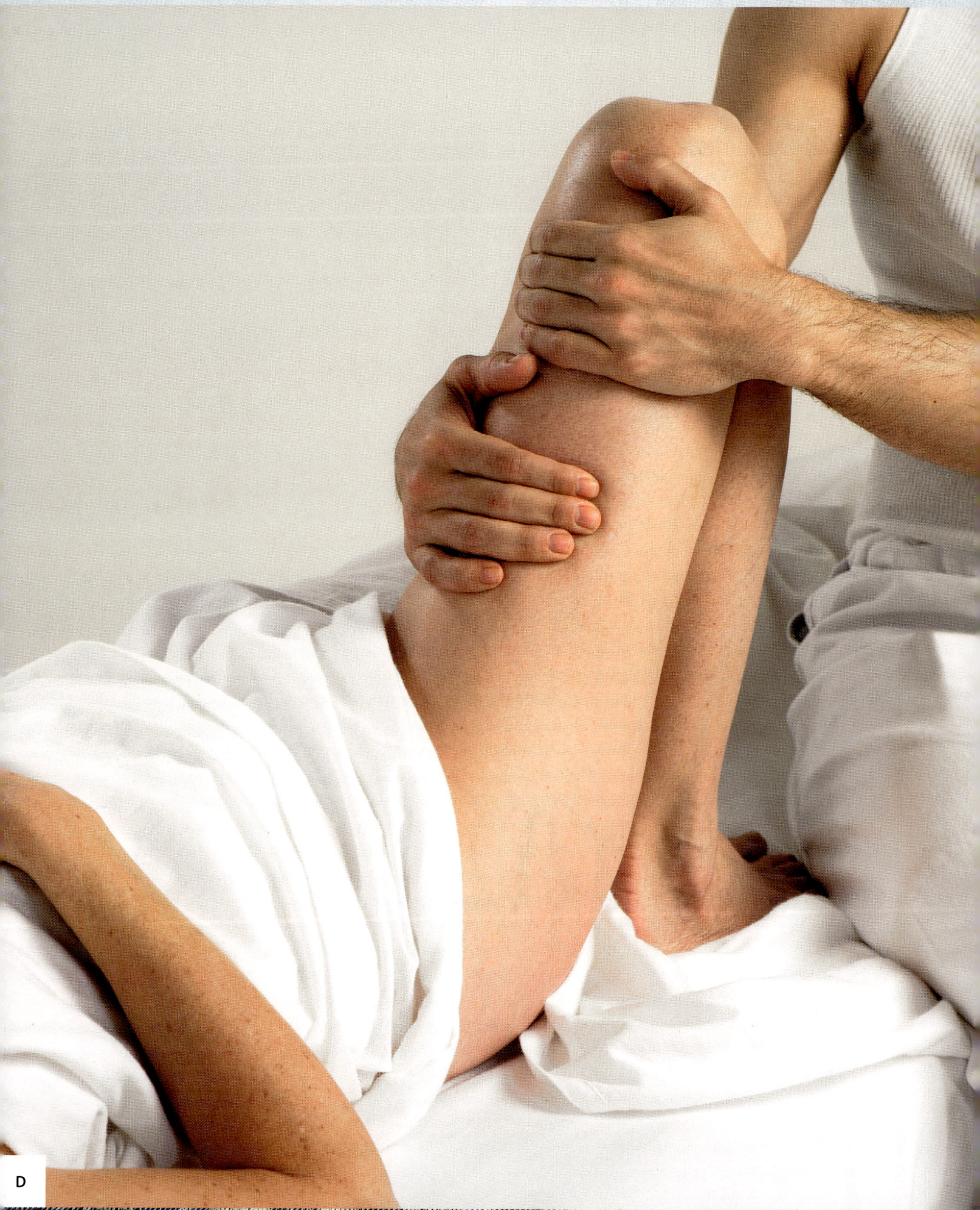

D

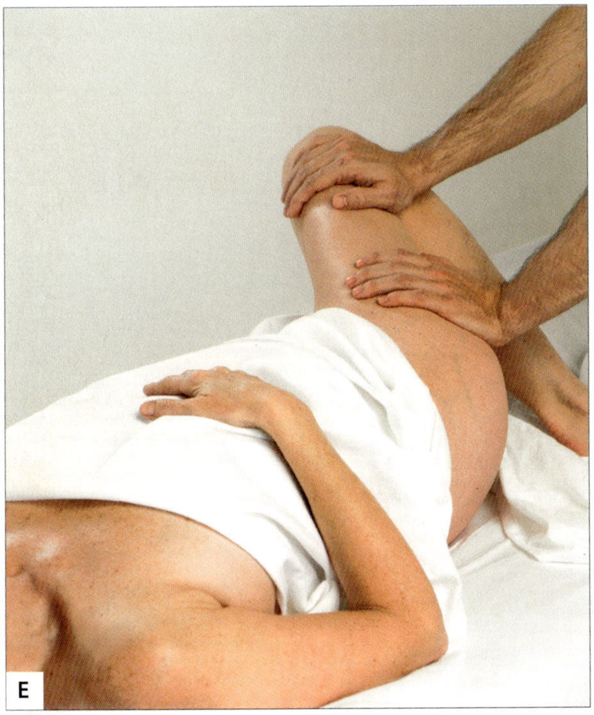

E

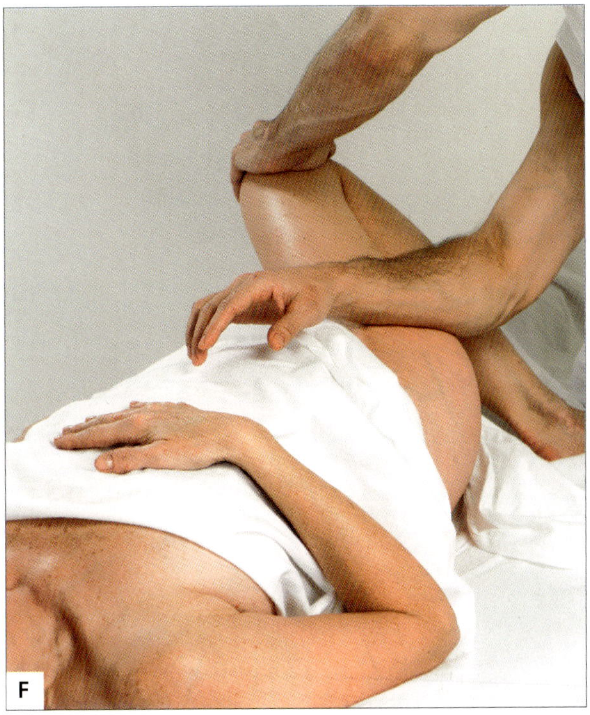

F

2. 太腿のストレッチ

パートナーのかかとを無理のない範囲で臀部に近づけて足裏をベッドの表面につけ、つま先の先に自分が腰をかけてパートナーの太腿を両手で抱えるように持ちます（写真D）。この状態で、自分の上半身を後ろに傾けてパートナーの太腿を自然に止まるところまで引き寄せ、両手を太腿に当てたまま力を緩めて太腿を自然に胴体側に戻します。これを繰り返して自然なリズムの揺れをつくってください。しだいに太腿の動く距離が伸びてきます。膝が横方向に揺れるのは自然に任せてかまいません。

3. 太腿を揺らして腰を広げる

引き続きパートナーのかかとを無理のない範囲で臀部に近づけておき、自分の片膝をベッドに乗せてパートナーのつま先に当て、パートナーの足がずれていくのを防ぎます。この状態で、まずパートナーの脚を反対の脚のほうに軽く倒し、それから脚がさらに反対の脚に近づくように太腿を優しく押しては力を緩めてリズミカルな揺れをつくります（写真E）。脚が完全に元の位置に戻る前に次の押しに入り、少しずつ腰の後ろを伸ばすようにしてください。股関節が緩んできたのを感じたら、前腕を使い、太腿の外側を膝から腰まで2-3回強めにさすります。軽く体重をかけて行ってください（写真F）。こうした幅の広いストロークにより太腿が伸びて解放された感じを与えることができます。

体と心の不快を取り除く

股関節周りのマッサージは腰や臀部の緊張を和らげるのに効果的です。腰や臀部を緊張させる原因には長時間の座り仕事や運転、脚を組む癖のほか、「不快な感情」もあります。英語には「不快なこと」の意味でpain in the butt（尻の痛み）という表現があるのも頷けます。

慎重に腰をほぐす

片手で引き続きパートナーの太腿の外側を押した状態で、反対の手の四指を使って腰の側面、つまり大転子(大腿骨最上部の外側に突き出した骨)の周りに円を描くフリクションを行います。腰は敏感な人が多いので慎重に行いましょう。大転子の周りには複数の筋肉が放射状に広がっています。緊張の強いところを見つけたら、念入りに円を描くフリクションを行うほか、筋繊維に垂直のフリクションやコンプレッションも行ってください。

4. ふくらはぎと足のマッサージ

パートナーの立てていた膝を伸ばし、再び脚全体に軽くエフルラージュを行います。それから両手をふくらはぎの両側面に当ててペトリサージュ(筋肉を持ち上げる、揺らす、ねじるなど)を行ったり、両手を交互に使って足首から膝までのプッシング・ストロークを行ったりしてください。続いて足にリンギングを行います。両手の親指を土踏まずの内側に当てて足をしっかりとねじってください。それから手の両側に行ったように足の両側にもミルキング・ストロークを行い、手の各指を引っ張ったように足の各指も引っ張ります(p. 18を参照)。こうした足のマッサージには長時間の立ち仕事、扁平足、足に合わない靴などのせいで起きた足の痛みを和らげる効果があります。

5. 反対の脚にも同様に

下肢全体がつながる感じを与えるために足と脚全体にさらに2-3回エフルラージュを行います。それから反対の脚と足にも同様の手順を行ってください。

6. 腹部のコンタクト・ホールド

パートナーの側方に立ち、腹部を正面に見て、上半身を覆っていたシーツを取ります(胸は枕カバーなどで覆っておいてかまいません)。それから両手を静かにしっかりと、ただし体重をかけずに腹部に当て、そのまましばらく静止します。

腹部の時計回りのストロークと横断ストローク

腹部で両手を静止させてパートナーが2-3呼吸するのを待ったら、両手で腹部に時計回りに数回円を描きます(写真G)。腹部のマッサージでは時計回りを守ることが大切です。時計回りは腸の内容物が自然に移動する方向なので、これにしたがうことが便秘の解消につながるからです。続いて腹部全体にペトリサージュを行います。ゆっくりと静かに、くすぐったくしないように気をつけて行ってください。それから腹部を横断するストロークも行います。一方の手で腹部の筋肉を手前の側面から押していき、もう一方の手で向こうの側面から引いてくることにより、左右の手を腹部のほぼ中央ですれ違わせてください。手のひらだけでなく前腕も使ってかまいません。この横断ストロークを肋骨と恥骨の間で繰り返してください。

注意!
敏感な部位のマッサージ

体のどの部位のマッサージを始めるときも、パートナーにその部位に触れられることに慣れてもらうために最初にコンタクト・ホールド(触れた状態での静止)を行います。この配慮は腹部や胴の側面、臀部、足などの敏感な部位ではとりわけ重要です。また、手に腹部の脈を感じたときは、手の位置をずらすか脈を感じなくなるまで圧を弱めてください。

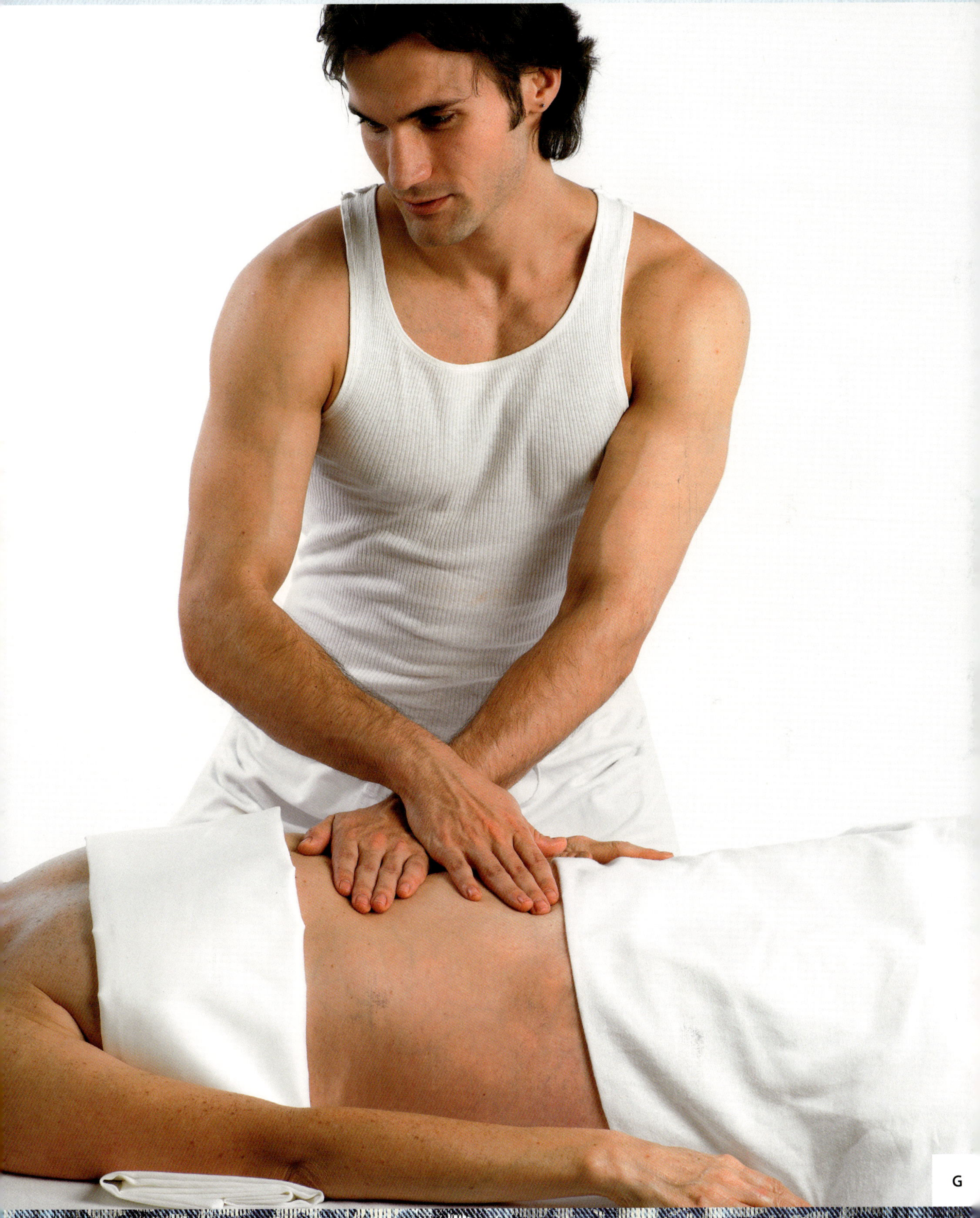

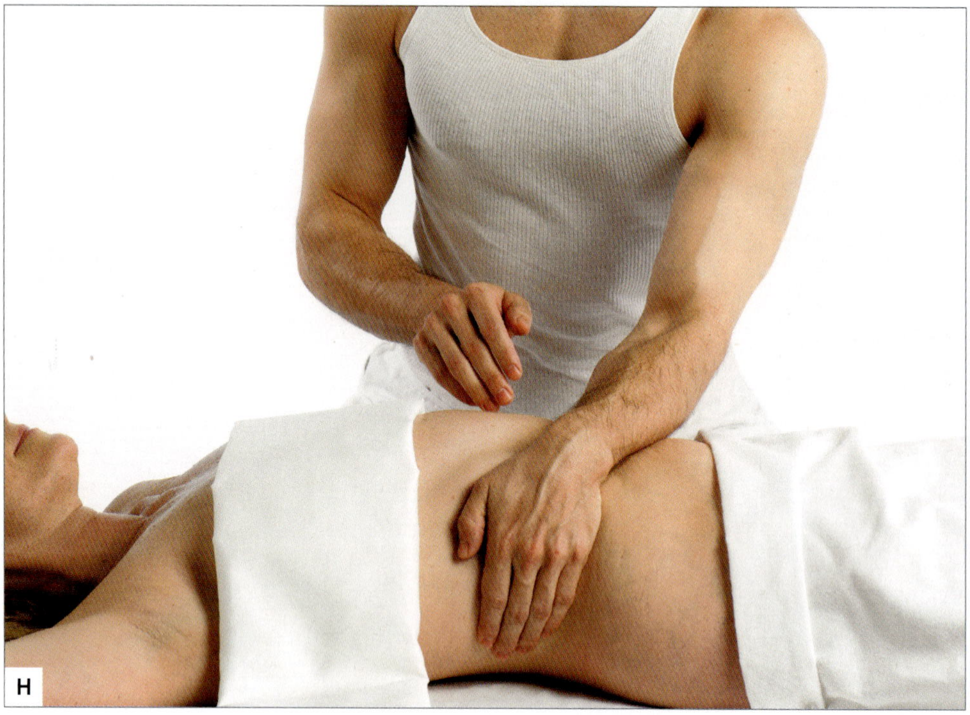

両手で交互に胴を引き寄せる

パートナーの胴の自分から遠いほうの側面に両手を伸ばし、両手で交互に胴を手前に引き寄せます。この動作を両手の位置を腰の側面から脇の下までずらしながら繰り返してください。自分の太腿をベッドの脇に持たせかけて体を安定させ、しっかりとした圧を加えるようにしてください（写真HとI）。この動作により胴がねじられ、背中の複数の筋肉がストレッチされるため、腰痛が和らぎます。このねじられる感覚をパートナーがとくに好むようなら、パートナーの自分から遠い側の腕を胸の上に乗せ、同じ動作を今度は両手を腰の後ろから肩の後ろまでずらしながら繰り返してください。パートナーの背中の柔軟性に配慮し、無理な力は加えず、パートナーが気持ちいいと感じる範囲で行いましょう。一方の手がパートナーの肩の後ろ、もう一方の手が背中の中央まで来たら、そこでストレッチさせた状態を数呼吸の間保ってから、ゆっくりとねじりを解いて背中をベッドに戻します。

伏臥《ふくが》位に移る前のコンタクト・ホールド

一方の手をパートナーの胸の上部に、もう一方の手を腹部に（臍《へそ》を覆うように）当て、パートナーが3-4呼吸する間静止します。それからパートナーに伏臥位（うつ伏せ）になってもらいましょう。

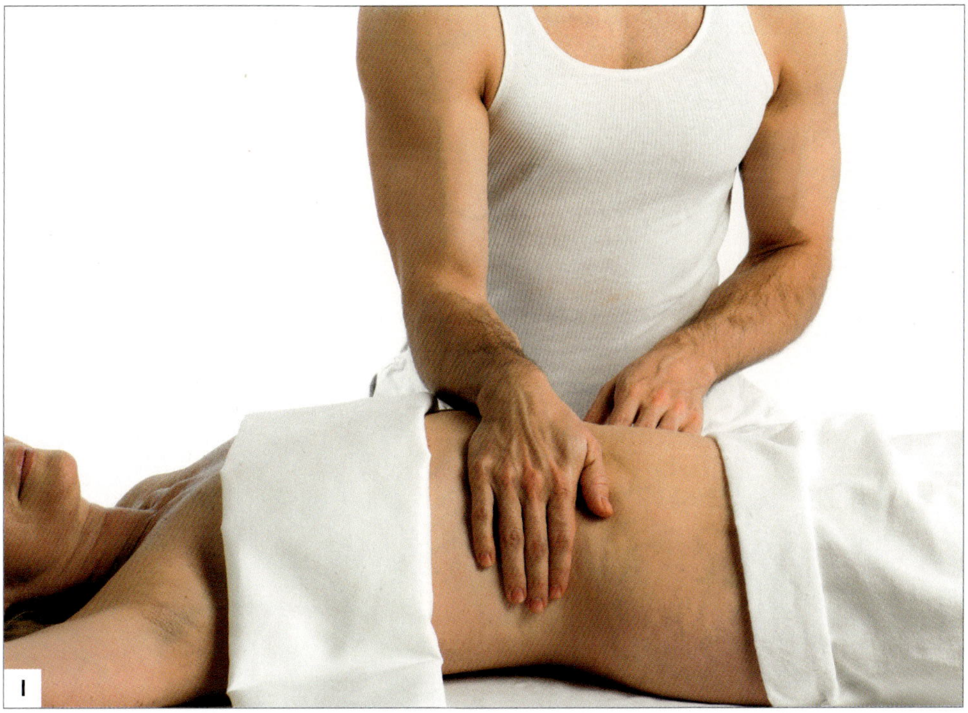

スウェーデン式マッサージの効果

- 筋肉の痛みや疲労、不快、緊張を和らげる。
- 筋肉を伸ばし、柔軟にする。弱い筋肉の調子を整える。
- 過度の瘢痕形成や癒着を防ぐ。
- 骨折の治癒を速める。
- セルライトによる皮膚表面の凹凸を改善する。
- リラクセーションを促し、不安、うつ、不快、ストレスを緩和する。
- ホルモンや神経伝達物質のバランスを整える。
- 血小板、赤血球、白血球を増やす。
- 血圧を下げ、浮腫(むくみ)を軽減する。
- 肺機能を改善し、喘息の発作を防ぐ。
- 消化を促進し、便秘を改善する。
- 受胎能力を向上させ、更年期や月経前症候群(PMS)の症状を緩和し、陣痛、出産、授乳を助ける。
- 愛情と絆を深める。

伏臥位《ふくが》：下半身の手順

ハムストリング（太腿後面の筋肉群）とふくらはぎの筋肉は多くの人（とくに運動をよくする人）が慢性的に凝っている部分ですが、比較的施術しやすい部分でもあります。臀部や太腿後面のセルライトの凹凸もマッサージにより改善することができます。

伏臥位を快適にするために

パートナーに気持ちよく伏臥位になってもらうためには、ベッドを丁寧に整えておくことがとても大切です。

足首に枕を

パートナーが伏臥位になるときは足首の下に小さな枕を置いてください。そうするとつま先が斜め下を向き、足裏を強く収縮させずに済みます。

1. 脚のエフルラージュとペトリサージュ

一方の脚を覆っていたシーツを取り、足裏から臀部までエフルラージュを行って潤滑剤を伸ばします。潤滑剤を伸ばすときはいつもそうですが、このときも初めは圧を軽くし、ストロークを繰り返しながら少しずつ強めていくようにしてください。数回のエフルラージュを終えたら太腿の近くに移動し、太腿にペトリサージュを行います。筋組織を持ち上げたり絞ったり両手の間で交互に押し合ったりしてください。筋肉が軟らかくなってきたのを感じたら、両手の四指を揃えて（四指の背側を使っても可）、膝のすぐ上から坐骨まで強めのエフルラージュを行います。これはハムストリングという筋肉群に沿うストロークです。ハムストリングは縮みやすく、それが原因で骨盤が下がって腰痛が起きることがあります。この筋肉群に属する筋肉はすべて膝の内側か外側から始まり臀部の下まで続いています。ここを伸ばすには強めのゆっくりとしたエフルラージュが効果的です。

2. ハムストリングに「アイロン」をかける

ハムストリングを伸ばすにはさらに、前腕をパートナーの太腿後面に当て、アイロンをかけるようにゆっくりと押し伸ばしていく方法もあります（写真A）。また、ハムストリングの緊張をとるには、一方の手で足首を膝の上まで持ち上げておき、もう一方の手で太腿をさする方法も効果的です。ただし硬くなったハムストリングは敏感になってもいるので、どの方法を用いる場合も圧の加え方には注意が必要です。軽い圧から始め、少しずつ強くしていくようにしてください。

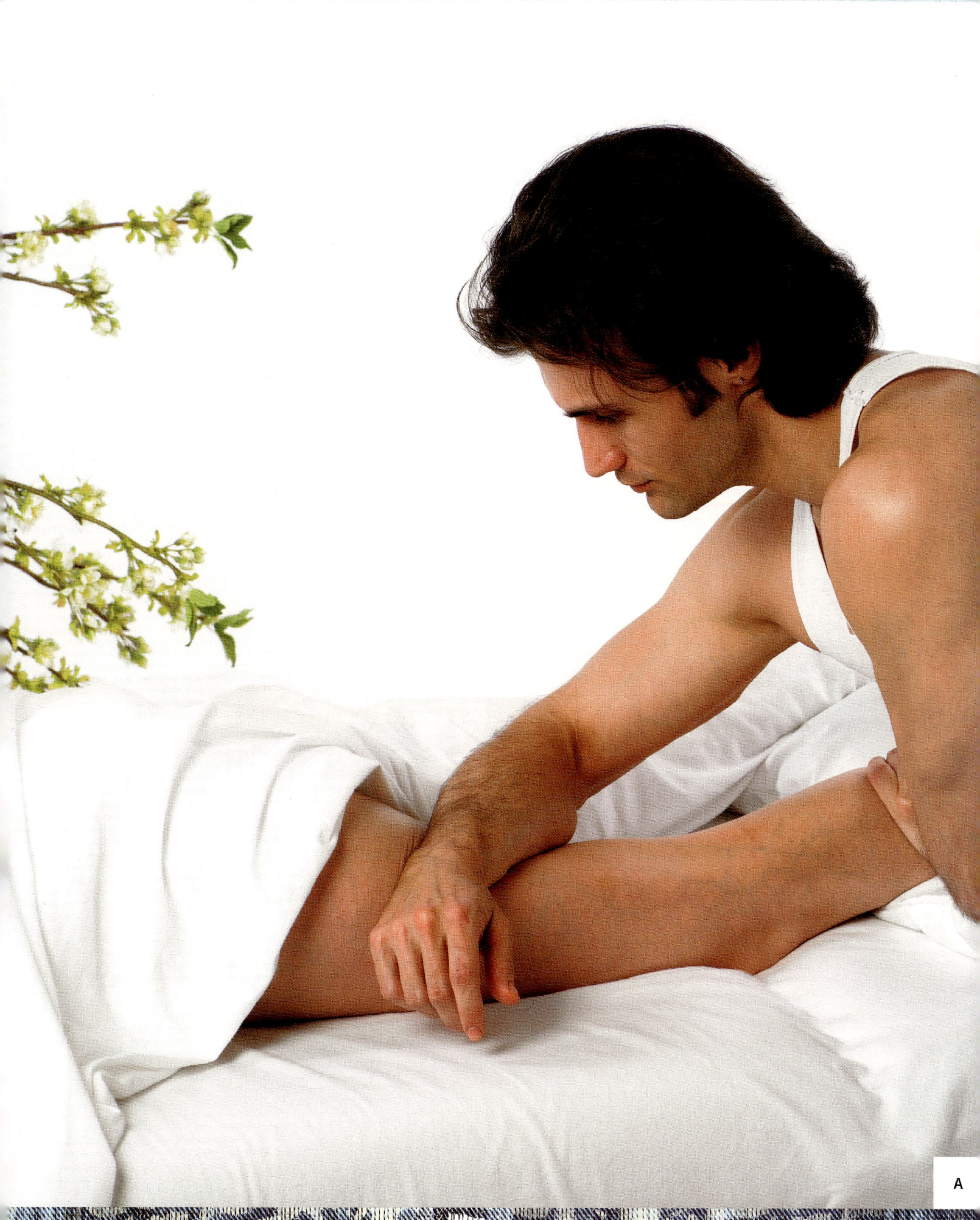

A

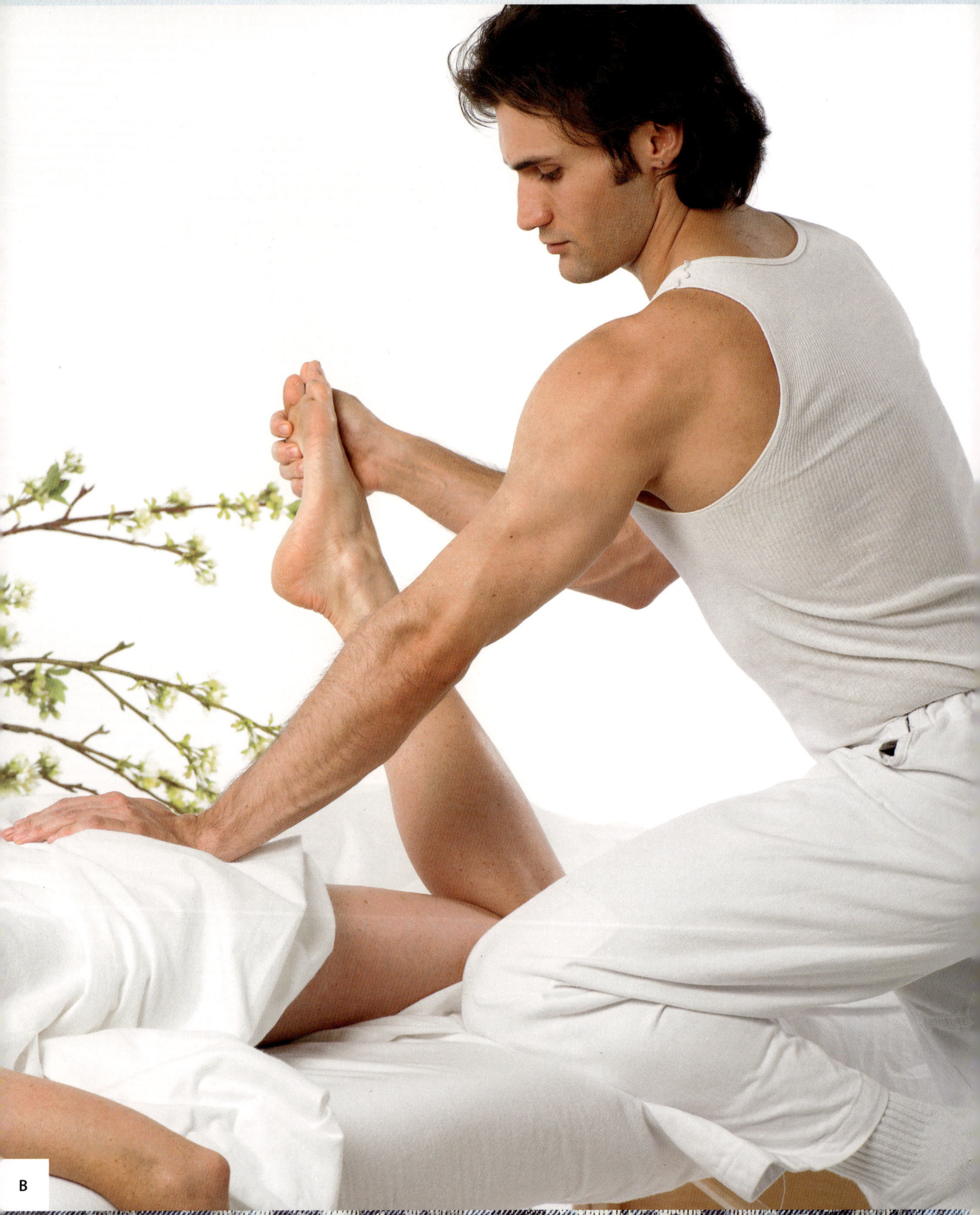

B

3. 脚と足の可動域を広げる

パートナーの膝を曲げ、一方の手でパートナーの足を、手のひらが足の甲に、曲げた四指が足裏上部に当たるように持ち、もう一方の手で仙骨（脊柱の最下部の三角形の骨）をしっかりと押さえます（動作を行ったときに腰ができるだけ浮かないようにするためです）。この状態で、足を持つ手の手首を反らすことにより、パートナーのかかとを自分から遠い側へ押しやります（写真B）。力を緩めるとかかとは自然に元の位置に戻るので、これを繰り返してリズミカルな揺れをつくってください。また、これを行いながら、膝から下を回して足を臀部に近づけたり遠ざけたり（また、自分に近づけたり遠ざけたり）してください。この動作によりふくらはぎの筋肉をしっかりと動かすことができます。ふくらはぎの筋肉は縮んで敏感になっていることが多いので、こうして間接的に動かすほうが直接圧を加えるよりパートナーが気持ちよく感じるかもしれません。

4. ふくらはぎの血行を促す

パートナーの曲げていた膝を伸ばして足首を枕の上に置きます。それからふくらはぎの筋肉にペトリサージュを行います。太腿に行ったように筋組織を持ち上げて揺らす方法を用いてもいいでしょう（p. 25を参照）。それから足の近くに移動し、両手を交互に使って足首から膝の手前までプッシング・ストロークを行い、ふくらはぎの血行を促します。続いてお祈りをするように両手の指を組み、両手の付け根でふくらはぎを挟んで膝に向かって絞り上げていきます。膝に近づくにつれ両手を少しずつ脚から離していってください。それからふくらはぎと太腿全体に8の字を描くように（8の字の半分をふくらはぎに、半分を太腿に描くように）エフルラージュを行い、脚全体をなめらかにつなぎます。このときも血液を心臓に戻すことを意識して行ってください。

5. かかとと足裏のマッサージ

両手の親指をパートナーのかかとの両側面に当て、両親指を付け根から回しながら、くるぶしから足裏まで進ませていきます。この動作にはパートナーのかかとを気持ちよくする効果だけでなく、自分自身の手の疲れをとる効果もあります。それから片手でパートナーの足を下から支え（その手を枕で支えても可）、反対の手の四指の背側で足裏の内側部分をさすります。続いて両手の親指を揃え、足裏上部からかかとまでを強めにさすってください。

6. 反対の脚にも同様に

両手の間にパートナーの足を挟んで2-3呼吸の間静止してから、反対の脚と足にも同様の手順を行ってください。

伏臥位：上半身の手順

体の背面にある姿勢筋を伸ばし、背中、肩、腰を柔軟にします。背中は自分ではマッサージしにくく、たいていの人がそのどこかしらに凝りを抱えているので、人にマッサージを施す価値のとくに高い部位といえます。

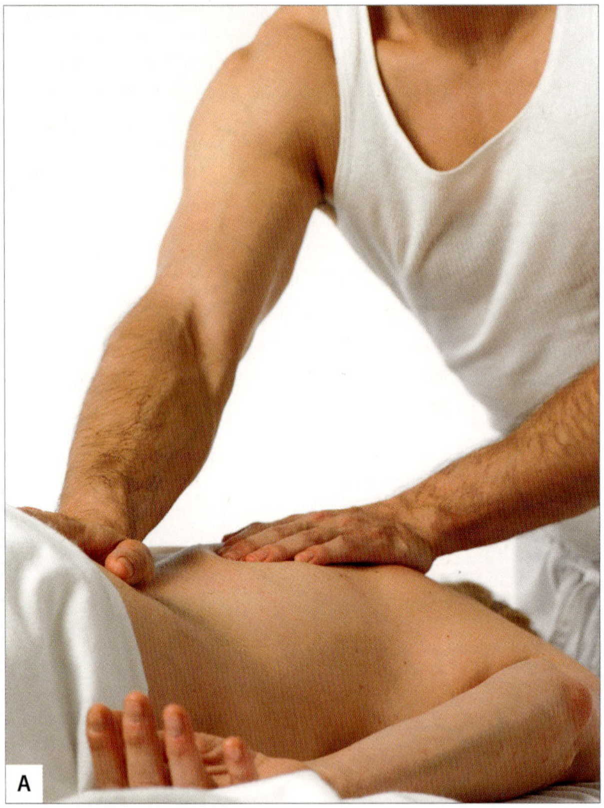
A

1. 背中、腰、肩のエフルラージュ

ベッドの頭側に立ち、パートナーの背中を覆っていたシーツを取ります。それからエフルラージュで背中に潤滑剤を伸ばします。体を前に傾けて両手全体に均等に体重をかけ、脊柱の両側を肩から腰までさすっていきましょう。初めは圧を軽くし、ストロークを繰り返しながら少しずつ強めていってください。腰に達したら左右の手を分け、スプレッディング・ストロークで腰を横方向にさすります。それから腰の中央に戻り、そこから手前に戻ります。上背部に戻ったら、ここでもスプレッディング・ストロークを行って肩関節周りをくまなくさすり、上背部中央に戻ります。この大きな砂時計型のストロークを数回繰り返し、パートナーに背中と肩の全体がつながる感じを与えましょう。

2. 脊柱に沿うプッシング・ストローク

まず片手でパートナーの片側の肩の筋肉を天井方向に引き上げ、それからベッドの脇に沿って歩きながら、両手を交互に使って脊柱の片側にプッシング・ストロークを行います。(写真A)。腰に達したら自分の体の向きを変え、同じ動作を今度は肩に向かって繰り返します(写真B)。

背中の遠い側を揉みほぐす

パートナーの側方に立って両手を脊柱の向こう側に伸ばし、向こう側の筋肉にペトリサージュを行います。筋組織を持ち上げたり絞ったり両手の間で押し合ったりしてください。背中の自分から遠い側にペトリサージュを行うのは、手首を自然な角度に保つためです(自分に近い側に行うと手首がそり返って負担がかかります)。両手の間で筋肉を押し合うときは両手の親指と人差し指をそれぞれ大きく開いてC字をつくり、筋肉を反対の手のC字に押し込むようにしてください。

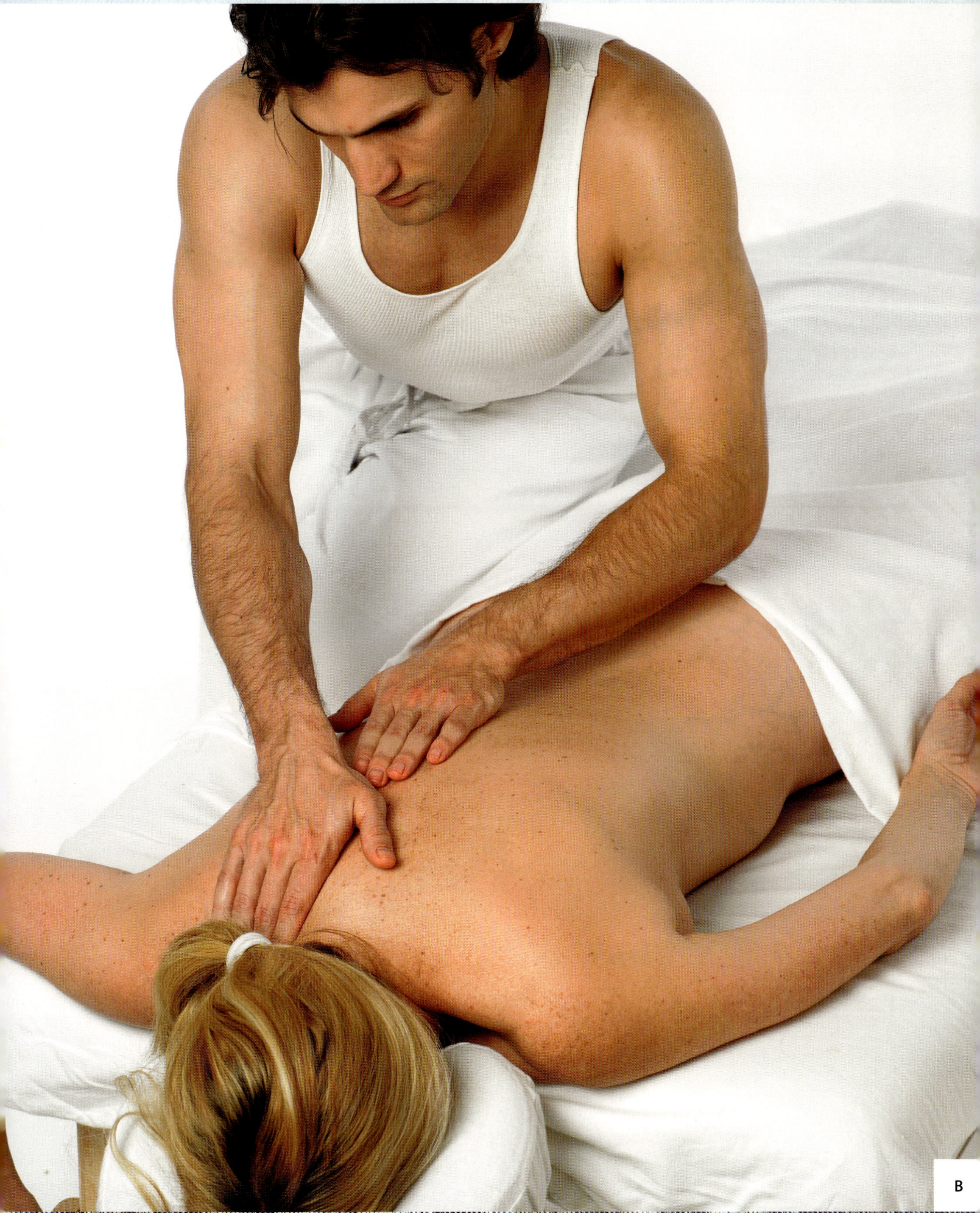

B

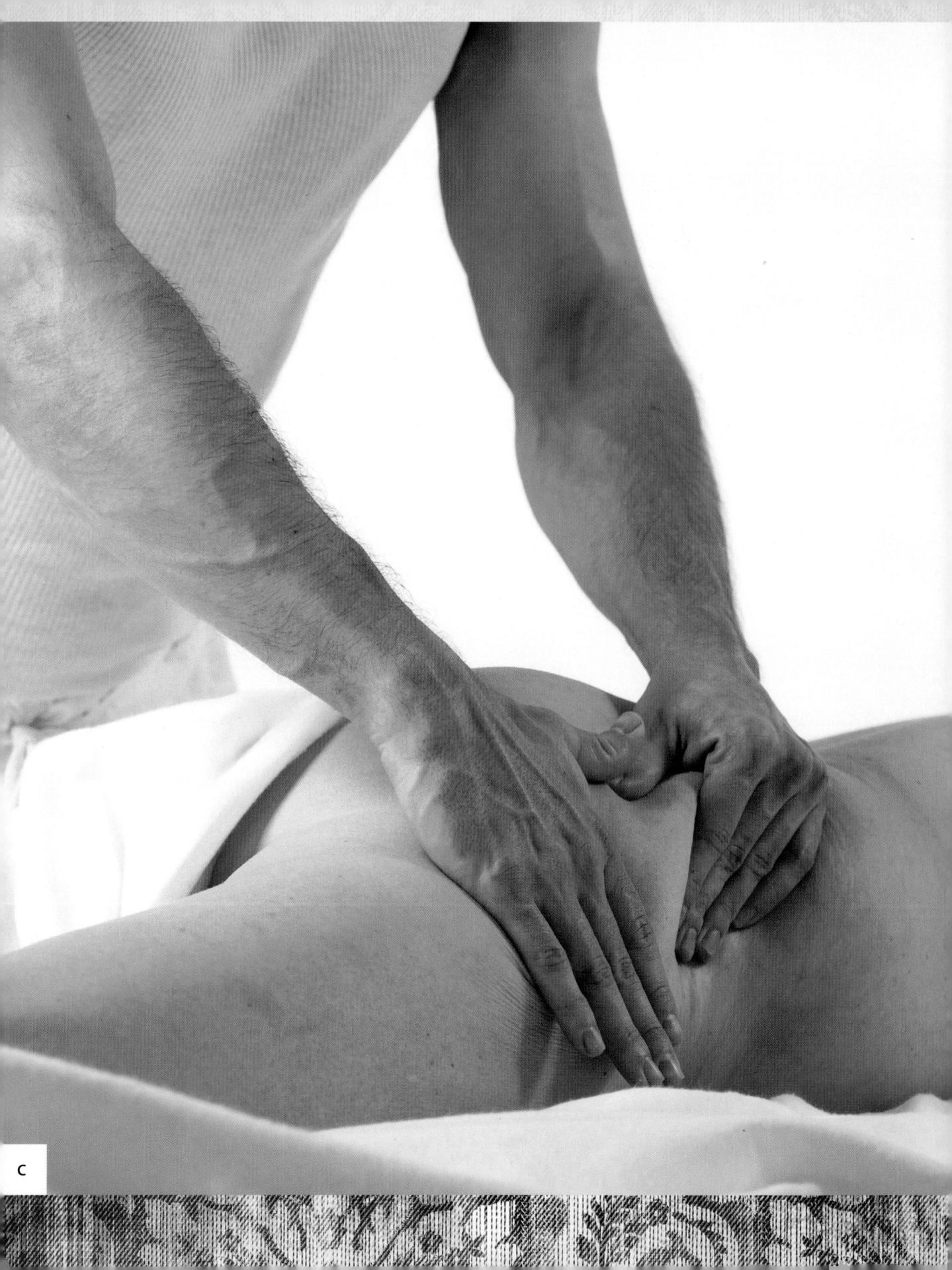

c

3. 臀部と腰のマッサージ

背中に続いて臀部にも丁寧にペトリサージュを行います。臀部のシーツを片側だけ取って行ってください（写真C）。臀筋にもたいてい凝ったところがあり、そこを揉みほぐすことで腰の痛みや不快が和らぐことがあります（要するにすべてはつながっているのです）。それから一方の手の四指を仙骨（脊柱の最下部、骨盤の中央にある三角形の骨）に当て、仙骨上の数箇所のくぼんだ部分を探りながら、そこに円を描くフリクションを行います。続いてその手を仙骨全体に当てた状態で、腕を肩から真っ直ぐに伸ばし、腕全体を震わせて仙骨とその下の筋肉をしっかりと震わせます。この仙骨のバイブレーション（震わせる動作）はパートナーに、深部のかゆいところを掻いてもらっているような感じを与えます。

4. 肩のペトリサージュ

ベッドの頭側に戻り、両手で両肩の筋肉（上部僧帽筋）にペトリサージュを行います。手の付け根を固定して伸ばした四指を手前に引き寄せるか、四指を固定して手の付け根を向こうへ押してください。パートナーが好むほうだけを行っても、両方を交互に行っても、または両方を同時に行って筋肉を四指と手の付け根で絞るようにしてもかまいません。ただし手のひら全体を皮膚に接触させてつねらないように行ってください。終わったら片側だけに行った背中と臀部の手順を反対側にも行ってください。

パン職人のように

背中は面積が広く比較的平坦なのでペトリサージュのしがいのある部分です。筋肉を持ち上げるときは手のひら全体を皮膚に接触させてつねられている感じを与えないようにしてください。これを正しく行っていると手の筋肉がパン職人のように発達してきます。

スウェーデン式マッサージの起源はローマ

西洋のマッサージの起源は古代ギリシアとローマにさかのぼります。医学の父といわれるヒポクラテスとその師ヘロディコスが、関節や筋肉に手技を施す意義や運動の治療的価値について記しているのです。

スウェーデンの生理学者であり体操指導者であったパー・ヘンリック・リンは、こうした古代の書物に精通していました。彼はスウェーデン体操という体系を考案し、受動運動と能動運動とマッサージのストロークを体調不良の改善に用いるようになりました。

リンは1813年から1839年にかけてスウェーデン式マッサージの前身であるスウェディッシュ・ムーブメント・システムを、大勢の医師や学生たちに指導しました。その結果、彼の発想が欧州内外に広く知られるようになり、欧州で学んだ医師の兄弟、ジョージ・テイラーとチャールズ・テイラーがスウェディッシュ・ムーブメント・システムを米国に紹介しました。

肩甲骨の間を伸ばす

ベッドの頭側に戻り、両手を重ねて立て、首の付け根から肩甲骨の内側縁までゆっくりとさすっていきます（写真D）。この短いストロークの角度は脊柱に対して45度くらい、つまりこの部分の菱形筋《りょうけいきん》という凝りやすい筋肉の繊維に沿う角度です。このストロークをスタート位置を脊柱に沿って少しずつ下にずらしながらゆっくりと繰り返し、肩甲骨の最下部で終わりにしてください。終わったら脊柱の反対側にも同様に行います。

肩の可動域を広げる

パートナーの側方に立ち、一方の手でパートナーの上腕を肘のすぐ上で軽く持ちます。前腕は床に向けてだらりと垂らすようにしてください。それから自分の体を後ろにそらしてパートナーの上腕と上背部を軽く牽引しながら、左右の足に交互に体重をかけて自分自身が揺れながらパートナーの腕を揺らします。腕や脚をストレッチするときは単純に引っ張るよりも、このように別の動きを加えたほうが筋肉が惑わされて緩むので効果的です。続いて一方の手でパートナーの肘の上を持ったまま、もう一方の手で手首を持ち、前腕を少し持ち上げて腕全体を前回りと後ろ回りの両方向に回します。肩が自然に動く限界に近づいたら必ず気づくようにゆっくりと回してください。決して自然の限界を超えることなく、限界の少し手前で止めるようにしましょう。数回繰り返すうちに少しずつ限界が広がってくるはずです。パートナーが気持ちよく感じる範囲を超えていないか直接尋ねながら行うことも大切です。

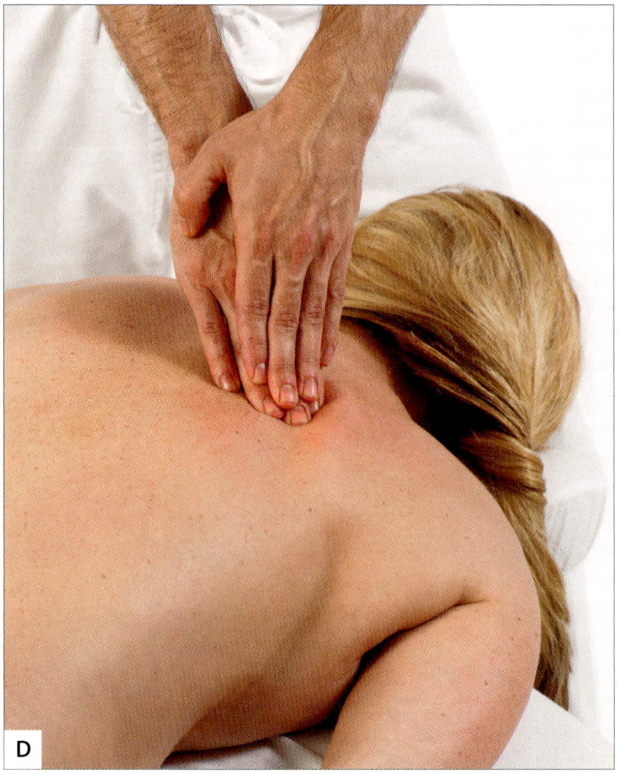
D

「鶏手羽」を揺らす

パートナーの肘を曲げ、手をウエストラインの横のベッド上に置き、その手を自分の膝で固定します。それから一方の手でパートナーの肩を、もう一方の手でパートナーの肘を下から持ちます。どちらの手もきつく握らないようにしてください。この状態で、肩と肘を交互に持ち上げます（写真E）。この動作には「鶏手羽」というイメージしやすい名前をつけています。

動きが断続的にならず、なめらかになるよう心がけてください。また、可動域の自然な限界を尊重し、無理なストレッチを加えないようにしてください。この動作には胸の上部の筋肉を伸ばす効果もあります。

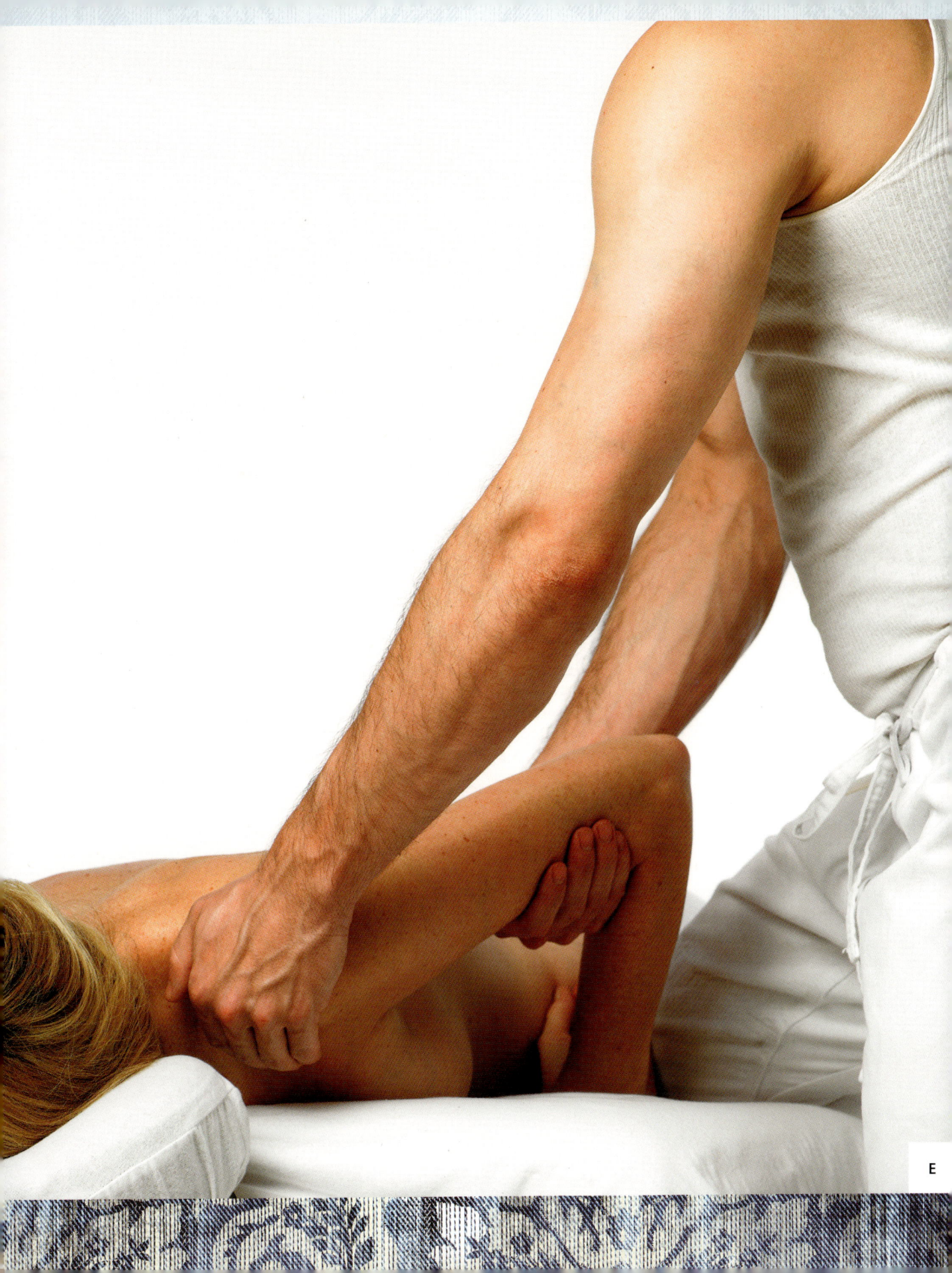

E

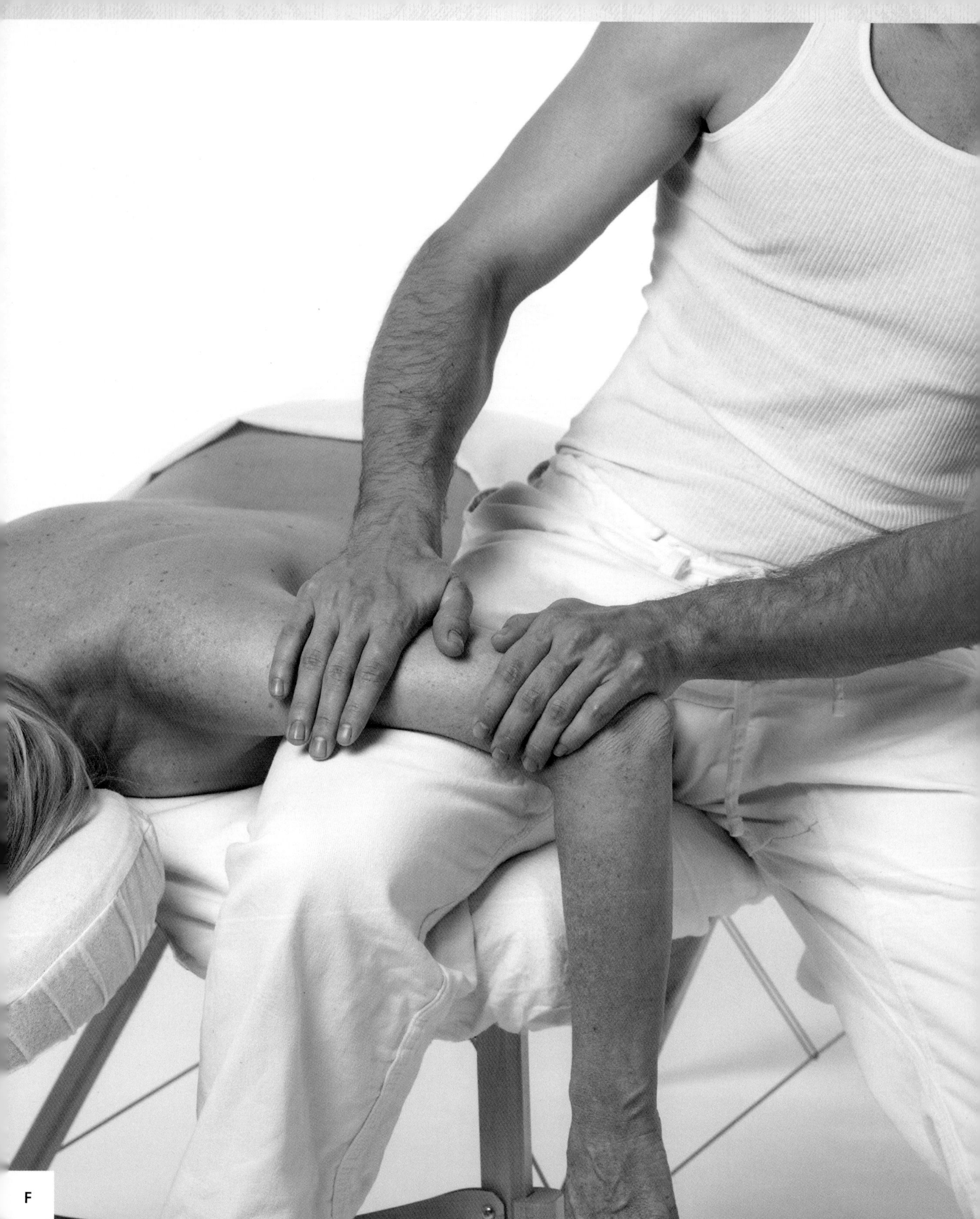

F

5. 上腕を転がす

膝をベッドから下ろし、ベッドの前の角に腰をかけて太腿の上にパートナーの上腕を乗せます。それから自分の体をパートナーと反対の側に少し傾け、両手のひらを使い、パートナーの上腕の筋肉を下に押しつけながら、前へ後ろへと転がします（写真F）。この動作により肩の中の腕の「根元」がストレッチされ、肩が大きく広がって上背部、胸、肩の縮んでいた筋肉が伸びていきます。パートナーの肩が十分に緩んだと感じたら、パートナーの腕を持ったままベッドの脇に戻り、腕を体に沿わせて置いてください。それから反対の肩と上腕にも同様の手順を行ってください。

6. 背中のタポートメント

ベッドの頭側に戻り、再び背中全体に大きな砂時計型のエフルラージュを行って背中全体をつなぎます。それから両手をそれぞれ脊柱の左右に当て、両手を交互に動かして、肩甲骨が表面近くにある部分を避け、タポートメント（叩く動作）を行います。まずは握りこぶしで、次に手の小指側の側面で切るように、それから手をカップ状にくぼませてパコパコと楽しい音をさせながら、続いて平手で、最後に四指の先を使って、背中全体を行ったり来たりしながら叩いてください。タポートメントには血行を促す効果、神経系を刺激する効果があります。パートナーがマッサージの途中で眠ってしまった場合も、たいていはタポートメントで目覚めてくれるでしょう。

7. ロッキングからコンタクト・ホールドへ

たくさん叩いたあとはエフルラージュで「いたわって」あげましょう。少しずつスピードを落としながらストロークを繰り返し、最後に指先でそっと背中、首の後ろ、頭の後ろに触れながら両手を手前に戻してください。それからパートナーの側方に移動し、一方の手を上背部の、もう一方の手を腰のそれぞれ自分に近い側に当て、静かに揺らす動作に入っていきます。パートナーの体を向こうへ押しては力を緩め、体が自然に戻るのに任せてください。なめらかな動きを保ち、赤ん坊をあやすように優しく揺らしましょう。それから少しずつ押す速度を落として押す距離も縮めていき、揺れが完全に止まったらそのまま両手を背中の上で静止させます。このコンタクト・ホールドを少なくとも2-3呼吸の間続けてから両手を離し、パートナーが自分を信頼して体を委ねてくれたことに感謝しましょう。

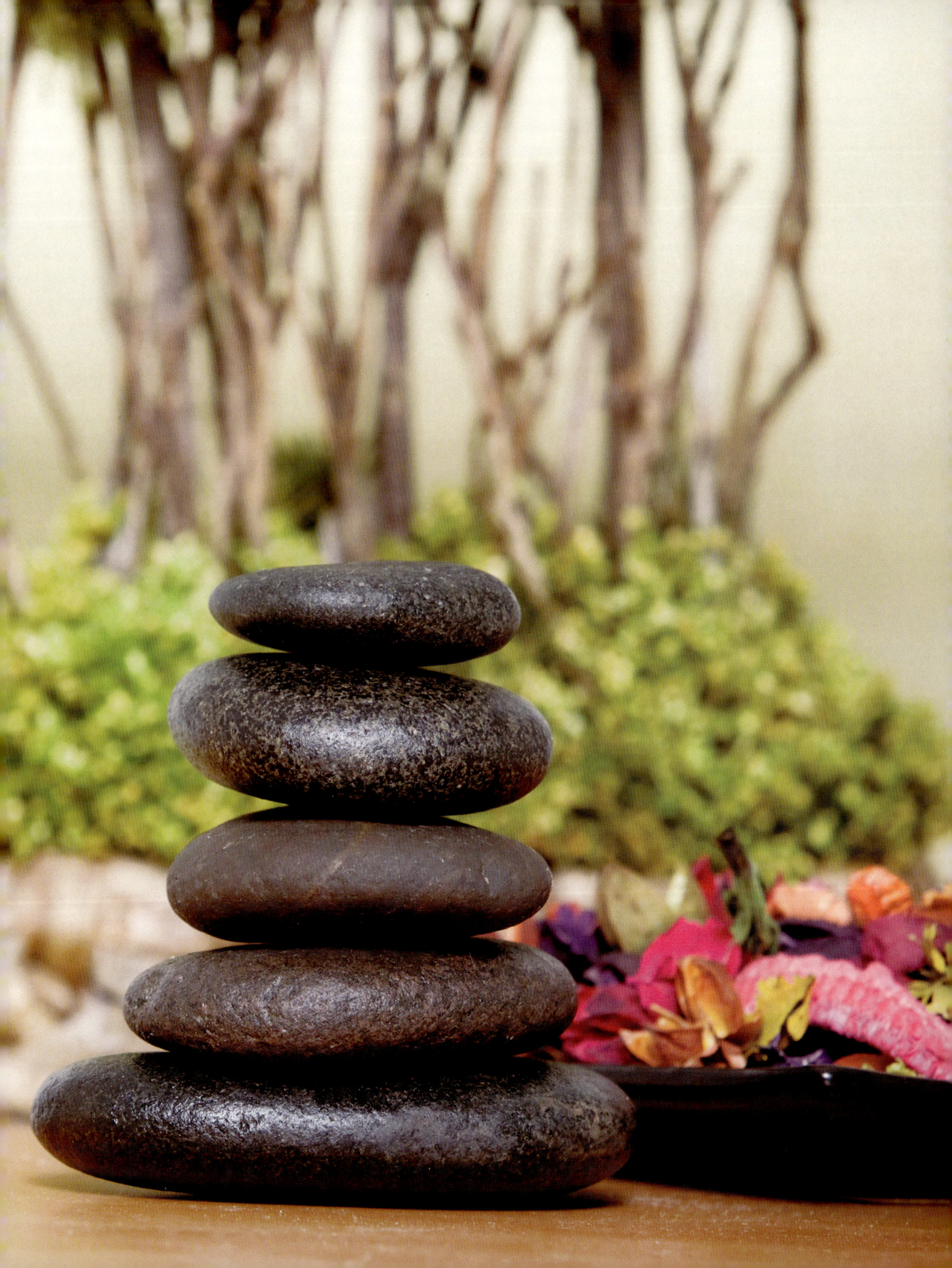

第2章

筋肉の緊張を溶かす ホットストーンマッサージ

ホットストーンマッサージでは、湯の中で温めた玄武岩を体の特定の部位に置いたり皮膚の上で動かしたりします。また、冷却による効果や温冷の対比による効果を得るために水で冷やした大理石を使うこともあります。

ホットストーンはスウェーデン式マッサージの道具としてよく用いられていますが、タイ式マッサージや指圧などのアジア系のマッサージに取り入れてセンラインや経絡に沿って動かすこともできますし、リフレクソロジーで反射区を刺激するのに用いたり、ロミロミで熱を伝えるストロークに利用したりすることもできます。ホットストーンはどんなマッサージスタイルにも溶け込んで、気持ちよさと癒しの効果を増幅させる力のあるものなのです。

ホットストーンマッサージの圧とストローク

石の熱自体に筋肉の緊張をほぐす効果があるので、ホットストーンを用いるストロークは素手で行うストロークほど強い圧を必要としません。ホットストーンを用いるストロークは体の表面に施すのがベストです。スウェーデン式マッサージのストロークと手順のほとんどはホットストーンを用いても行うことができます。ですからまずはスウェーデン式マッサージの手順に慣れ、それからホットストーンを取り入れるようにするといいでしょう。

ホットストーンを用いるストロークは、体を前に傾け、凝った部分をアイロンで伸ばすように行います。途中で石を手放し、温かくなった手を利用してスウェーデン式のストロークを続けることもできます。また、一方の手でパートナーの手を押さえておき、もう一方の手で石を持って腕にエフルラージュを行ったり、一方の手でパートナーの手のひらを広げておき、もう一方の手でそこに小さな石を用いてフリクションを行ったりすることもできます。肉づきのいい人にもとくに圧を強くする必要はありません。肉づきのいい人はむしろ圧に敏感なことがあります。

スウェーデン式マッサージのストロークの復習

パートナーにストロークに慣れて安心してもらうために、各部位に十分な回数のストロークを行いましょう。ただし一般に同じストロークの繰り返しは3回から5回が適切です。繰り返す回数があまりに多いとパートナーを苛立たせるかもしれません。

エフルラージュ—手前から遠くへ向かって軽くさすっていく方法。片手で行うことも両手で行うこともあります。

フリクション—筋肉を強めにこする方法。

ペトリサージュ—筋肉をこねたり持ち上げたり絞ったりする方法（石を用いてこれを行うのは難しいので、石を手放して素手で行ってかまいません）。

その他のストロークについては9章を参照してください。

注意!　ホットストーンマッサージが危険な人もいる

温冷感覚に障害のある人（糖尿病性腎症の人など）にホットストーンマッサージを行うことはお勧めできません。石が熱すぎたときにすぐに気づかないと危険だからです。

滑液包炎、関節リウマチ、全身性エリテマトーデスなどの赤みや熱や腫れを引き起こす炎症性疾患や自己免疫疾患にはホットストーンの使用は禁忌です。しかしこうした疾患がある場合でも、コールドストーンは気分のリフレッシュや炎症の軽減に役立つことがあります。

動脈硬化症、コントロール不良の高血圧症、血栓症などの心臓血管疾患を持つ人や心臓発作を起こして間もない人にもホットストーンの使用は避けるべきでしょう。熱により血行が促されると循環器系に過度な負担がかかったり血栓がほかの場所に流れたりすることがあり大変危険だからです。

多発性硬化症、パーキンソン病、皮膚炎などの症状はホットストーンの使用により悪化することがあります。また、妊娠中の女性の体温を正常値より高くすると胎児に有害な影響を及ぼす危険があります。そのため妊娠中は多数の石や大きな石を体に置くことは避けるべきですが、石を少しストロークに用いる程度なら問題ありません。

パートナーにホットストーンを用いてよいかどうかよくわからないときは、パートナーの主治医に相談してください。

小さな子どもは一般に熱に敏感なので、ホットストーンマッサージより石の温度が低めの「ウォームストーンマッサージ」のほうが向いています。また、高齢者も感覚が低下して火傷をしても気づかない可能性があるうえ、一般に皮膚が弱くなっているので、ウォームストーンのほうが安心です。

石との関係

石を準備するときはまず石との相性を調べましょう。石のエネルギーを感じる力のある人もいますが、たとえそうした力がなくとも、自分の手にしっくりくる石となり、よい関係を築くことができます。

道具の購入

ホットストーンマッサージは石や加熱器などを揃えるのに費用がかかるうえ、ほかのマッサージスタイルに比べて道具の洗浄や手入れに手間がかかります。しかしホットストーンマッサージにはこうした費用や手間を補って余りある効果があります。

ホットストーンマッサージで一般に使われる石は玄武岩です。河原などで拾ってくることもできますが、信頼できる販売元が本物の玄武岩であることを保障しているものを購入することをお勧めします。そのほうが温めたときにひびが入ったり割れたりすることが少ないからです。ホットストーンマッサージに最低限必要な石は以下の通りです。

- プレースメントストーン（足指用の平たくて小さいもの）　10-12個
- ワーキングストーン（小）（4-5×8-9cm程度）　8-12個
- ワーキングストーン（中）（6-8×10cm程度）　8-12個
- プレースメントストーン（大）（9×12cm程度）　4-5個

（「プレースメントストーン」は体に置く石、「ワーキングストーン」はストロークに用いる石のこと）

ホットストーンマッサージには、チャクラの位置にそのチャクラの色の石を置く方法もあります（4章「チャクラの手順」を参照）。石のエネルギーの利用に興味があれば、そうした石を揃えるのもいいでしょう。ほかには尖った石、冷やして使うための大理石なども販売されています。ホットストーンの使用に慣れて少しバリエーションを加えたくなったら、そうした多様な石を集めてみるのもいいでしょう。

石を洗い、乾かし、焼く

石を買ってきたらぬるま湯と食器用洗剤で洗ってすすぎ、乾かしてから、紅花油、菜種油、オリーブ油などの植物油を軽く塗ります。ナッツ系の油はアレルギーを起こす人がいるので避けてください。それから80℃のオーブンに2-3時間入れるか薪ストーブの上で焼きます。この作業は鉄を鍛える作業と似ており、細かい孔を塞いでなめらかにすることが目的です。この作業が済んだら水とともに電気グリル鍋（後述）に入れて加熱すればマッサージに使用することができます。

石を販売している業者の多くは石の加熱器も扱っています。石の加熱器は構造的には調理用の電気鍋と同じなので、手頃な値段の電気鍋（深型ホットプレート）で代用できます。むしろ電気鍋のほうが石が速く温まり、底が浅いので石を取り出すときに縁に触れて火傷をする危険も少なくて済みます。ただし石を電子レンジで温めることは避けてください。石は必ず、熱を素早く均一に伝える水を使って加熱してください。

施術の準備

ほかに必要な道具はハンドタオル数枚（できれば白または薄い色のもの）、ハンカチ、肉用温度計（肉に指して内部の温度を測定するための温度計）、アイピロー（任意）、水差しです。また、道具を置くための台も必要です。

石を潤す

ホットストーンとともに用いる潤滑剤としてはオイルがベストだと思っている人が多いのですが、滑りのよいマッサージ用ローションもホットストーンマッサージに適しています。ローションには使用後に洗い流せば石に残りにくいというメリットもあります。オイルやローションにリラクセーション作用のあるラベンダーや筋肉を緩める作用のあるサンダルウッドやオレンジのエッセンシャルオイルを加えてもいいでしょう。ただし石の熱がエッセンシャルオイルの作用を強めるので使用はごく控えめにしてください。マッサージ中は手が石でふさがってしまうので、潤滑剤はボウル1-2個に入れて手元に置いておきましょう。ポンプ式容器に入れたものをホルスターに入れて身につけておくのも一案です。

安全と安心のために

床の材質がタイルや硬木やビニールの場合は施術中に誤って石を落としたときの衝撃音を和らげるために、ベッドの下にベッドの各辺から60-90cmはみ出すくらいの大きさのカーペットを敷いてください。石が硬い床に当たる大音響ほどリラクセーションを妨げるものはありません！

**オイルに
過敏な人には
パウダーを**

日本ではホットストーンマッサージにきわめて丁寧に研磨された滑りのよい石が潤滑剤なしで、またはコーンスターチなどの粒子の細かいパウダーとともに使われています。パートナーがオイルに過敏な場合やオイルがにきびを悪化させる場合はパウダーを使ってみるのもいいでしょう。

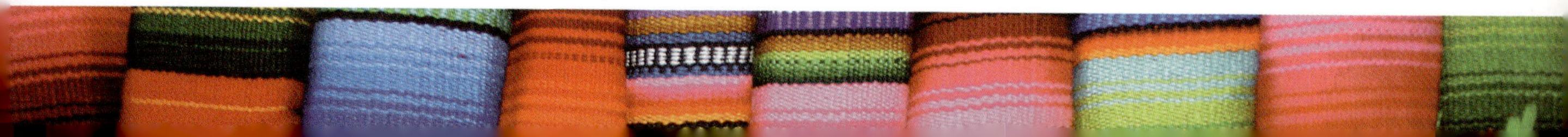

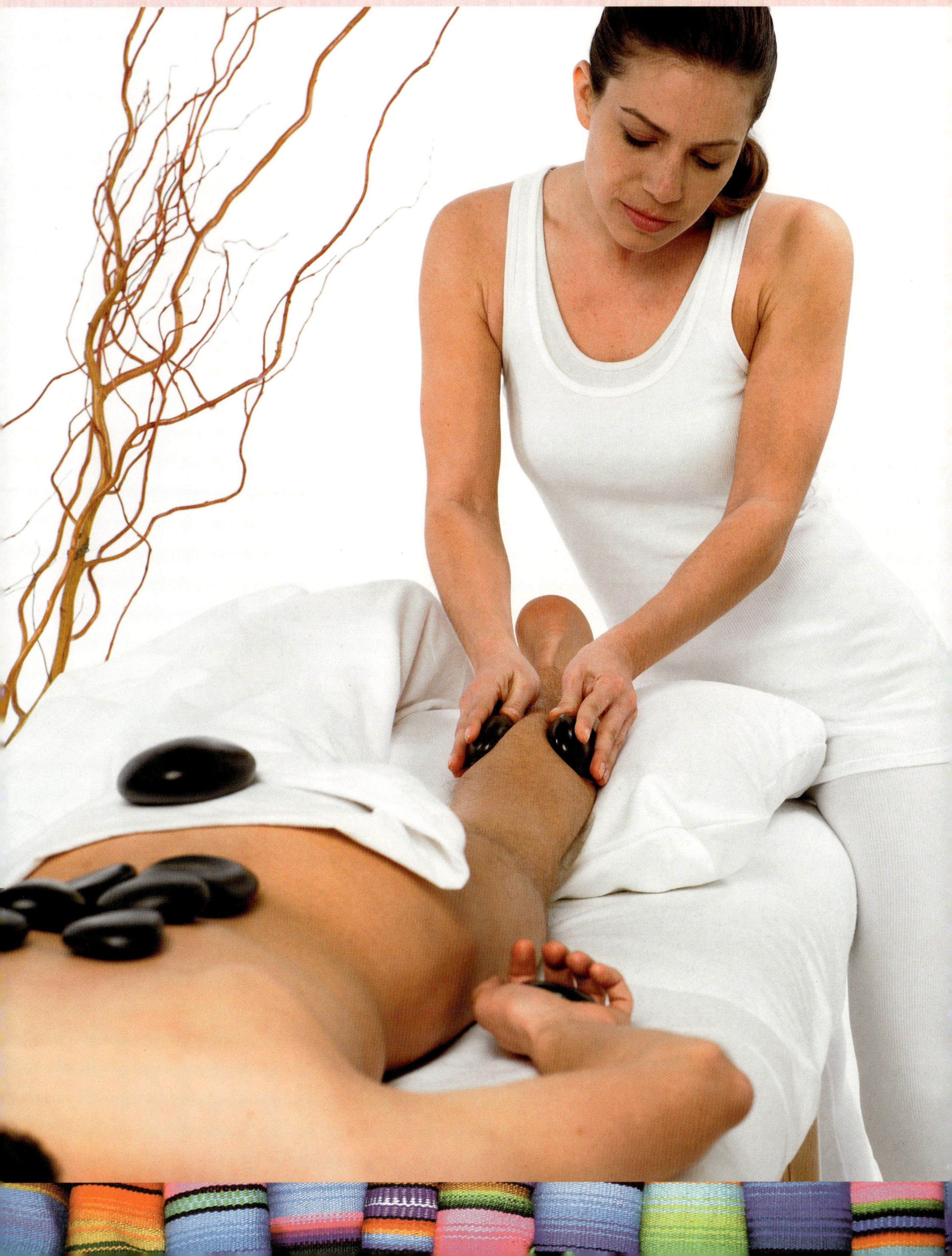

足を守って！

マッサージをするときは素足になることを好む人が多いのですが、誤って石を落としたときのことを考えると靴を履いていたほうが安全です。

石を置く台はコンセントの近くに置いておきましょう。石を持った状態で延長コードに足を引っ掛けてつまずくことは避けたいからです。また、石も手もオイルで滑りやすくなっているので石を持ち運ぶ手がパートナーの顔や頭の上を通らないようにしてください。石をパートナーの顔や頭の上に落としでもしたらリラックスどころではありません！

印をつける

石の温かさを保つのに最適な鍋の温度がわかったら、温度計にマニキュアか小さく切ったテープなどで印をつけておくと便利です。ただし同じ温度に設定しても時間が経つと鍋の熱さが微妙に違ってくることがあるので、どんなときも自分の手も使って温度を確認してください。

石を温める

電気鍋を台の上に置き、鍋底全体に薄い色のハンドタオルか厚手の布巾を敷き、余った分は上に折って側面に沿わせます。薄い色のタオルを使うのは、マッサージをしながら鍋の中を見たときに石を見やすくするためです。石は鍋底の端に、自分にとって使いやすい順序で並べましょう。足指用の小さな石はハンカチに包んで鍋に入れ、ハンカチの端を水から出しておくといいでしょう。

石を使う15分前になったら鍋に水を5cmほど入れてスイッチを入れます。それから肉用温度計を水に、そのまま動かさずに目盛を読めるように入れてください。石が温まるまでは鍋に蓋をしておきますが、水が目的の温度(45-50℃)に達したら施術が終わるまで外しておきます。水差しは冷水を入れて近くに置いておき、施術中に石が熱くなりすぎたときに冷ますのに使います。ハンドタオルもさらに最低4枚は手元に置いておき、そのうち1枚は鍋に戻さない石を乗せるために台の上に広げておきましょう。台の上や鍋の中にタオルを敷くのは、石が当たる音を和らげるためです。石を湯の中から取り出すときに穴開きお玉を使う人もいます。

自分にとって最高の温度計は、少なくとも施術の開始時には自分の手です。石を湯の中から取り出すときは熱すぎるくらいでよく、快適に5秒以上持っていられるようになったときが適温の目安です。ただし熱い石に触れ続けていると熱さを感じにくくなってきます。

マッサージをしている間に鍋の中の石の温度は変化するので、取り出した石が熱すぎるときのためにもタオルを用意しておきましょう。パートナーの体に置く石はわずかに熱すぎるくらいがベストです。何度も繰り返して慣れていくうちに、石を少し早めに鍋から取り出して、ちょうどいいタイミングで適温にするコツを身につけることができるでしょう。ストロークに使う石は体に置く石より温度を高めにします。マッサージに慣れるのに併せて自分の石の個性（熱の保持しやすさ）や鍋の個性をよく知ることもマッサージの優雅な流れを保つうえで重要です。

冷やして使うコールドストーン

冷たい大理石を使いたいときは台の上に浅めのボウルを置き、その中に大理石を冷水(または水と角氷）とともに入れておきます。しかし冬場であれば冷水を使わなくとも大理石を窓際に置いておけば十分に冷たくなるかもしれません。冷水を使う場合、石をパートナーの体まで運ぶときはハンドタオルを使って持つようにして水が滴り落ちるのを防いでください。潤滑剤やオイルも、すぐに両手を浸したり片手でディスペンサーのポンプを押したりできるように手元に置いておきましょう。

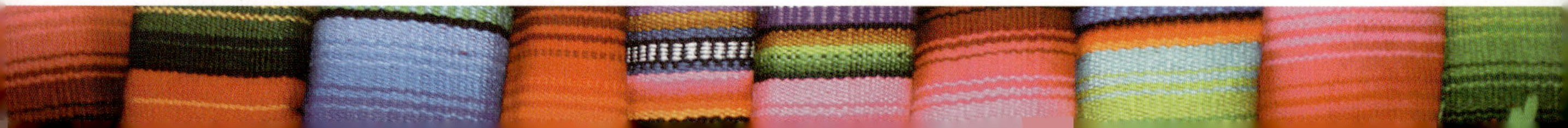

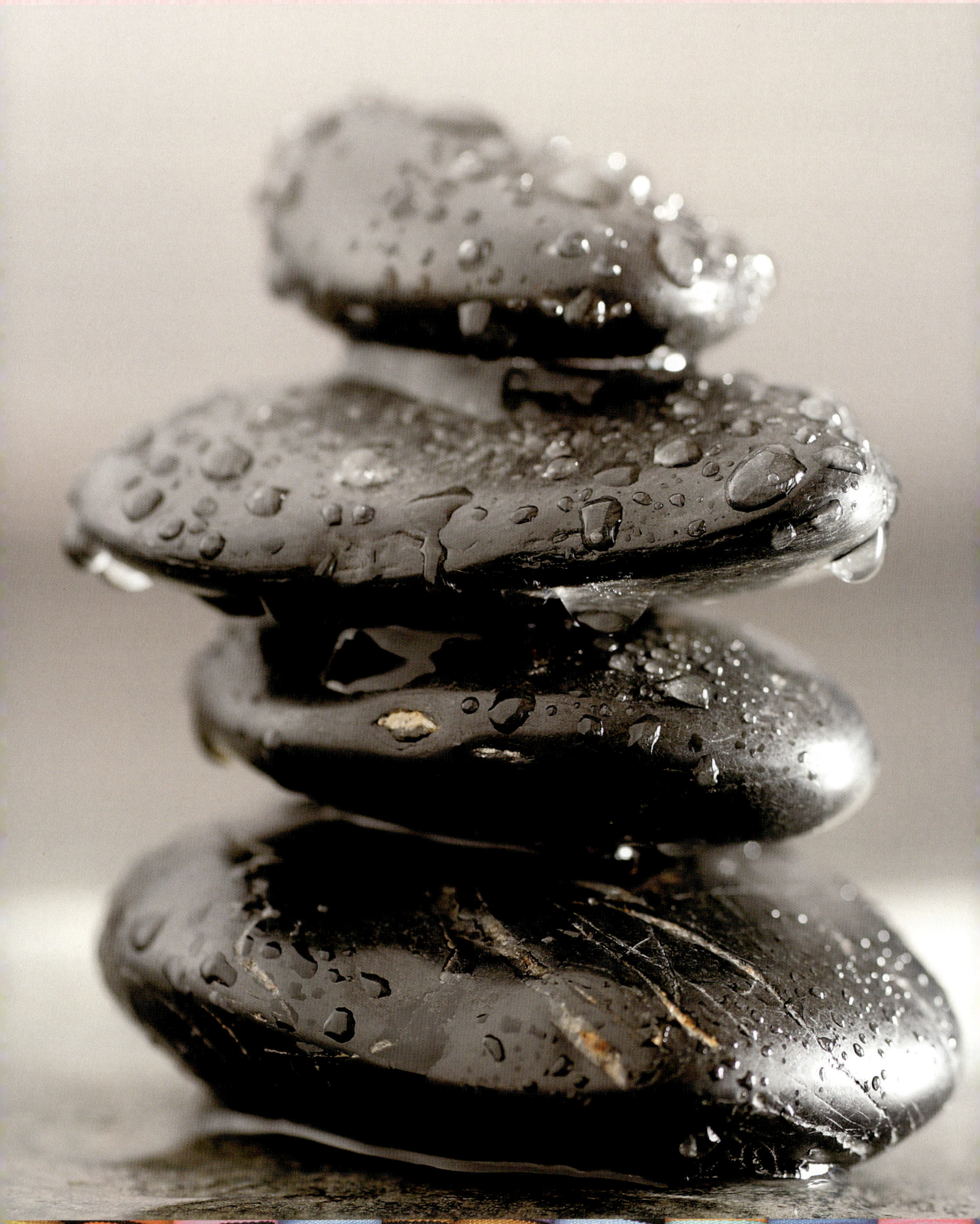

仰臥位の石を置く手順：
重みで体を安定させる

スパタイプのホットストーンマッサージでは体のエネルギーセンターに石を置きます。石はストロークに使わなくても重みと熱だけで大きな効果を発揮するのです。石はまず自分の両手のひらの間に挟んでこすり、適温であることを確認してからパートナーの体に置いたりストロークに使ったりしてください。

石は重みによりリラクセーションを促し、心を落ち着かせます。不安になりやすい人、緊張しやすい人、気が散りやすい人、落ち着きがない人の体に置かれた石は、赤ん坊を優しく包むおくるみのような役を果たします。体に静止した圧が加えられた状態は安心感や安定感につながるのです。

1. 石を体の下に置く

石を体の上に置くのでなく体の下に置く方法もあります。ただしこの方法は、気持ちよく感じない人もいるので、その場合はやめておきましょう。体の下に置く方法をとる場合は、仰臥位の姿勢から上体を起こしてもらい、まず大きくて比較的平らなプレースメントストーンを2つ、寝たときに腰が当たりあたりに、脊柱に当たらないように2.5cmほど離して置きます。それから腰の少し上が当たるあたりの各側に中サイズのワーキングストーンを2つずつ置くことにより、腰の両側に石が3つずつ並ぶようにします（写真A）。これらの石にハンドタオルをかぶせてから、パートナーの背中を支えて横たわるのを助けてください。また、太腿から膝

ホットストーンマッサージの効果

- 筋肉と筋膜のストレッチを促し、筋痙攣《けいれん》(こむら返り)を起こしにくくする。
- ストレスや不安を和らげ、不眠を改善する。
- 毒素の排泄を促し、酸素が組織に届きやすくする。
- 血行を促す。
- 心身を落ち着かせ、瞑想に導く。
- 冷えた四肢末端を温め、感覚を失っていないレイノー症候群
(手足の指の血流が妨げられる神経血管系の症状)を改善する。
- エネルギーのバランスを整える。
- 月経痛を和らげる。
- 非炎症性関節炎の痛みや結合組織炎を緩和させる。
- 心を安定させる。
- 手足の反射ポイント(4章を参照)の刺激に用ることで、対応する体の部位によい影響をもたらすことができる。
- 顔にある鼻のツボに石を当てることで、鼻づまりや鼻の痛みを緩和することができる。

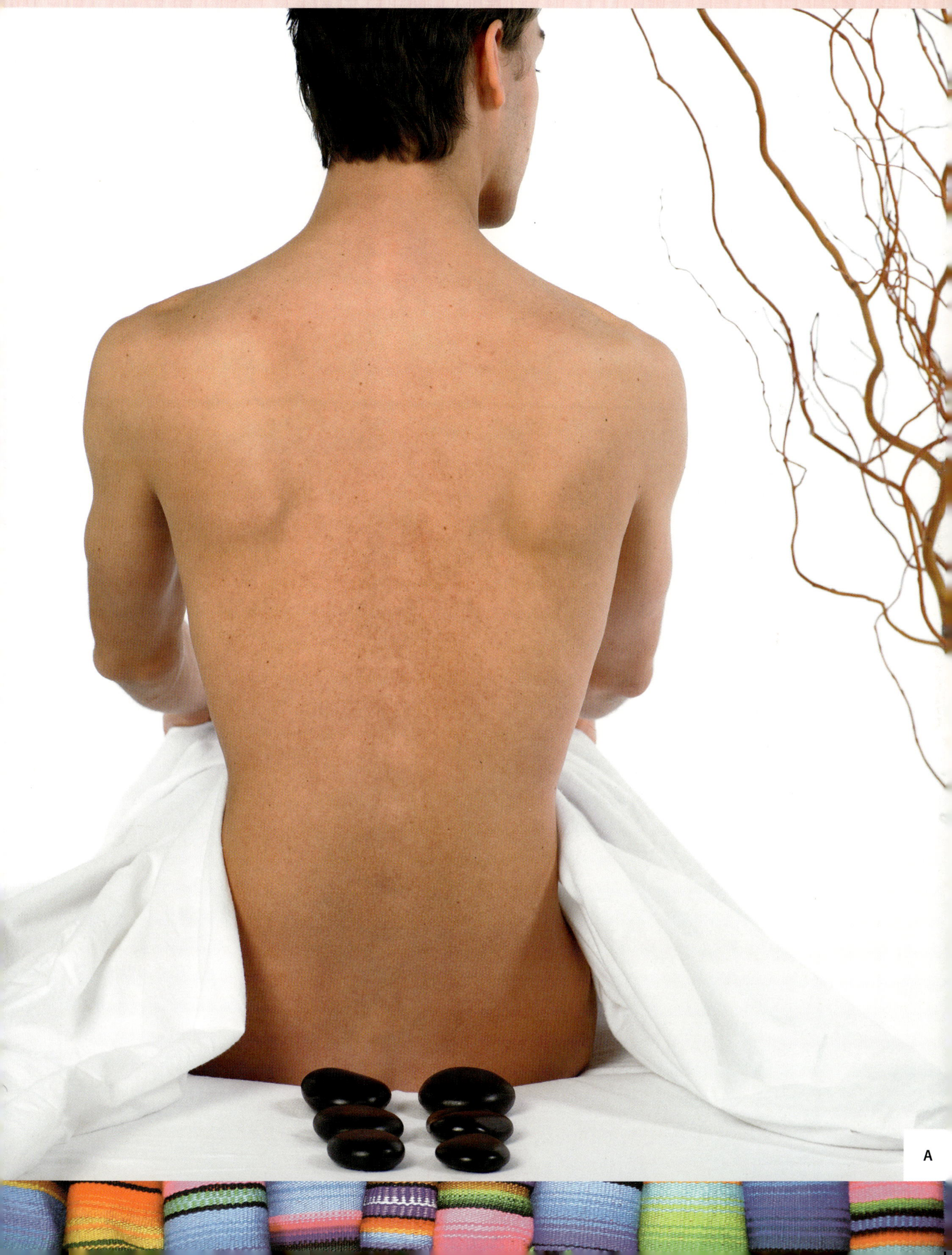

A

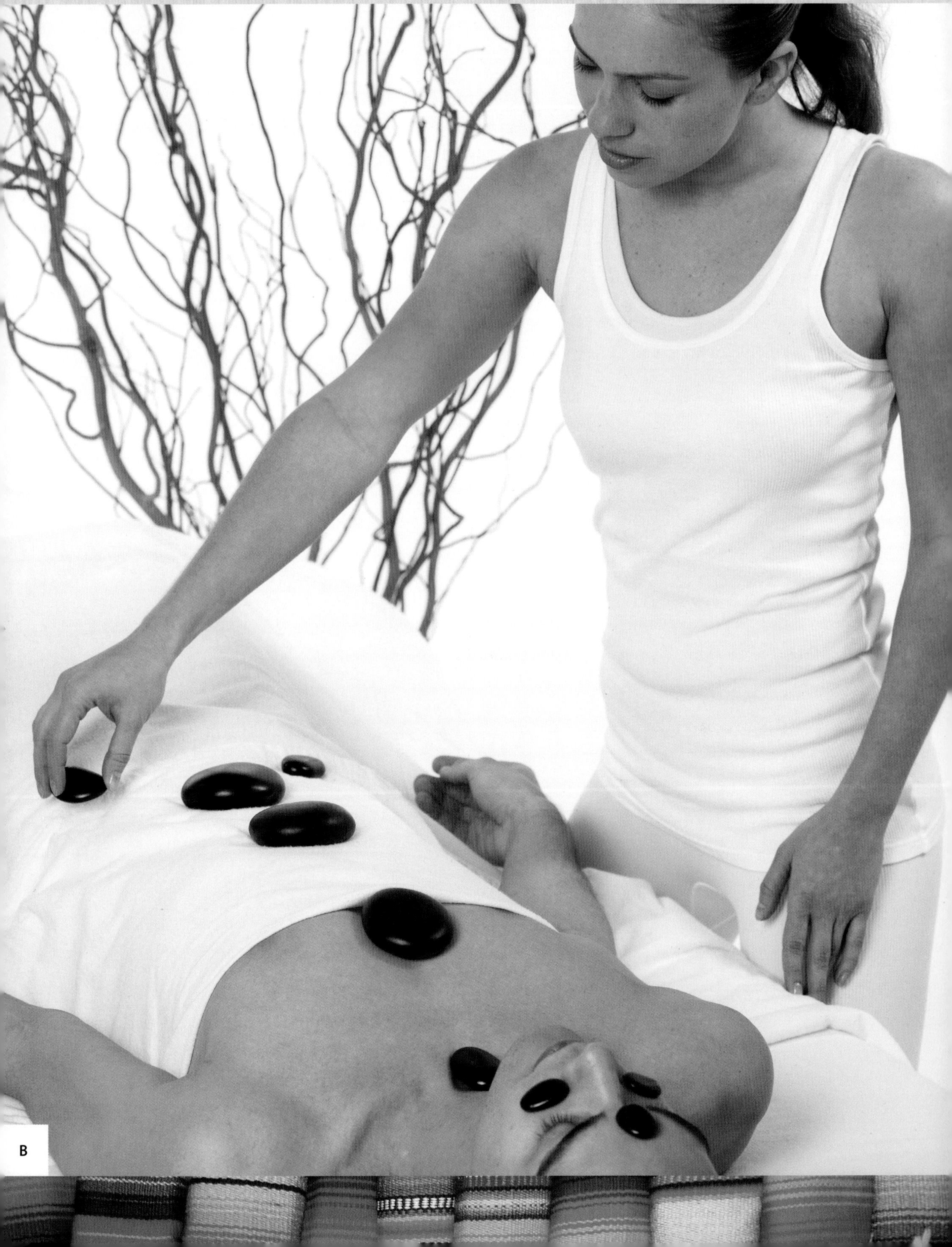

B

にかけての部分に枕を当てて腰の緊張を防ぎましょう。

2. チャクラに石を置く

まず足指用の石を1つ、額の中央で眉の少し上にある「第3の目のチャクラ」(4章「チャクラの手順」を参照)に置きます。面白いことに人はここに石を置かれると思考が途切れやすくなります。そのため施術中にここの石を温かいものに替えるとそれまで話をしていたパートナーがたいてい言葉を止めて沈黙します。

さらに2つの足指用の石を左右の頬骨の上に置きます。米入りのアイピローがあればそれを目の上に乗せるとこれらの石が滑り落ちにくくなります。さらにもう1つの石を「喉のチャクラ」(首の根元、つまり胸骨の真上のくぼみ)に置いてください。

それから中サイズのワーキングストーンを胸を覆っているシーツの上端近くに置きます。シーツの上端を少し石にかぶせておくと石が喉のほうに滑るのを防ぐことができます。もう1つの中サイズのワーキングストーンを「太陽神経叢《そう》のチャクラ」(胸骨の下端、つまり腹部の上端)にシーツの上から置いてください。

次に大きなプレースメントストーンと中サイズのワーキングストーンのどちらかを「仙骨のチャクラ」(臍《へそ》の下)にシーツの上から置きます。大きなプレースメントストーンを使う場合は重すぎないかパートナーに尋ねてください。それから小さなワーキングストーンを左右の鼠径部に1つずつ置きます。ここは女性の場合は卵巣と関連の深い「基底のチャクラ」に近い位置です(写真B)。

3. 手足に石を持たせる

中小どちらかのワーキングストーンをパートナーの両手のひらに1つずつ置きます。それから足指用の石をハンカチに包んだまま足の近くに持っていき、足指の間に1つずつ挟んでいきます。このあと少し温度を下げた中サイズのワーキングストーンを2つ、膝を乗せた枕の上に、左右の膝の真裏に当たるように置いてもいいでしょう。膝の裏は敏感なので石が熱すぎないことがとくに重要です。

ここで重要なのは、小さな石はすぐに温度が下がってしまうということです。一方、大きな石は体の上に置いたときは長ければ10分ほど、体の下に置いたときはもっと長く熱を保ちます。足指や喉や顔に置いた石は施術中定期的に取り替えるようにしましょう。

すべての石の温度が下がり始めたら施術を終了するか、パートナーに引き続き仰臥位でいてもらい、石を用いてスウェーデン式マッサージのストロークを行います。あるいはパートナーに伏臥位になってもらい、今度は背中に石を置く施術を行ってもいいでしょう。

仰臥位のホット“ワーキング”ストーンを動かす手順：凝りに「アイロン」をかける

石の交換

石は体の上で動かしていると急速に熱を失っていきます。そのためたとえばマッサージに石を２つ使う場合、最初の２つを鍋から取り出すときに次の２つも取り出しておいたほうがよい場合もあります。また、石を体の上で滑らせていると、パートナーの体に当たっている面が自分の手のひらに当たっている面に比べて急速に冷めていくことに気づくでしょう。ですから途中で素早くさりげなく石を裏返し、温かい面をパートナーの体に当てるようにするといいでしょう。

ホットストーンマッサージではパートナーの皮膚に石を当てている時間が長くなりますが、施術時間の少なくとも半分はパートナーの体に直接手を当てるようにしてください。初めに両手を使ってパートナーの体の各部位に潤滑剤を伸ばしながら組織の状態や硬さを調べます。それから凝りの気になるところをほぐす道具としてホットストーンを使ってください。ホットストーンを扱っていると手が熱くなってくるため、パートナーは体の上で動いているのが熱い手なのか石なのかわからなくなることがあります。

石の持ち方

石をワーキングストーンとして使うときの石の持ち方はいろいろあります。皮膚表面だけに働きかけるエフルラージュのストロークでは、石を単に分厚く熱い手のひらのように用いるため、手のひらに平らに持ちます（石を手のひらに当てて指を曲げて周囲をつかめば石が手の中に容易に収まります）。これは最も頻繁に行うストロークであり、最も簡単なストロークでもあります。スプレッディング・ストロークも石の使用に適しています。体の上に平らに乗せた石を手の付け根や指で押す方法もあります。また、石を縦に持ち、縁をヘラのように使う方法もあります。幅が広めの縁は強い圧に慣れている足などを強く揉みほぐしたいときに、幅の狭い縁は脊柱の脇や肩甲骨の内側縁沿いをほぐしたいときに役立ちます。

ホットストーンを施術に上手に取り入れるにはある程度慣れが必要です。繰り返し行っているうちに各石の冷める速さやエネルギー特性のこと、どの石が自分の手にフィットしやすくどの石が体の特定の部位に置きやすいかといったことや、どの石がなめらかでどの石に有効な触感があるかといったことがしだいにわかってくるからです。また、プレースメントストーンとワーキングストーンは厳密に区別して使わなければならないものではありません。ストロークに用いる石は体に置く石よりも熱くていいので、ストロークに用いていた石が少し冷めたところでそれを体に置いてもいいでしょう。「使用済み」のワーキングストーンを体に置くタイミングや熱を失ったプレースメントストーンを体から取り除くタイミングは基本的に直感にしたがって決めてください。体に置いた石は大きさにもよりますが、たいてい5-10分は十分な温かさを持続します。

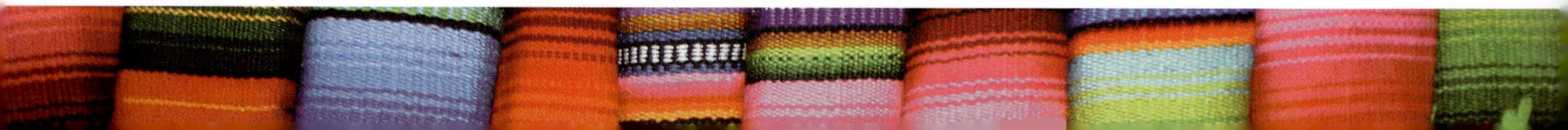

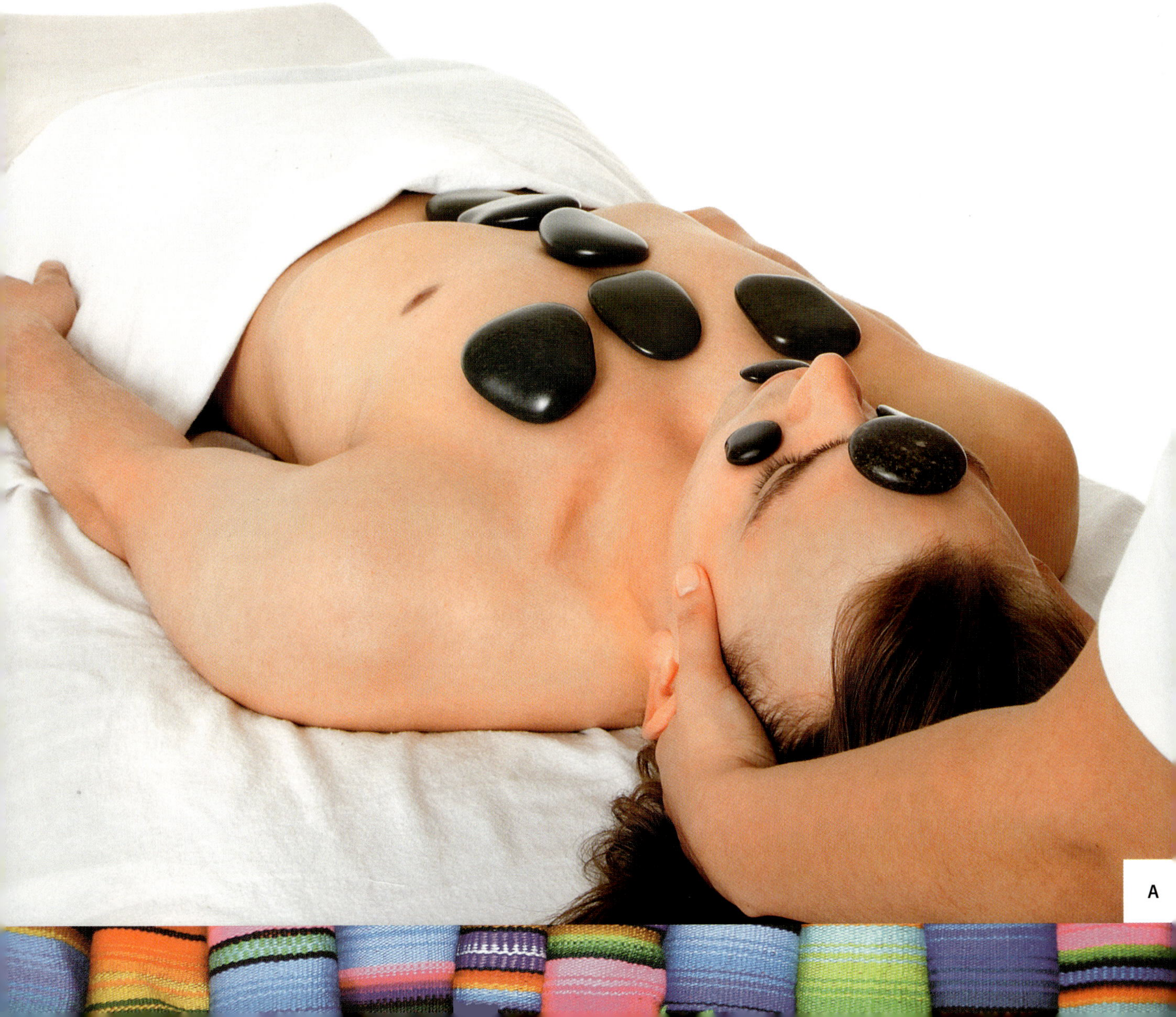

A

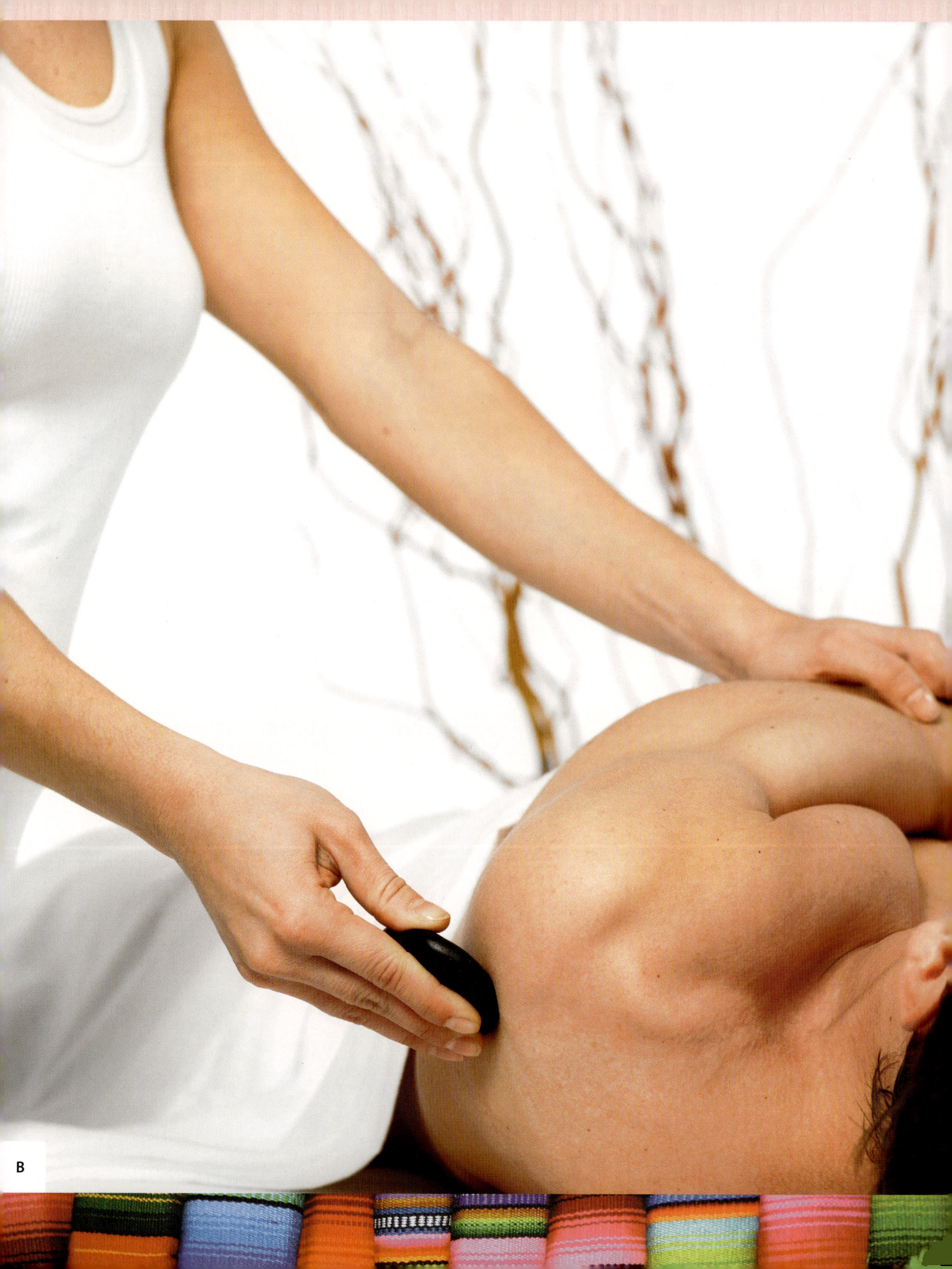

B

1. 手と腕から始める

マッサージは体の中でも温度変化に比較的寛容である手から始めます。パートナーの手のひらに置いてあった石を取り除き、まずは素手によるエフルラージュを指先から肩周りまで行って潤滑剤を伸ばします。この間に手、腕、肩のどこが凝っているかを調べてください。続いて小さなワーキングストーンを両手に1つずつ持ち、同じ部位にエフルラージュを行います。それから凝ったところに一方の石を押し当て、数呼吸の間静止してください。石の熱と重みで凝りを和らげることができます。

2. 脊柱と肩甲骨の間に石を当てる

パートナーの上腕を胸の上に乗せ、上腕を揺らす（押しては力を緩める）ことにより上背部をストレッチさせます。この動作に併行し、肩甲骨の内側縁に沿う筋肉に石を使ってフリクションを行ってください（写真B）。石の刺激でパートナーの意識がストレッチからそれると上背部の筋肉が緩みやすくなります。パートナーの上腕をベッドに戻すとき、まだ温かい石をそのまま肩甲骨と脊柱の間に残しておいてもいいでしょう。体の反対側にも同様の手順を行ってください。また、腕と手のマッサージが終わったら、パートナーの手のひらに新たな石を置いておくことも忘れないでください。

大きな石で胸をリラックスさせる

パートナーの肩がベッドから少し浮いていたら、まずワーキングストーンを使って、または素手で胸の上部（胸筋）にエフルラージュを行い、それから大きなプレースメントストーンを左右の胸筋に1つずつ置いてください。このとき石を皮膚に直接置かずにシーツの折り返した部分に入れておくと、滑り落ちにくくなるだけでなく、熱を長く保つことができます。大きな石の熱と重みで少しずつ胸が広がって肩がベッドに沈んでいき、胸の縮みに伴って起きていた上背部の不快が和らぎます。

3. 頭部のマッサージ

頭部のマッサージはスウェーデン式の手順にしたがいます。両手のひらを下に向け、両手の親指を揃えて額の中央に当て、軽く圧を加えて1呼吸の間静止してから、スプレッディング・ストロークで耳の前まで数回さすります。それから両手の四指の先を顎《あご》の下に当て、そこからゆっくりと顔の側面を数回さすり上げていきます。このストロークにはフェイスリフトの効果があります。続いて両手の四指を鼻の左右に当て、頬骨の下を耳の手前までさすっていきます。

続いて両手をパートナーの頭の下に差し入れ、甲をベッドの表面につけた状態で四指を曲げ、後頭骨下端に沿って円を描くフリクションを行います。両手を左右対称に動かすようにしてください。

顎の側面のフリクション

パートナーの顎の筋肉に緊張があるときは、足指用の石を使って顎関節のトラブルとそれに伴って起こる頭痛を予防しましょう。両手に足指用の石を1つずつ持ち、左右の下顎角《かがくかく》（「えら」の部分）に円を描くフリクションを行います。それから咬筋《こうきん》に下向きのストリッピングを数回行うと、歯ぎしりや歯の治療やストレスのせいで縮まった筋肉を伸ばすことができます。

鼻の痛みを和らげる

小さな石を使い、小鼻の両脇と、両目それぞれの中心から真っ直ぐに下りたところの頬骨の下に圧を加えると、鼻づまりや鼻の痛みを和らげることができます（写真C）。また、小鼻の脇から耳の手前までの頬骨の下を、ウォームストーンとコールドストーンのどちらかで数回さするか、両方で交互にさすることにより、これらのツボを刺激する方法もあります。また、ホットストーンかコールドストーンを使ってこめかみに円を描くフリクションを行うと頭痛を和らげることができます。

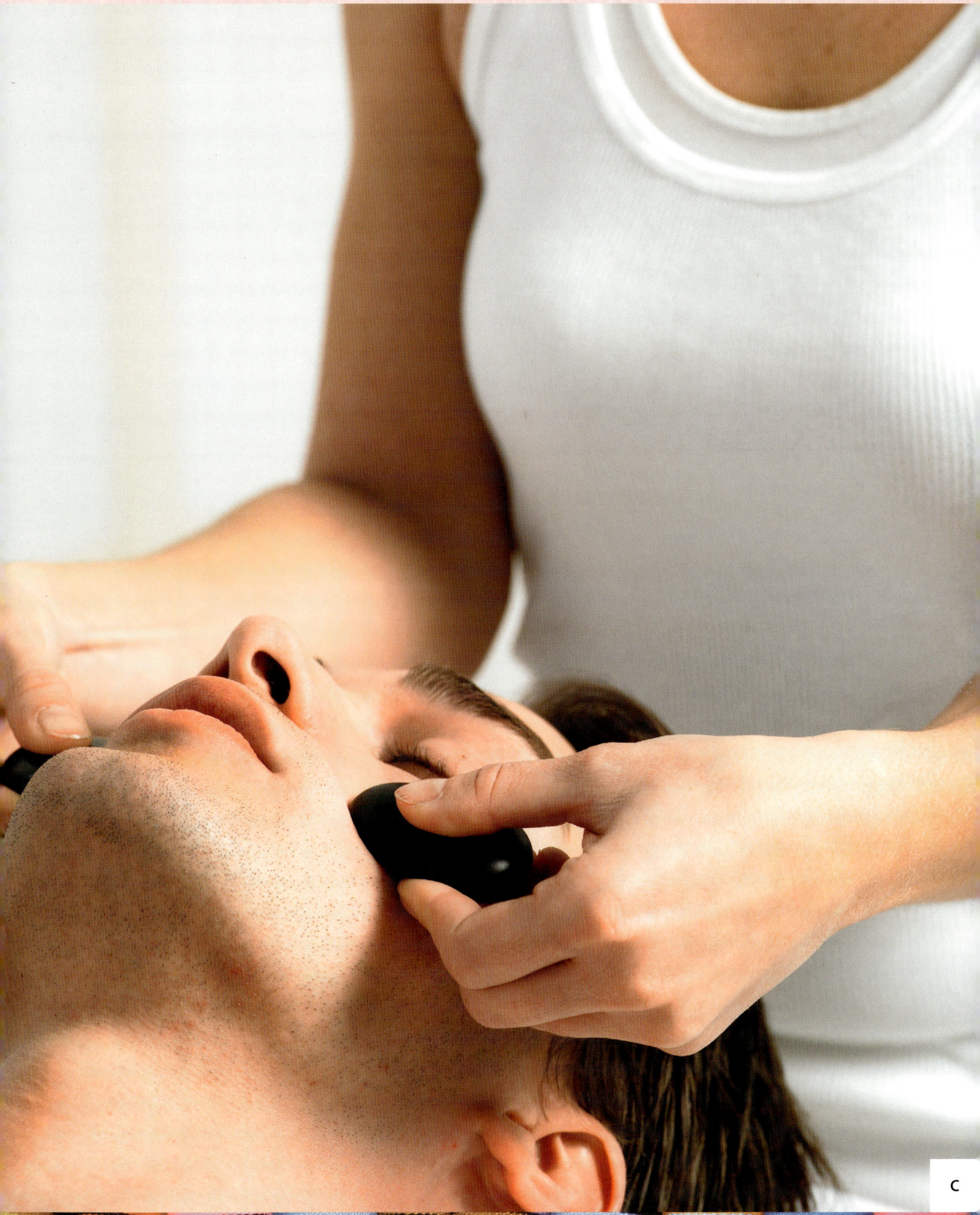

C

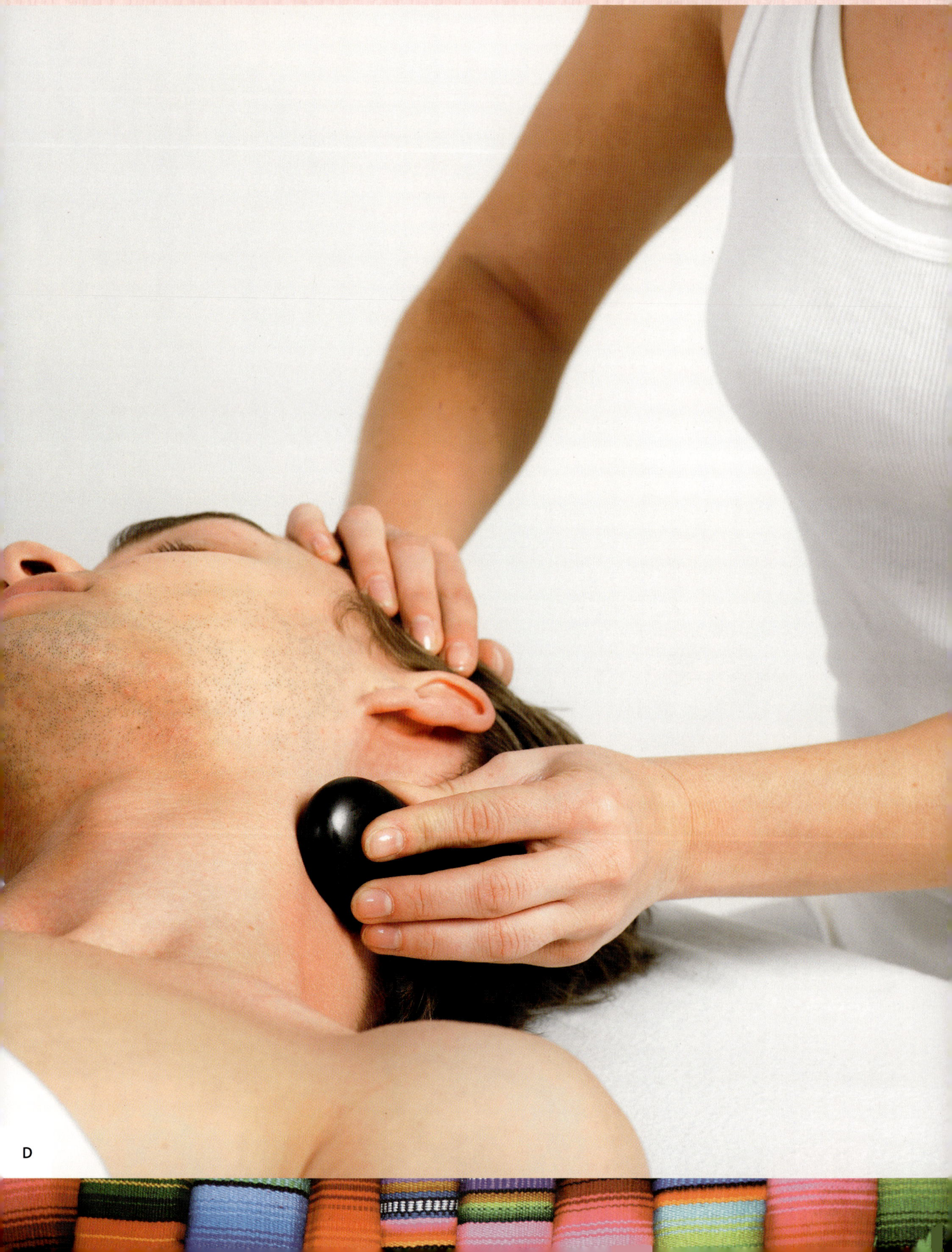
D

4. 首の緊張をほぐす

石を使う前に四指を使い、スウェーデン式マッサージの首の手順にしたがって後頭骨下端沿いや脊柱の両側に円を描くフリクションを行い、首の凝り具合を調べておきましょう。それから小さなワーキングストーンを2つ使ってまず後頭部にスプレッディング・ストロークを3-5回行い、続いて首の後ろの脊柱沿いをエフルラージュで行ったり来たりします。脊柱を直接こすらないよう気をつけて行ってください。

それからパートナーの顔を横に向け、片手にホットストーンを持ち、耳の下から下に向かってさすり、肩先の手前で折り返してきます。この長めのストロークを数回繰り返してください(写真D)。続いて石を温かいものに替えてから、同じ動作を首の反対の側面にも行います。顔を正面に戻したら、両手に石を1つずつ持ち、それぞれを左右の肩と首の境界に当て、自分の体を前に傾けてパートナーの足の方向に強く押しつけます。このコンプレッションを最低でも3呼吸の間続けてください。

ホットストーンの世界史

ホットストーンの治療効果は古代から知られていました。ネイティブアメリカンは紀元前1500年頃、「スウェットロッジ」と呼ばれる浄化と瞑想の儀式や出産の介助に熱い石を利用していました。古代ヨーロッパでは、熱い石や煉瓦を布に包んで負傷部位に当てて治療や痛み緩和の手段としていました。5,000年前のマヤでも、熱い石を用いた癒しの儀式が行われていたと考えられています。アジアの文化では、鍼治療が始まるずっと前から、経絡を刺激して内臓機能を改善するために尖った熱い石が利用されていました。アフリカやエジプトやインドでも、石が癒しのために使われていました。古代ローマの浴場でも、癒しを促すために温水浴と冷水浴が行われ、その一環として熱い石が利用されていました。

ホットストーンの魔法

ホットストーンにはエネルギー特性と磁気特性があります。また、心を落ち着かせて瞑想に導く特性もあります。ホットストーンはマッサージを受ける人にとってだけでなく施す人にとっても気持ちのいいものです。また、ホットストーンを使えば特別な努力なしに体の深部に効果をもたらすことができます。

5. 胸のマッサージ

頭、首、肩のマッサージを終えたときには胸に置いてあったプレースメントストーンはすでに熱と重みを伝える仕事を終えているでしょう。この石を取り除き、両手に中サイズのワーキングストーンを1つずつ持ち、まず胸の上部を中央から外側に向かって(写真E)、次に肩関節の周りに、続いて首の後ろを下から上に向かってエフルラージュを行ってください。これを数回繰り返してもまだ胸筋に緊張が残っているようなら、再びプレースメントストーンを胸筋の左右に置きます。それから一方の石に前腕を乗せ、少し体重をかけて数呼吸の間静止すると、重みによる効果を高めることができます。ただし体重をかけすぎてパートナーの腕や手を痺れさせないようにしてください。

6. 下半身に移る

パートナーの下半身の側方に移動し、足指の間や膝裏に入れてあった石をすべて取り除いてから、まず脚と足に潤滑剤を伸ばします。それから中サイズのワーキングストーンを使い、脚全体にエフルラージュを行ってから、太腿に円を描くストローク、太腿の前面から後面に向かうスプレッディング・ストローク、脛《すね》からふくらはぎに向かうスプレッディング・ストロークを行います。続いて小さなワーキングストーンを使い、膝周りに強めに筋繊維に垂直のフリクションと円を描くフリクションを行います。膝頭のすぐ下を石の縁でしっかりとこすることで大腿四頭筋を骨につなぐ腱に働きかけることができます。それからパートナーの自分に近い側の脚の膝を立ててかかとを臀部に近づけ、その脚を反対の脚のほうに軽く倒し、さらに反対の脚に近づけるように押しては力を緩めながら、太腿の外側をマッサージします。石を使って太腿の外側全体にエフルラージュを行ったり凝ったところにコンプレッションを行ったりしてください。こうしてマッサージをしている間に脚が少しずつ反対の脚に近づいていくでしょう。この動作には骨盤後部を広げ、腰を楽にする効果があります。

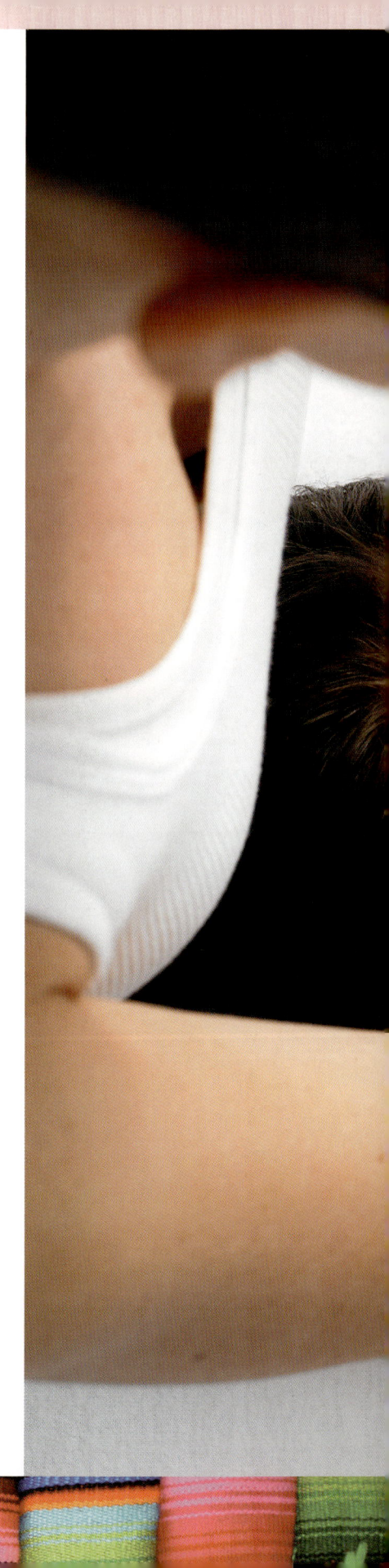

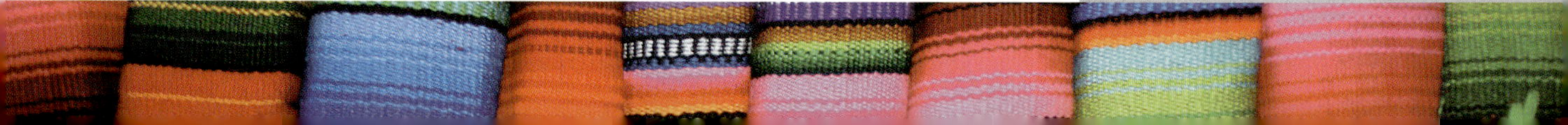

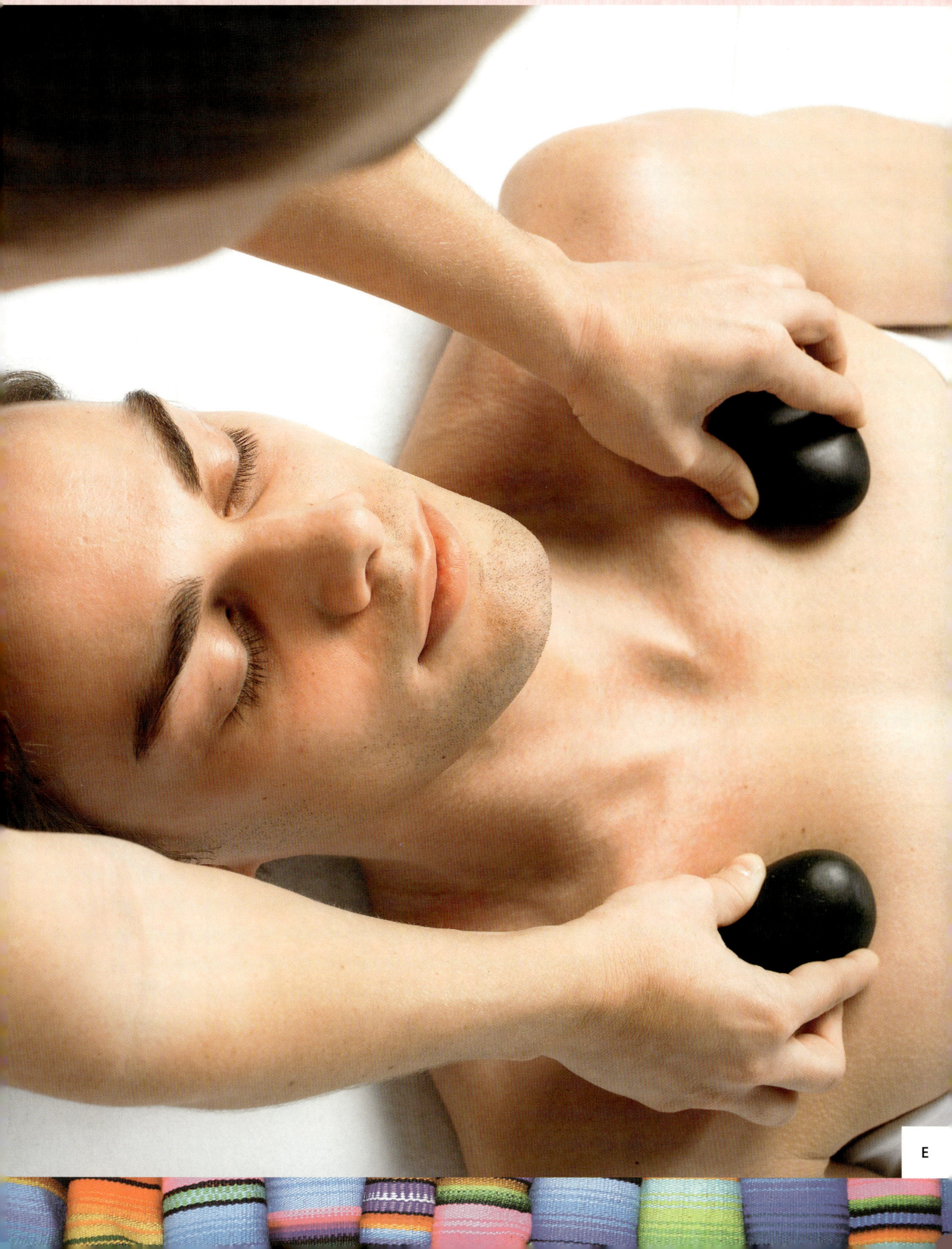

ハムストリングのマッサージ

一方の手でパートナーの脚を持ち上げて腰や臀部をストレッチさせた状態で、もう一方の手で石を持ってハムストリングをマッサージします。パートナーの体の軟らかさや自分の体の大きさによっては、パートナーの脚を自分の肩に乗せてしまうといいでしょう（写真F）。この状態で、まずエフルラージュを行って潤滑剤を伸ばしながらハムストリングを温めます。それから中サイズのワーキングストーンを（両手を使える場合は両手に１つずつ）持ち、パートナーの膝をできるだけ胸に近づけた状態で、ハムストリングをさすったり押したりしてください。この動作によりハムストリングをほぐすだけでなく腰を伸ばすことができます。

パートナーの脚をベッドに下ろすときは、曲げた膝を外側に向け、足を反対の膝の近くに置きます。膝がベッドの表面から浮いてしまうようであれば、下に枕か自分の膝を入れてください。この状態で、まずは両手のひらで、続いて中サイズのワーキングストーンを使って膝の内側から鼠径部までにエフルラージュを行います。それからそのまま同じワーキングストーンを使って膝の内側の周りに円を描くフリクションを行ってください。これらの動作には股関節をストレッチして可動域を広げる効果もあります。終わったら反対の脚にも同様の手順を行ってください。

7. 石を取り除き、伏臥位の手順に移る

体に置いてある石をすべて取り除きます。シーツの下や体の下に置いた石も忘れないようにしてください。体の下から石を取り除く方法は３つあります。１つはパートナーに上体を起こしてもらう方法、もう１つはパートナーの側方から上体に手を伸ばして自分のほうを向かせ、石を自分から遠い側へ押しやってから上体を元に戻す方法、さらにもう１つはパートナーにまず体を回して自分に背を向けてもらい、石を取り除いてから、引き続き同じ方向に体を回して伏臥位になってもらう方法です。

コールドストーンマッサージの効果

- 筋挫傷や捻挫による炎症を鎮める。
- 神経系を刺激する。
- 痛みの感覚を麻痺させて鎮痛効果をもたらす。
- 筋肉の正常な緊張を促す。

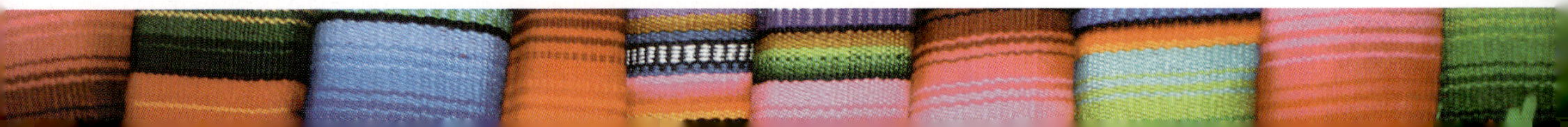

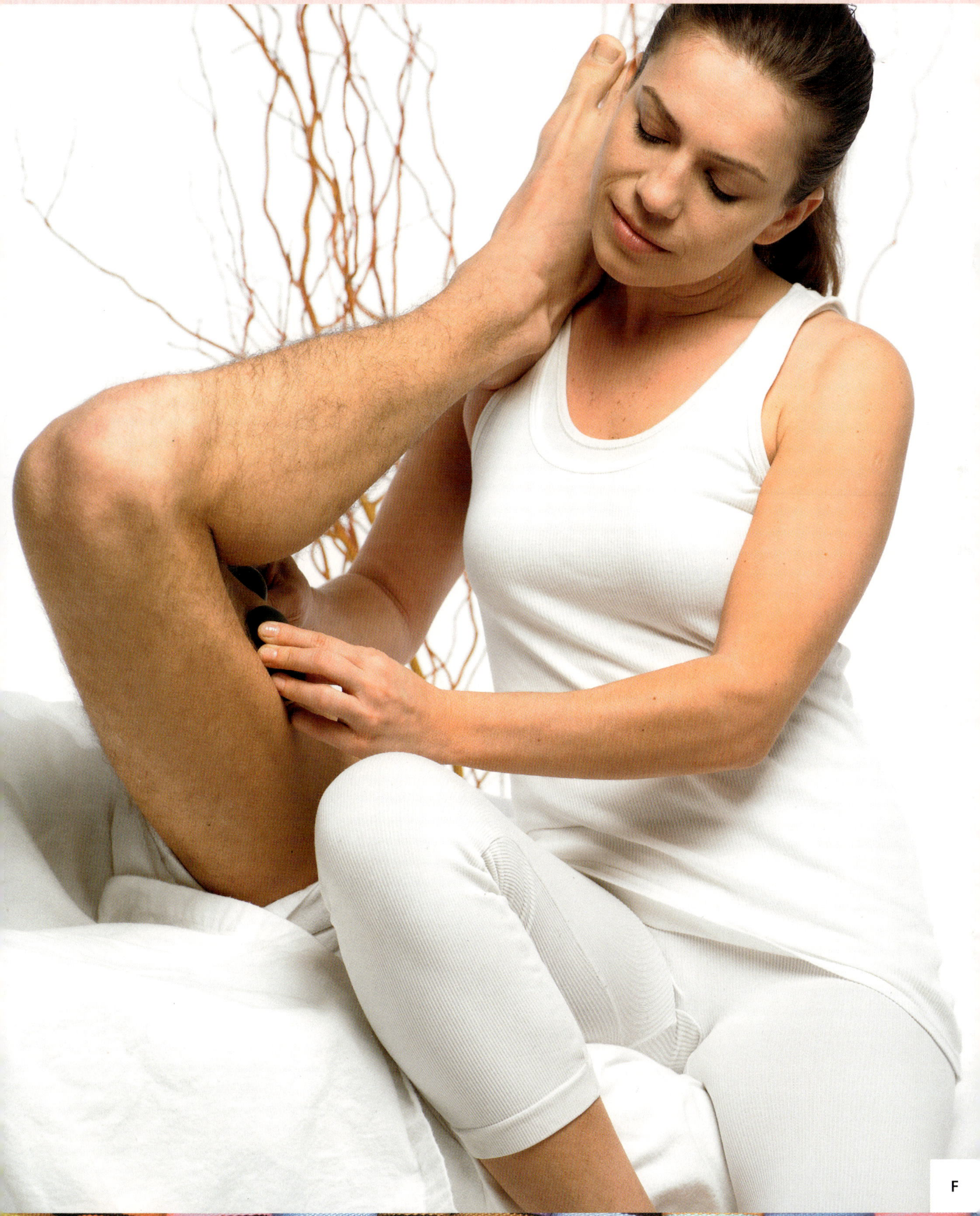

伏臥位の手順：
熱を浸透させる

背中に大きな石を置くと、重みと浸透していく熱がいつも働き通しの姿勢筋の緊張を溶かします。背中に置いた石は押さえておく必要がありません。ホットストーンを使って日々の酷使により慢性的に縮んでいる太腿や臀部や背中の筋肉を不快から解放しましょう。

1. 背中に石を置く

パートナーに伏臥位になってもらったら、1番大きな石を仙骨の上に置き、その次に大きな石を肩甲骨より下の部分の脊柱の両側に3つずつ、両手のひらに1つずつ置きます（写真A）。それから一方の脚を覆っていたシーツを取り、つま先から臀部まで潤滑剤を伸ばしてから、中サイズの石を使い、脚の後ろ側全体をさすります。足裏は一方の手で足の甲を下から支えた状態で強めにさすってください。

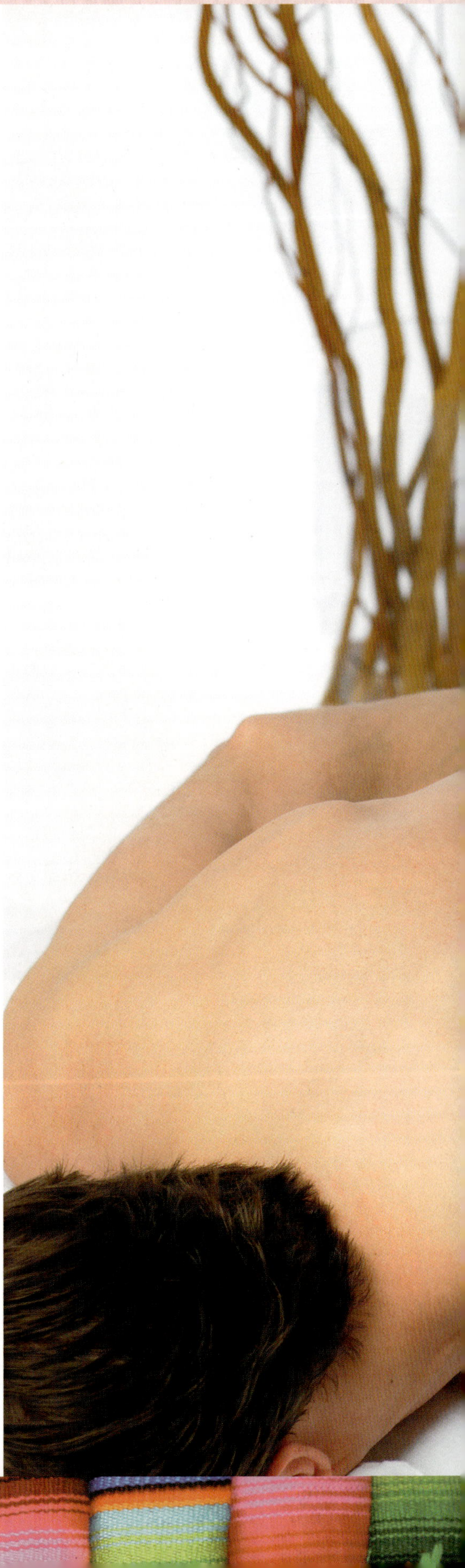

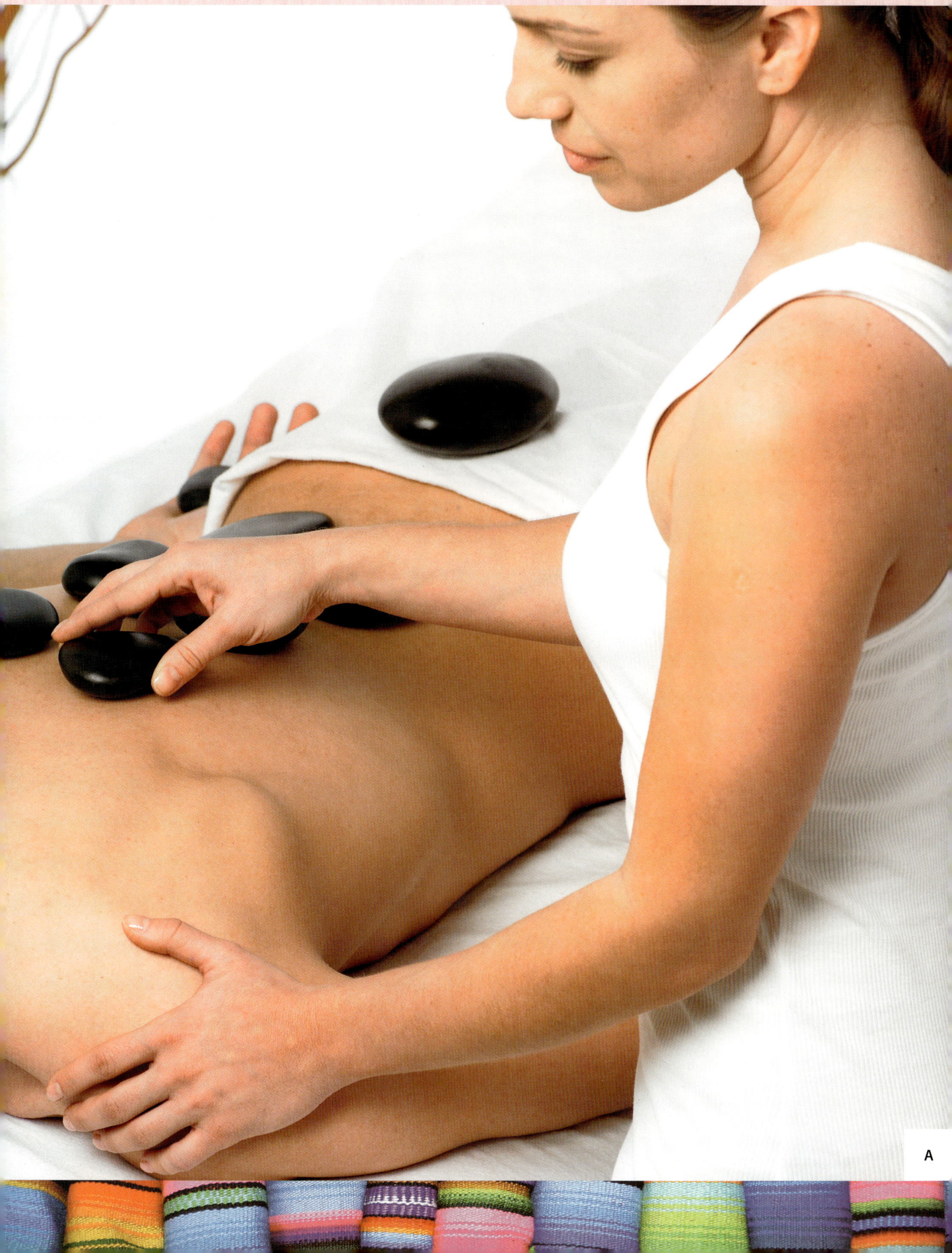

A

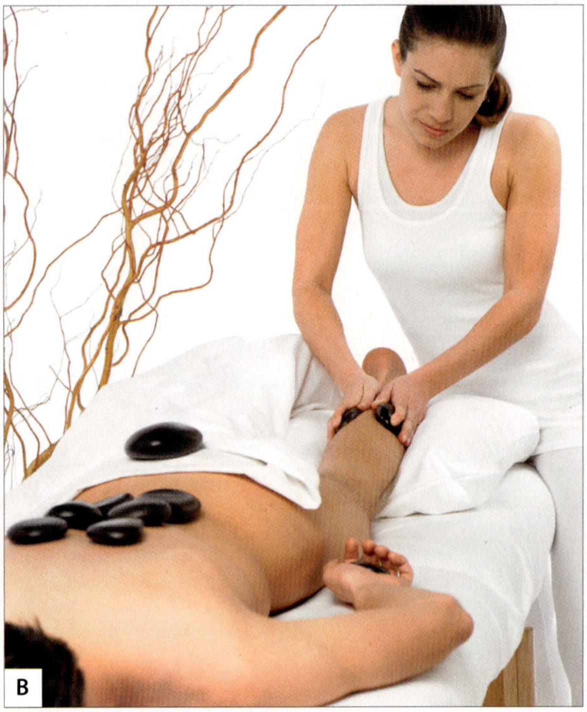

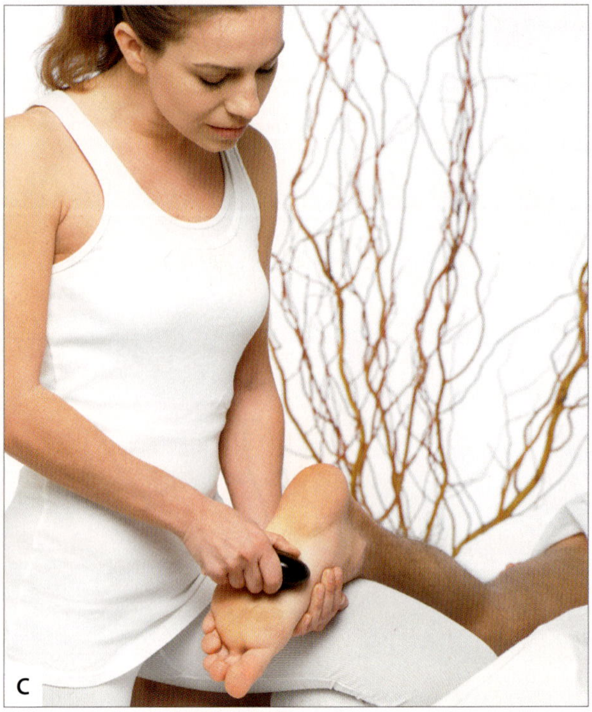

2. 太腿、ふくらはぎ、臀部のマッサージ

太腿とふくらはぎの表面に軽くスプレッディング・ストロークを数回行ってから、太腿とふくらはぎにまたがる8の字のエフルラージュを行います（写真B）。臀部のマッサージは太腿のマッサージの続きで行っても背中のマッサージの続きで行ってもかまいません。脚のマッサージが終わったら、足裏にホットストーンを置いておくと、熱い砂浜を歩いているようでとても気持ちのいいものです。ただし足裏は石が滑り落ちやすいので、落ちにくい形の石を選んで使うか足の周りにシーツでひだをつくって石を安定させるようにしましょう。

3. 足裏をほぐす

パートナーの足を一方の手で下から支え、もう一方の手で小さな石を持ち、足裏上部のふくらみとかかとの間に平らに当てて適度な圧を加えます。続いて同じ石を立てて持ち、石の縁を使って同じ部分を強めにこすってください（写真C）。

4. 背中の筋肉を伸ばす

背中に置いた石を取り除く前に、各石をそれより小さな石で叩くと石のエネルギーを放出させることができ、叩かれた石の下に心地よい振動をもたらすこともできます。石を取り除いた

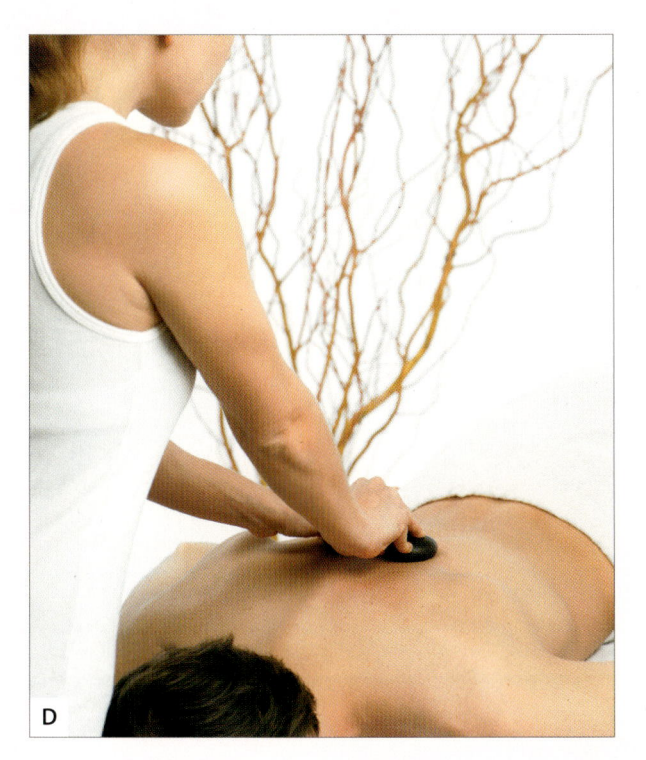

D

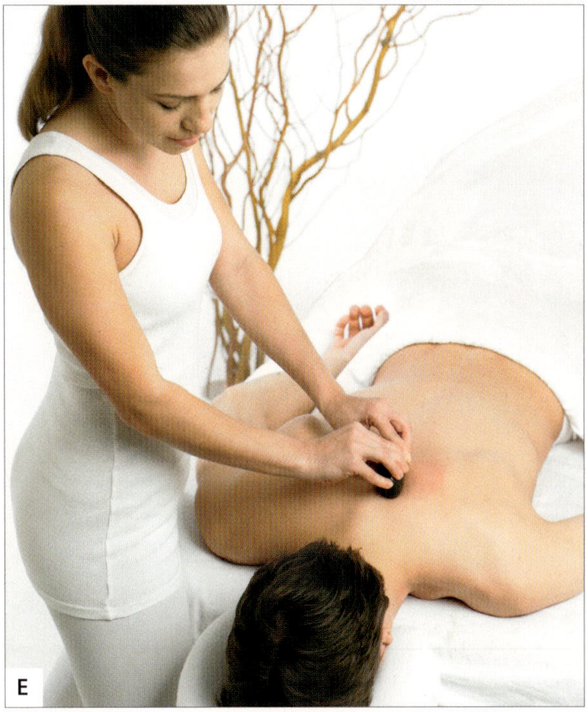

E

ら、ベッドの頭側に移動して背中全体に潤滑剤を伸ばしてから、中サイズのワーキングストーンを使い、長く流れるような優しいエフルラージュを数回繰り返します。まず肩から腰に向かってさすり、腰から手前にさすり戻してから肩周りをさすり、首の側面をさすり上げてください（写真D）。それからパートナーの側方に移動し、脊柱から体の向こう側の側面に向かってプッシング・ストロークを行います。スタート位置をウエストラインから上背部側に少しずつずらしながら繰り返してください（p.72の写真F）。ワーキングストーンを両手に1つずつ持って行っても、大きなプレースメントストーン1つを両手で持って行ってもかまいません。

5. 上背部を広げる

プッシング・ストロークを繰り返して肩甲骨の高さまで来たら、脊柱から動かしてきた石を肩甲骨の内側縁で止めます（この方向から肩甲骨の縁を超えていくのは気持ちがよくないからです）。脊柱と肩甲骨の間が狭ければ、石を立ててヘラのように使ってください。肩甲骨の内側縁で止めたら、圧を弱めて方向を変え、少し上（肩の方向）に向かって終わりにします（写真E）。このあと小さな石を使って肩甲骨の縁沿いや臀部にフリクションを行ってもいいでしょう。

6. 反対側にも同様に

反対の脚を覆っていたシーツを取り、体の反対側にも同様の手順を行ってください。

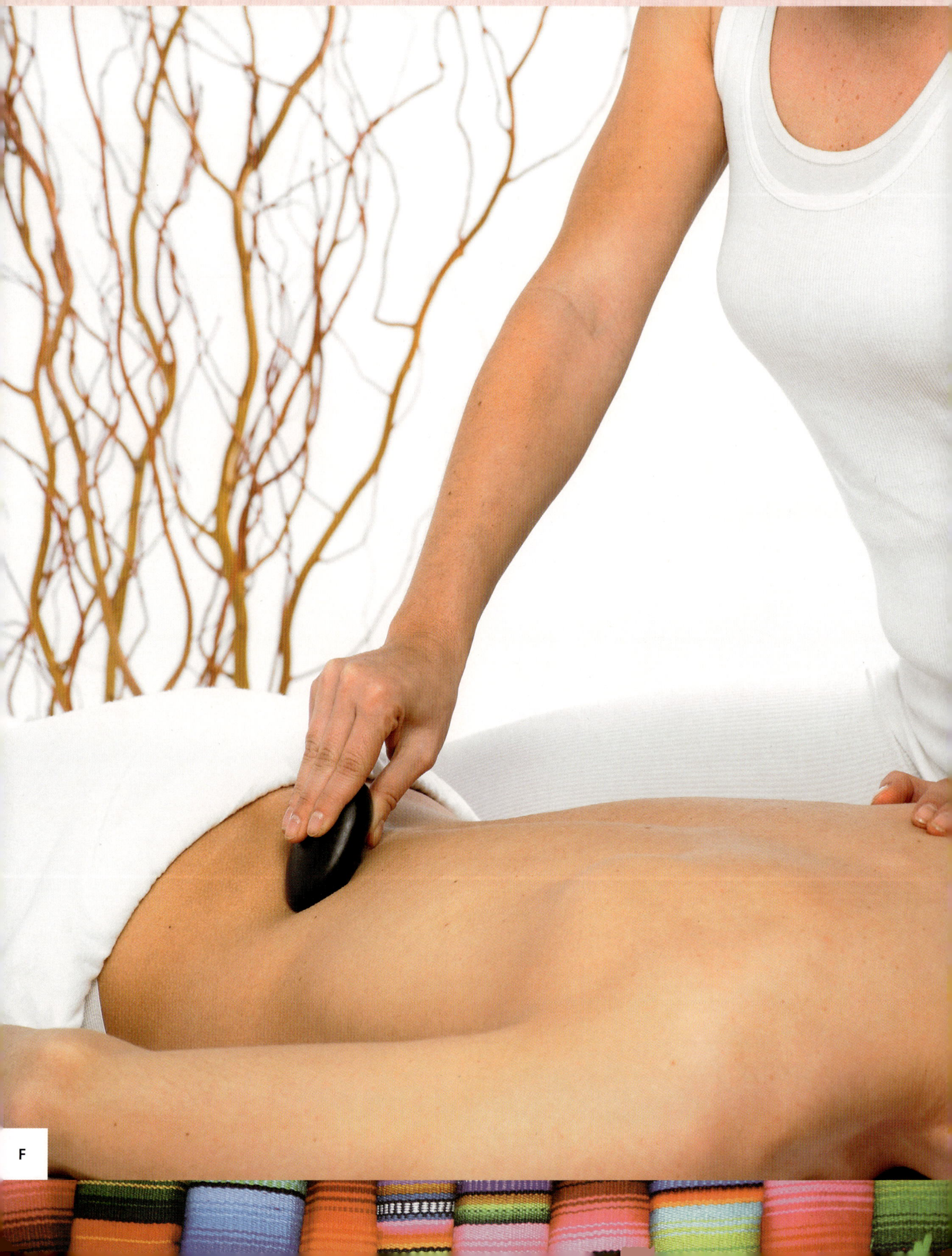

F

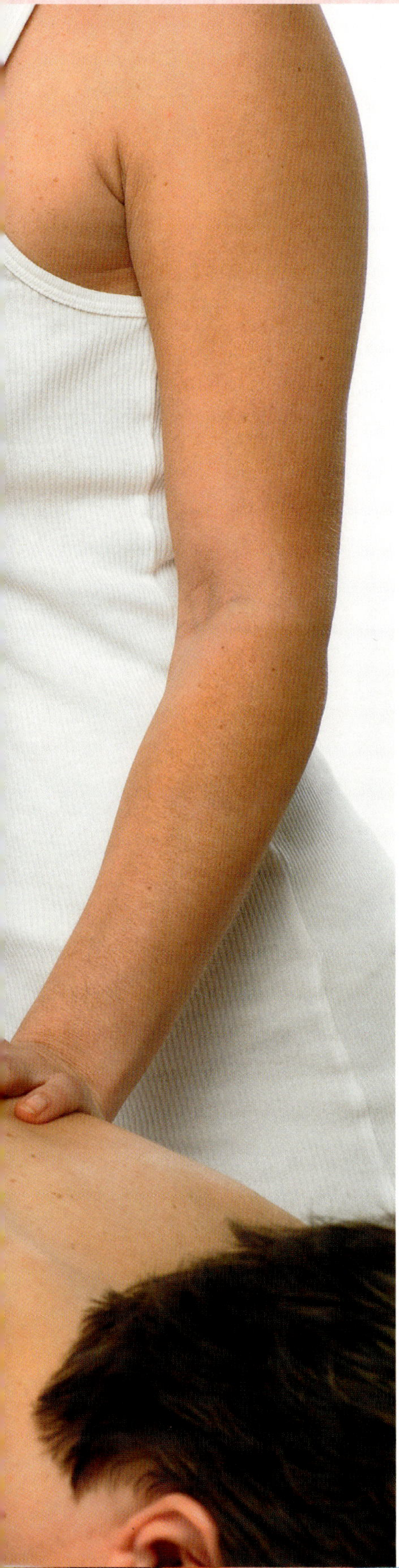

7. エフルラージュと
コンタクト・ホールドで締めくくる

ベッドの頭側に戻り、両手に1つずつ石を持って手前から遠くへ向かってさすっていき、腰に達したら、腰を2-3呼吸の間押し続けて脊柱を伸ばします。それから手前に戻りながら両手の石を素早く動かして、脊柱を除く背中全体に縦方向のフリクションを行ってください。続いて背中全体をつなぐための石を使わないエフルラージュを1-2回行ってから、締めくくりのコンタクト・ホールドとして、両手を背中に軽く当て、3-5呼吸の間静止します。

使用後の石の手入れ

ホットストーンマッサージを終えたら鍋から石を取り出してください。石は磁気特性のもとになる鉄を含んでいるので、長い間水に入れたままにしていると表面が錆《さ》びてなめらかさを失ったりハンカチやタオルを汚したりすることがあります。使用後は石も鍋も洗ってタオルでよく拭き、鍋に清潔なタオルを敷いてから石を戻し、次に使うときまで埃が入らないよう蓋を閉めておきましょう。電源プラグの抜き忘れにも注意してください。

注意！
めまいが起こることも

ホットストーンマッサージを受けたあとで立ち上がるとき、普段から血圧が低い人はとくに、めまいがしてふらつくことがあります。ですからパートナーには気をつけてゆっくりと起き上がるようにしてもらい、起き上がるまでは必要に応じて手を貸せるようにそばについていてあげましょう。また、大きめのグラスに1杯の水を飲んでもらい、頭がはっきりするまで座っていてもらいましょう。仕事や激しい活動の前にホットストーンマッサージの予定を入れるのはお勧めできません。パートナーが施術後ゆっくり休む時間があることを事前に確認しておきましょう。

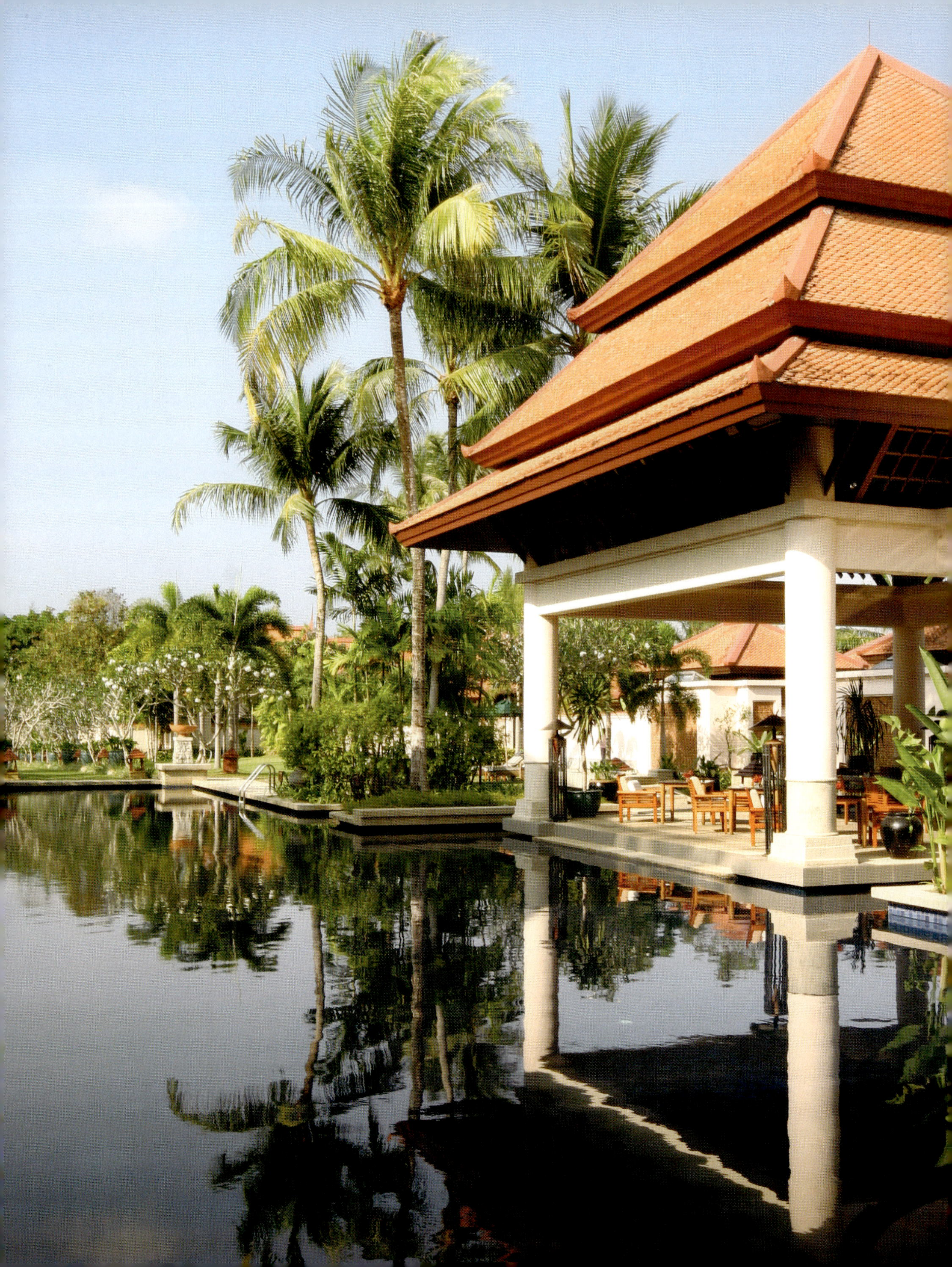

第3章

心・体・魂をつなぐ タイ式 ヨーガマッサージ

タイ式ヨーガマッサージでは、施術者が受術者の体を動かしてさまざまなヨーガのポーズにすることにより、「センライン」（体内のエネルギーの経路）を刺激します。また、手のひらや親指で押す動作を通してセンラインを刺激する方法も用います。

現代人はよくパソコンの前に座ったり車の運転をしたりして長い時間を過ごしています。タイ式ヨーガマッサージには、そうした動かない習慣のせいで生じた体の緊張を和らげる効果があります。また、血液やリンパの流れを促して細胞を活性化し、皮膚や内臓の状態、消化や排泄や呼吸などの機能を改善する効果もあります。

タイ式ヨーガマッサージの動作

閉じた膝をつく姿勢

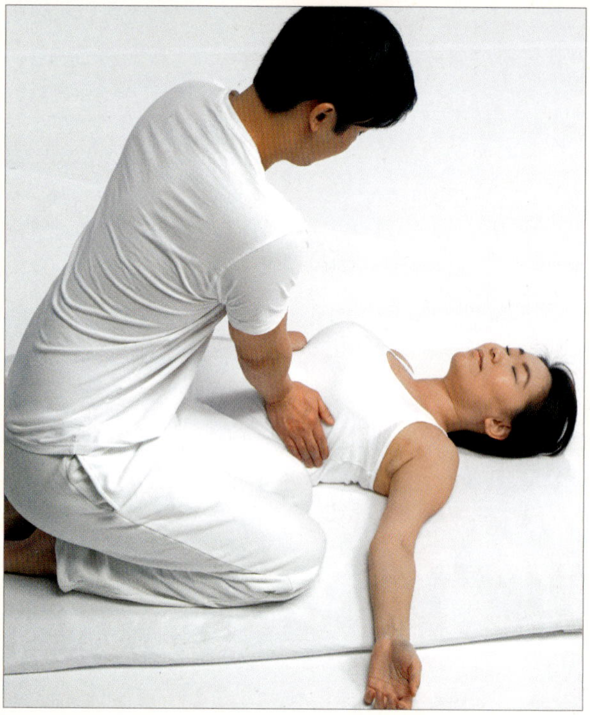

開いた膝をつく姿勢

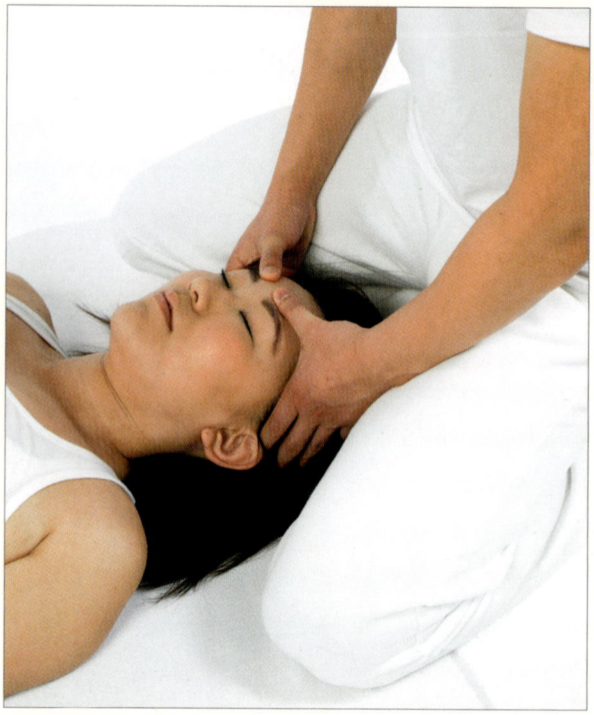

タイ式マッサージは呼吸が鍵です。呼吸はパートナーとつながるための橋です。タイ式マッサージでは自分の呼吸と動きがパートナーの呼吸と合っていなければなりません。背中を手のひらで押す動作には呼気を促す効果があるので、押すタイミングはパートナーの呼吸に合わせるようにしてください。

施術者の姿勢には、腰を落として閉じた膝または開いた膝を床につく**閉じた膝をつく姿勢**と**開いた膝をつく姿勢**、片足を踏み出して反対の膝をつく**膝をつく戦士の姿勢**、片足を踏み出して反対の脚を後ろに伸ばす**立つ戦士の姿勢**などがあります。

膝をつく戦士の姿勢(正面から)

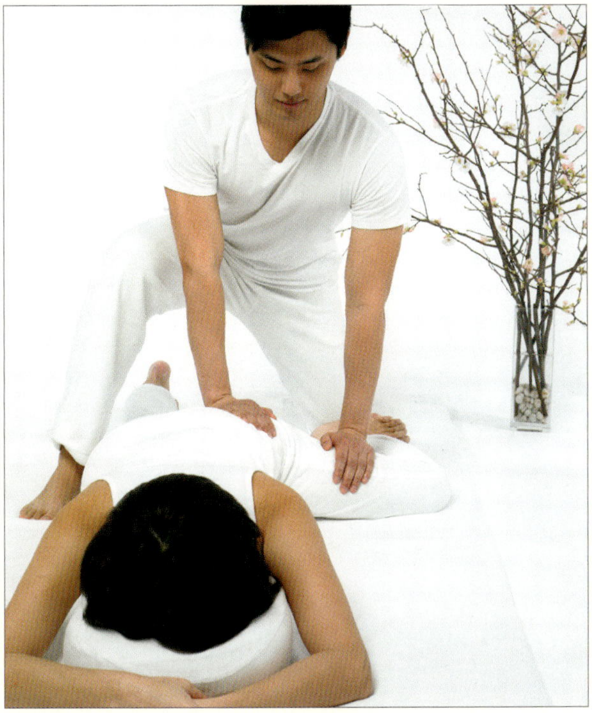

開いた膝をつく姿勢(枕使用)

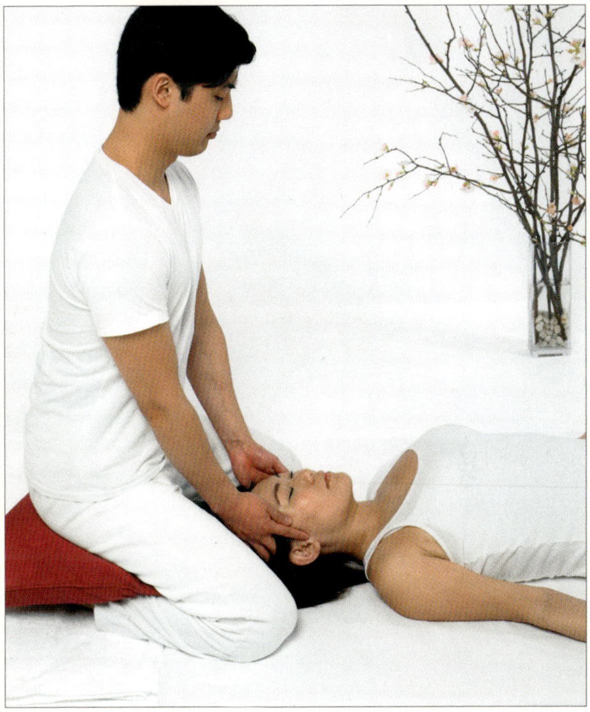

膝をつく姿勢は脚が柔軟でないと難しいかもしれません。難しい場合は太腿とふくらはぎの間に枕を挟んでください(上の写真を参照)。

タイ式マッサージを行うには体力と機敏性がある程度必要です。呼吸法や関節の柔軟性、動きのなめらかさや優雅さは練習を重ねることで身についてくるでしょう。タイ式マッサージには施術者にとっても可動域が広がる、体のバランスがよくなる、柔軟性が増すなど受術者にとってと同様の多くの効果があります。それはタイ式マッサージの動作が太極拳やヨーガや気功に由来しているからです。

強くでなく深く

前に揺らす

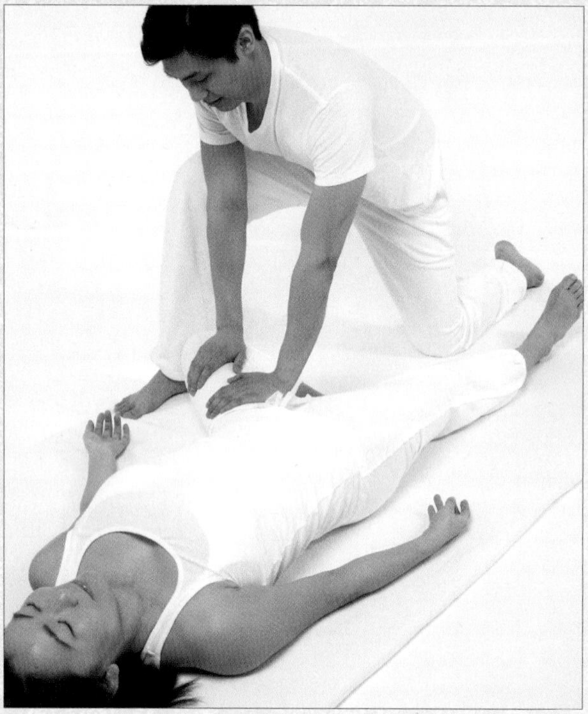

横に揺らす

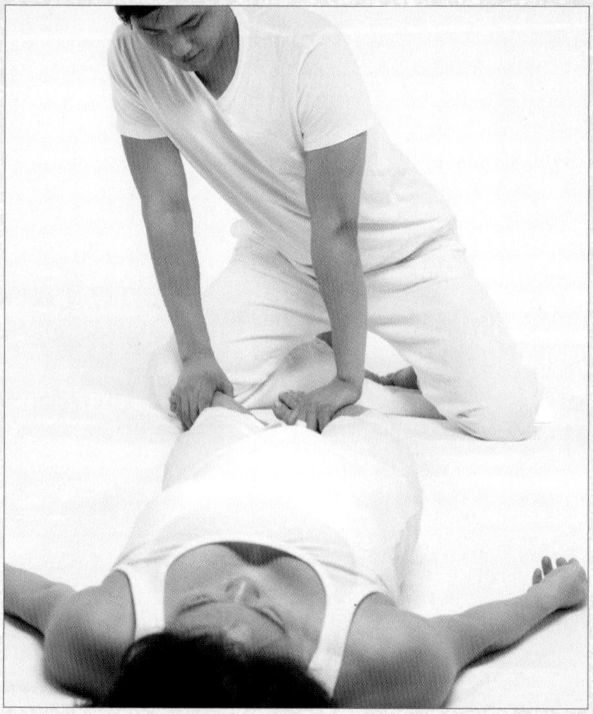

　深さと圧の強さは違います。ストレッチやエネルギー操作を用いるテクニックの多くは、強い圧を加えなくともきわめて深い治療効果をもたらします。受術者にとっても施術者にとっても、力でなく技術を用いたマッサージが望ましいのです。

　タイ式ヨーガマッサージの場合、深い効果（体の深部への効果）は、筋肉を少しずつ慎重にストレッチさせることにより、また、体のエネルギー構造を構成するセンラインを刺激することによりもたらすことができます。押す動作の効果も加えた圧の強さで決まるのでなく、加えた圧が１呼吸ごとにゆっくりと体に沈んでいくかどうかで決まります。組織に急速に押し入る圧は筋肉に警戒されて押し返されるので、ゆっくりと沈む圧のほうがはるかに深い効果があるのです。

手のひらで押す

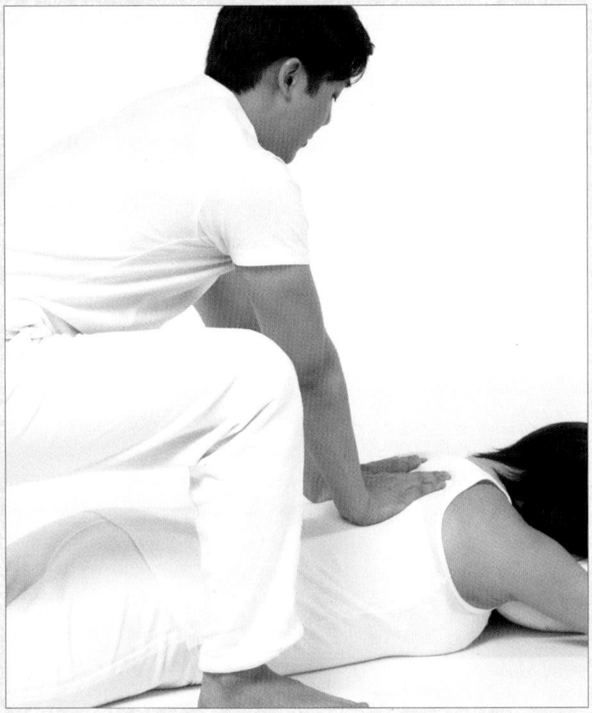

親指で押す

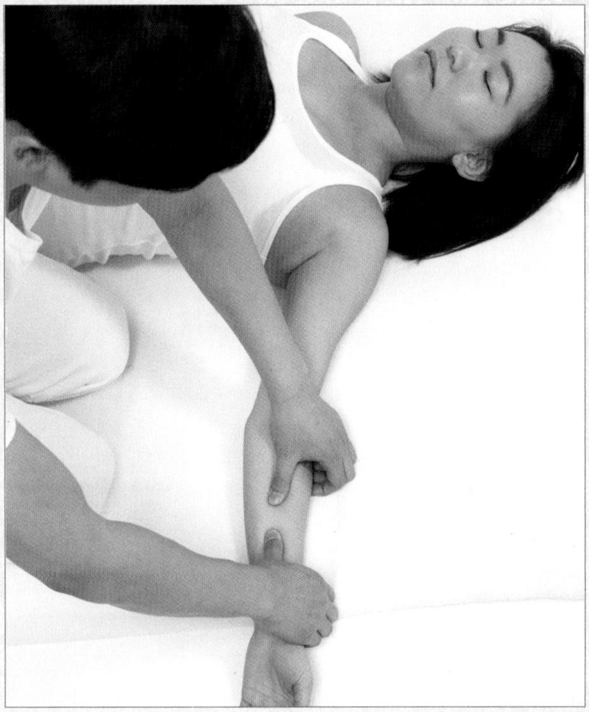

タイ式ヨーガマッサージのリズミカルでダンスのような特徴のもとになっているのは以下の基本動作です。

前に揺らす　自分の体を前に傾けて手のひらから圧を伝え、ロッキングチェアのような動きをつくる。

横に揺らす　手のひらをパートナーの体の側面に当てて圧を加え、横方向の揺れをつくる。

手のひらで押す　手のひらの力を抜いて手首を無理のない角度にし、体重を少しずつ手のひらに乗せていく。

親指で押す　親指の関節を無理のない角度にし、体重をゆっくりと親指の腹に乗せていく。

マットと心の準備

施術者も受術者も動きやすく体を締めつけない衣服を身につけてください。素材は綿が一番です。つるつるした生地は滑りやすくて腕や脚を押さえにくいので避けてください。タイ式マッサージは伝統的に素足で行われていましたが、滑り止めのゴムのついたヨーガ用ソックスであれば履いて行ってもかまいません。受術者もソックスを履いても素足でもどちらでもかまいません。リラックスすると体温が下がってくるので毛布も用意しておきましょう。硬いマットと２つ以上の枕（または枕を１つとクッションを１つ以上）も必要です。フェイスクレイドル（伏臥位のときに顔を置く枕）もあると便利ですが、タオルを巻いて代用してもいいでしょう。よりよい雰囲気づくりのために音楽をかけてもかまいませんが、静寂の中で瞑想的に行うのも悪くありません。時間と空間とパートナーを尊重し、配慮の行き届いた準備を心がけてください。

精神を研ぎ澄ませる

タイ式マッサージを施す前に、集中力を高め、心を穏やかにしておきましょう。静かで落ち着いた環境をつくり、雑念を頭から追い出してください。呼吸に合わせたストレッチや運動を行って体の準備を整えておくだけでなく、座って、または歩きながら瞑想を行うことにより心を研ぎ澄ませておきましょう。瞑想を行うことにより「気」や「プラーナ」と呼ばれる生命エネルギーを目覚めさせることができ、受術者とエネルギーを調和させやすくなります。心を開き、受術者とともに神聖な癒しのときを過ごすという明確な意図を持ちましょう。

タイ式マッサージの効果は瞑想などの心身の修行の効果と本質的に同じです。高度な集中と調整した呼吸が施術者と受術者の心を研ぎ澄ませて鎮めます。タイ式マッサージの意識的な動きはリズミカルで連続的でなめらかな、自然治癒を促すダンスです。タイ式マッサージでは、施術者と受術者が呼吸、リズムカルな動き、「メッタ」（「愛に満ちた思いやり」の意）を通して一体となるのです。

関節を柔軟にし、動作は３回ずつ繰り返す

パートナーの体を揺らすときは、腕を伸ばし手首を楽にして自分の体の揺れを伝えるようにしてください。腕や手や肩の力に頼ると反復性ストレス障害を起こしやすくなります。また、圧はゆっくりと浸透させてください。急激な動きは痛みや不快のもとになります。手や腕の形や動作はシンプルにして、手首は大きく曲げたりそり返したりせず自然な角度に保ってください。

各動作は３回くらいずつ繰り返します。ただしセンライン上に手のひらで押す動作と親指で押す動作の両方を行うときは、それぞれを３回ずつ続けて行うのではなく、２つの動作を交互に行ってください。しかしパートナーの体にとくに凝った部分や不快な部分がある場合は回数にこだわらず、組織が軟らかくなったと感じるまで動作を繰り返してください。

オリジナルの手順をつくる

この章で解説する手順をすべて実践するには最低90分はかかります。そこで時間を短縮するために、ここに載せた3つの座位の手順、3つの仰臥位の手順、1つの側臥《そくが》位の手順の中からいくつかだけを選んで行ってもかまいません。1つの手順から次の手順へは流れるように移行できるように組み立ててありますが、選んだ手順だけを行う場合は手順と手順の間に小休止を入れ、それまでの動作の効果をパートナーに味わってもらう時間にするといいでしょう。また、うまくいかないポーズや動作がある場合はうまくいくように自分なりの修正を加えてもかまいません。タイ式マッサージの動作に膨大なバリエーションがあるのは、おそらく長い歴史の中で大勢の人がそうした修正を加えてきたからでしょう。

座位の手順1：
首と肩の筋肉を伸ばす

座位では施術者が比較的楽な姿勢でパートナーの肩に体重をかけることができます。重力を利用して効果的に背中、首、肩を伸ばしましょう。

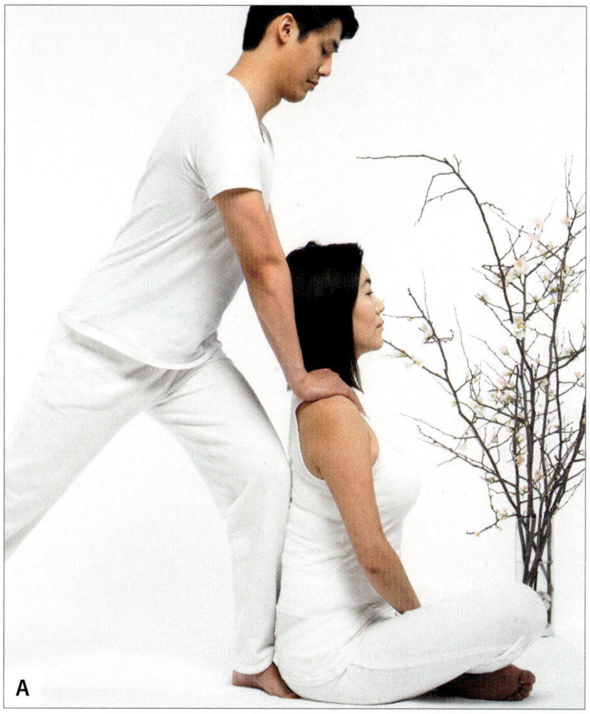

A

1. 深呼吸で心身を落ち着かせる

まずパートナーにあぐらをかくか脚を前に投げ出してもらいます。どちらでも背筋《せすじ》を伸ばしやすくリラックスしやすいほうを選んでもらってください。それからパートナーの後ろに立ち、両手を自分の胸の前で合わせ、数回深呼吸をして心と体を落ち着かせます。この深呼吸がパートナーの深呼吸を促します。

2. 手のひらで肩を押す

両手をパートナーの左右の肩に当て、一方の脚を前に出してパートナーの背中を支え、足の外側を尾骨の下に入れます（写真A）。こうして内股になると、脛だけでなくふくらはぎの筋肉も使うことになるはずです。パートナーには背筋《せすじ》を傾けたり丸めたりせず床と垂直に伸ばしてもらってください。自分のもう一方の脚は後ろへ引きます。後ろへ大きく引けば引くほど、体重が後ろの脚にもかかり、姿勢が安定します。

この状態で、パートナーの肩の筋肉にゆっくりと体重をかけています。息を吐きながら体重をかけ、息を吸いながら圧を緩めるようにしてください。手の向きを四指が前を向くように、続いて外を向くようにと交互に替えながら、少しずつ圧を強めていきます。手の位置は首と肩との境界付近に保ってください。この動作を肩がリラックスして軟らかくなったと感じるまで繰り返します。

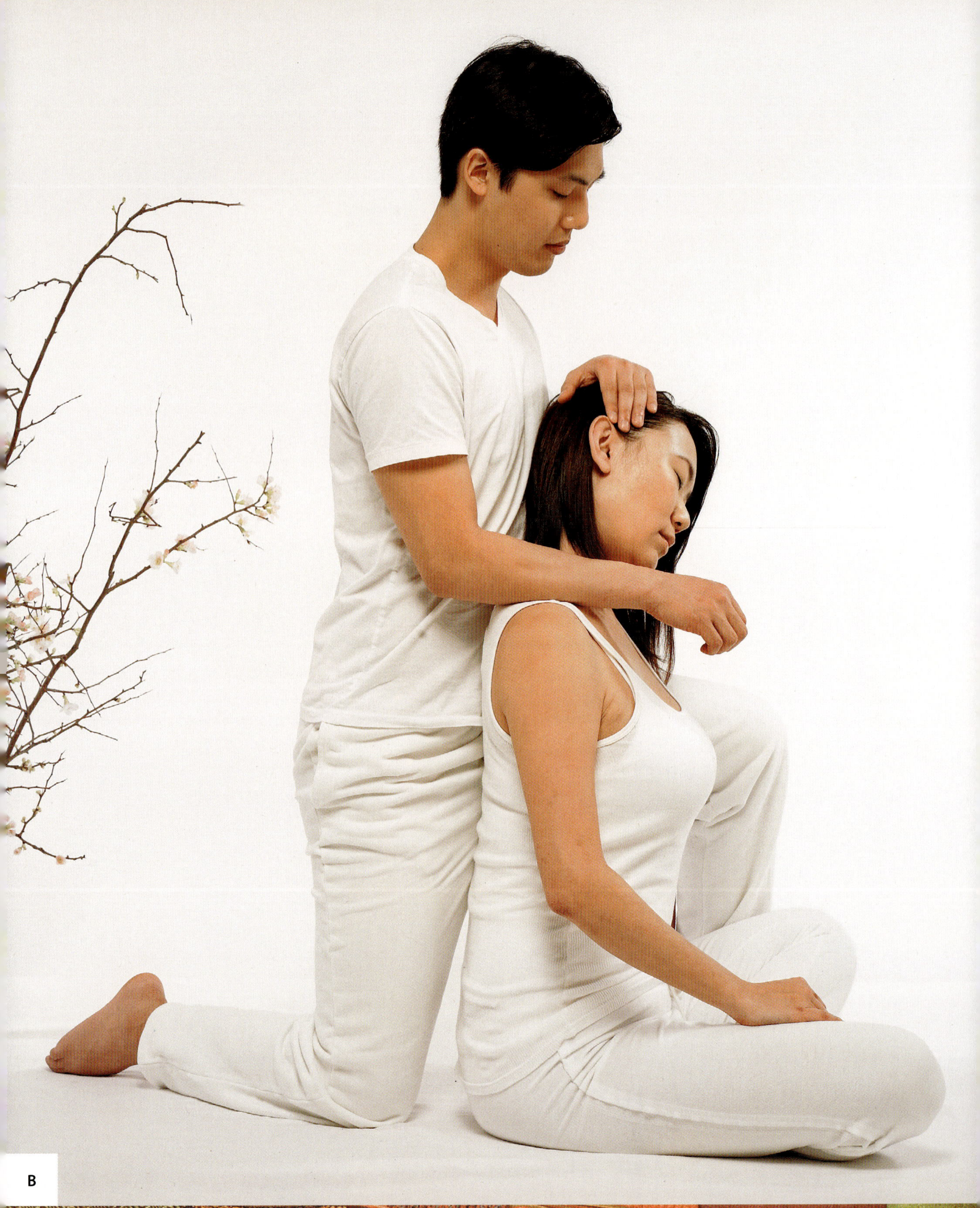

B

手のひらを下に向ける

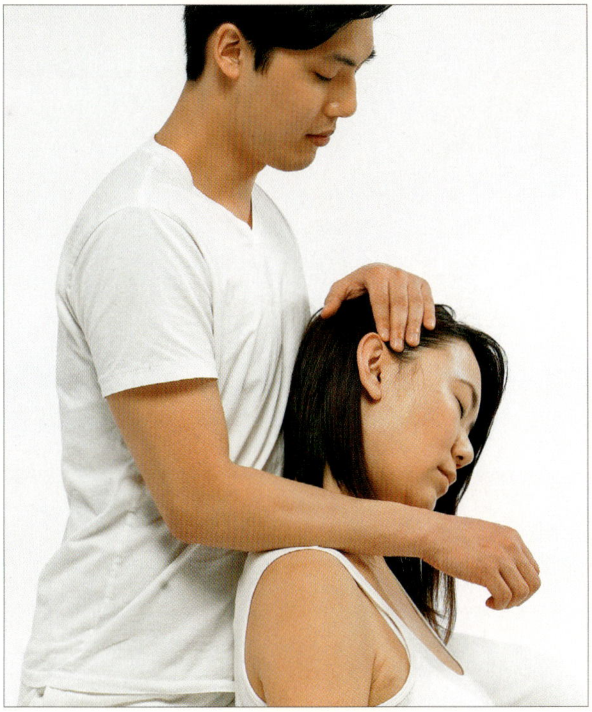

手のひらを上に向ける

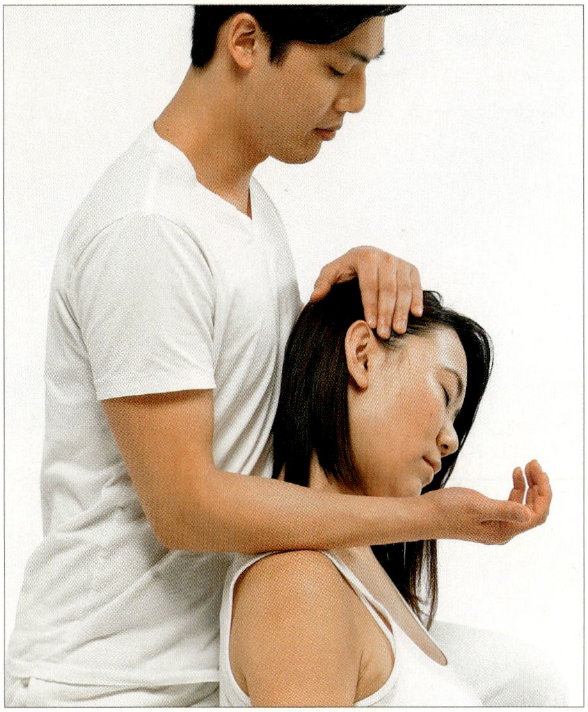

3. 肩を「麺棒」で押し伸ばす

両手を肩に当ててパートナーの体を支えた状態のまま、片膝をつき、反対の足を前に踏み出します。それから踏み出した足側のパートナーの腕を自分の太腿に乗せ、パートナーの左右の肩の高さが同じになるように踏み出した足の位置を調整します（写真B）。この状態で、（踏み出した足側の）自分の手の重みを使い、パートナーの頭を静かに優しく（踏み出した足側に）倒します。こうして首の側面を軽くストレッチさせながら、（ついた膝側の）前腕を麺棒のように使い、手のひらの向きを変えながら、パートナーの首の側面から肩、上腕を押し伸ばしていきます（上の写真を参照）。この動作も慎重に体重をかけながら行ってください。肩を手のひらで押す動作とこのように前腕で押し伸ばす動作はどちらも上部僧帽筋の緊張と不快を和らげるのに役立ちます。筋肉がほぐれると肩の位置が少し下がったと感じるはずです。

4. 肩を回す

片手でパートナーの肘を持って腕を上げ、反対の手でパートナーの手を持ちます（写真C）。この状態で、パートナーの腕をゆっくりと後ろに引き、それからゆっくりと前に押し出すようにして肩をゆっくりと回していきます。パートナーの前腕をつねに床と平行にし、上腕をあまり頭から離さずに行ってください。パートナーの背中は自分の胴で支えておきます。可動域の限界に注意し、気持ちよさと安全を第一に考えて回してください。パートナーが肩を脱臼したことがある場合はとくに慎重に行いましょう。

続いてパートナーの手を首の後ろに、肘を頭頂近くに持ってきて片手で押さえておき、反対の手のひら全体を使い、上腕を優しく下から上へ、上から下へと絞ります。この動作により上腕三頭筋を柔軟にして肩の可動域を広げることができます。パートナーの両肩が腰の真っ直ぐ上にあることを確認しながら行ってください。このあと再び肩を数回回してからパートナーの腕を膝の上に戻します。それから両手をパートナーの両肩に当てて自分の脚の形を左右逆にし、パートナーの反対の肩と腕にも同様の手順を行ってください。

5. 肩の筋肉を揉みほぐす

再び両手をパートナーの両肩に当て、体重を少しずつかけながら、開いた膝をつく姿勢になります。それからパートナーの背中を自分の胸につけて体の熱を伝えながら、両肩の筋肉を首の付け根から肩先の手前まで順に持ち上げたり絞ったりしていきます。この筋肉（上部僧帽筋）はストレスで縮みやすく、たいていの人がここに緊張を溜め込んでいるので、ある程度時間をかけて筋肉が軟らかくなったと感じるまでしっかりと揉みほぐしていきましょう。

タイ式ヨーガマッサージの歴史

伝統的にタイの仏教僧は悩みを抱えて寺を訪れる人びとに精神修行の一環としてマッサージを施していました。タイ北部の古式マッサージ「ヌアド・ボラーン」は、受術者の体を優しくストレッチさせる施術が中心であることから、「怠け者のヨーガ」とも呼ばれています。また、タイ南部のマッサージ「ワトポー」は、体の重要なエネルギーポイントに強めの圧を加えるタイプのものです。タイ式ヨーガマッサージはこの２つの流派の伝統的な動作を組み合わせたもので、現在カナダで指導者として尊敬を集めているカム・タイ・チョウが北米に広めたものです。彼は何事も訴訟に発展しやすい西洋の事情をよく理解しているため、タイ式ヨーガマッサージには伝統的なマッサージよりも軽く優しいストレッチを採用しています。

注意！
パートナーの肩の「履歴」を知る

パートナーが過去に肩の脱臼をしたことがある場合は肩を大きく回さないでください。

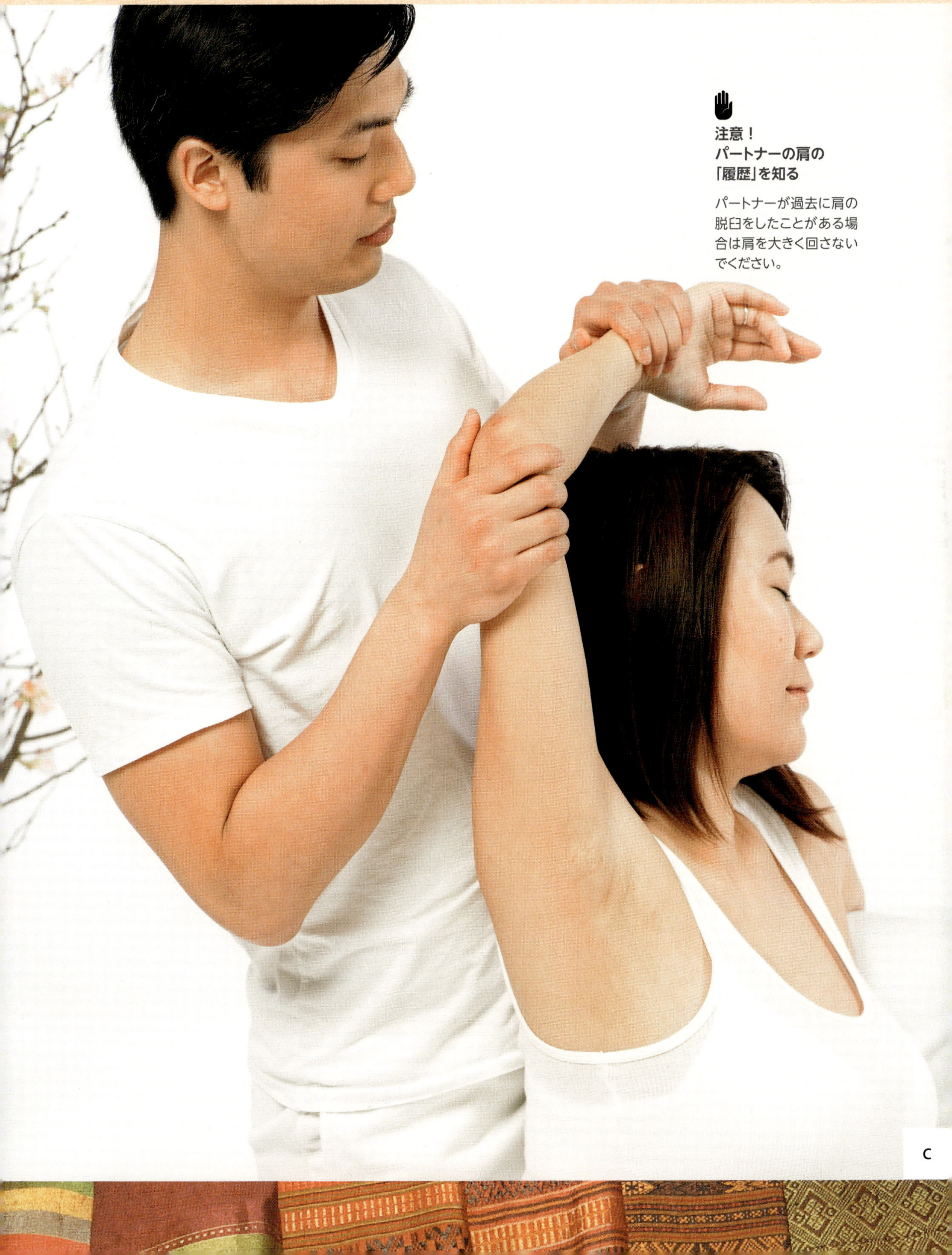

C

座位の手順2：胸を広げる

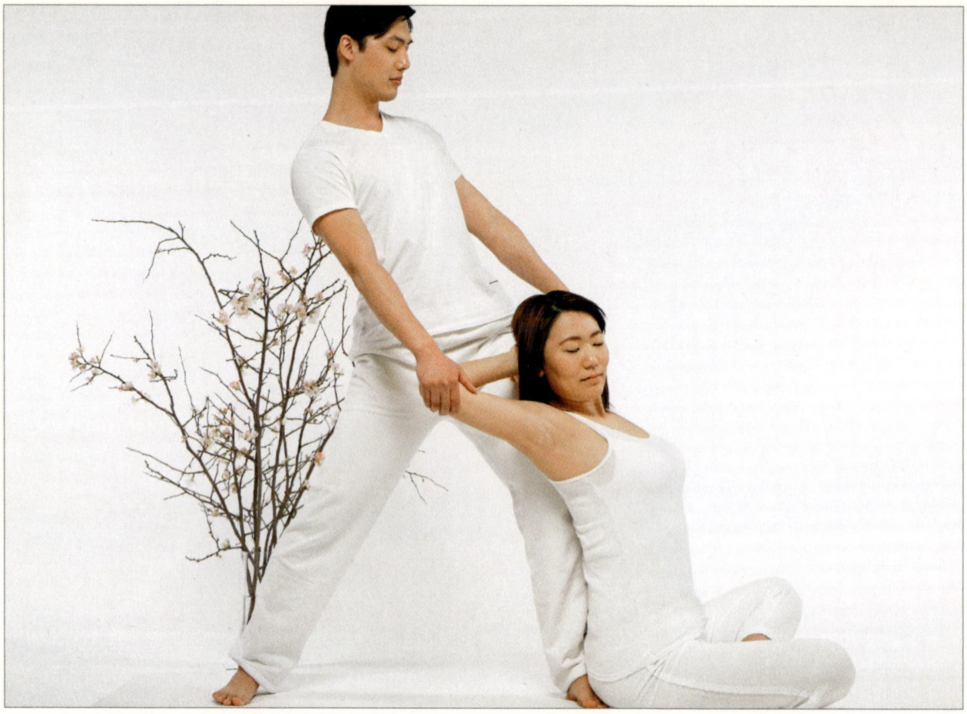

胸を広げるポーズはほぼすべての人にとって必要なポーズです。優しく横に揺らす動きで胸筋を伸ばしましょう。

1. 肘を持ち上げる

両手をパートナーの肩に当て、パートナーの上半身を真っ直ぐに保ちながら最初の姿勢（パートナーの背中を一方の脚で支えてつま先を内側に向ける姿勢）に戻ります。パートナーが背中を床に垂直でなく少し後ろに倒したほうが楽なようであれば、自分の脚の角度を調節してそうさせてあげてください。この状態で、両手でそれぞれパートナーの左右の肘をつかんで持ち上げ、パートナーには首の後ろで両手の指を組んでもらいます。それからまず一方の肘を、続いてもう一方の肘を慎重に後ろ上方に引き、最後に両方の肘を一度に引きます。この動作には胸を広げ、胸筋を伸ばして姿勢を改善する効果、胸筋の緊張に伴って起きていた腕や手の痛みを和らげる効果があります。ただしパートナーが腕や手の痺れや痛みを感じたときは動作を中止してください。

座位の手順3：背中の柔軟性を高める

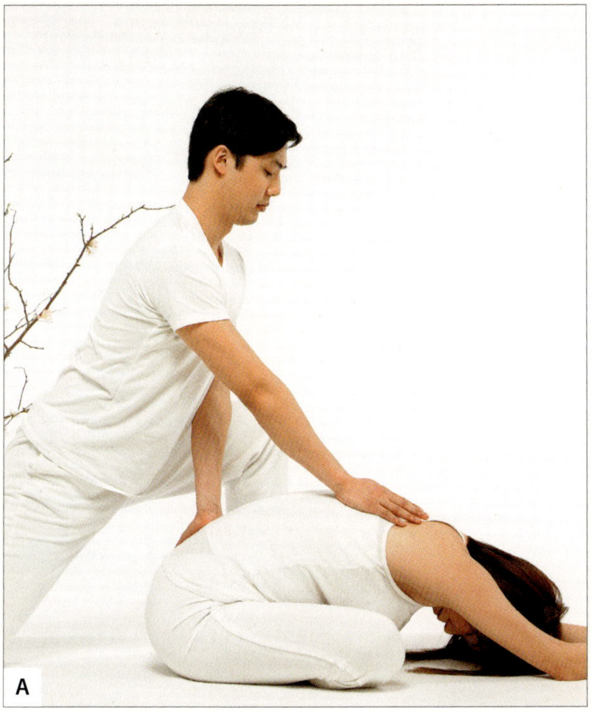

A

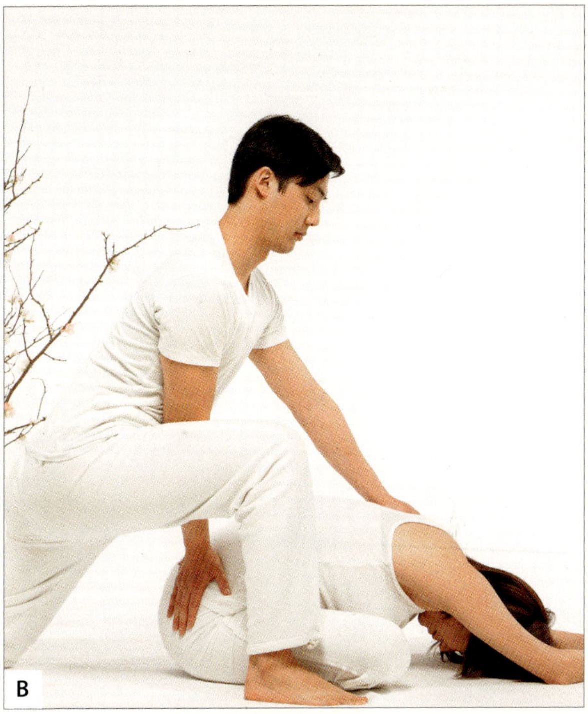

B

パートナーの上体を前に倒して背中にコンプレッション（押す動作）やタポートメント（叩く動作）を行い、縮んでいる背中の姿勢筋を少しずつ伸ばします。

1. 体を前に倒す

パートナーの両手を頭上に持ち上げて上体を前に倒し、両腕を体の前に伸ばして前腕と手をマットにつけます。パートナーの体が硬くてこの姿勢が無理な場合は枕を1つか2つ膝の上に置いた状態で上体を倒してください。それからパートナーの後ろで膝をつく戦士の姿勢になり、脊柱の両側（センライン上）を手のひらでしっかりと押していきます。両手に同時に体重をかけ、背骨の両側をまず腰から肩まで押していき、折り返して腰まで戻ります。息を吐きながらゆっくりと押すことによりパートナーの呼気を促してください。

この動作を繰り返しながら2人の呼吸の速度を少しずつ遅くしていきましょう。一方の手で腰を、もう一方の手で反対側の肩を押すことにより、パートナーの背中に斜めのストレッチを加えてもいいでしょう（写真AとB）。このようにパートナーを「祈りのポーズ」にして手のひらで押す動作には、腰の筋肉を緩めて柔軟にし、腰の不快を和らげる効果があります。

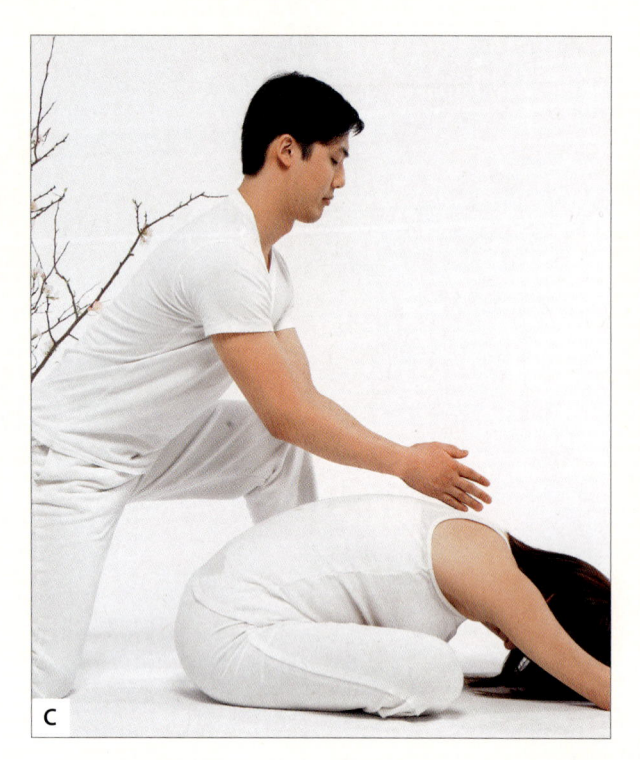

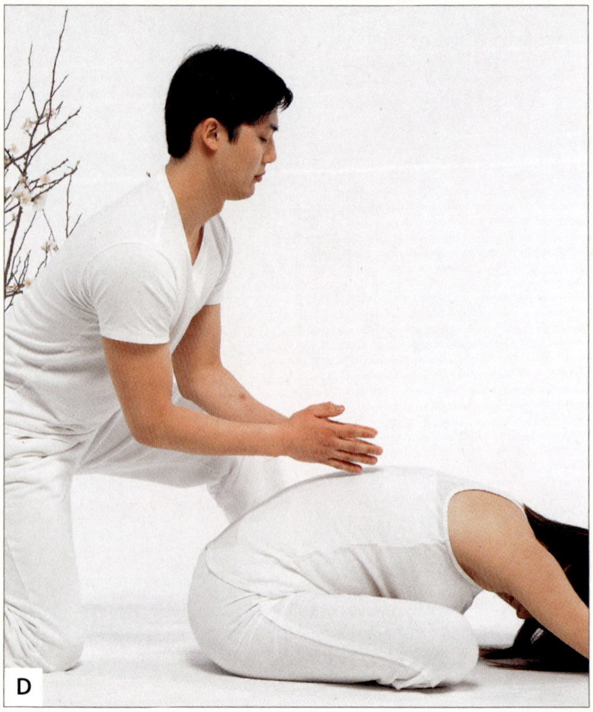

2. 手刀のタポートメント

背中のセンラインを手のひらで押す動作を終えたら、両手のひらをゆったりと向かい合わせ、脊柱の両側を切るように叩きながら行ったり来たりして血行を促します(写真C、D、E)。このタポートメント(叩く動作)が終わったら、パートナーがまず上体を起こし、続いて体を後ろに倒して仰臥位になるのを助けます。パートナーが頭と背中をマットにつけるときは、首を支えるようにしてください。それからパートナーの側方に移動してパートナーの脚を伸ばし、脚全体を上から下に向かって1-2回さすります。このさする動作の目的は、「メッタ」を表現することと衣服のしわを伸ばすことです。

愛に満ちた思いやりを広げる

施術のちょっとした切れ目にマッサージを終えたばかりの部位などを手のひらで軽くさする動作は「メッタ(愛に満ちた思いやり)」の表現になります。

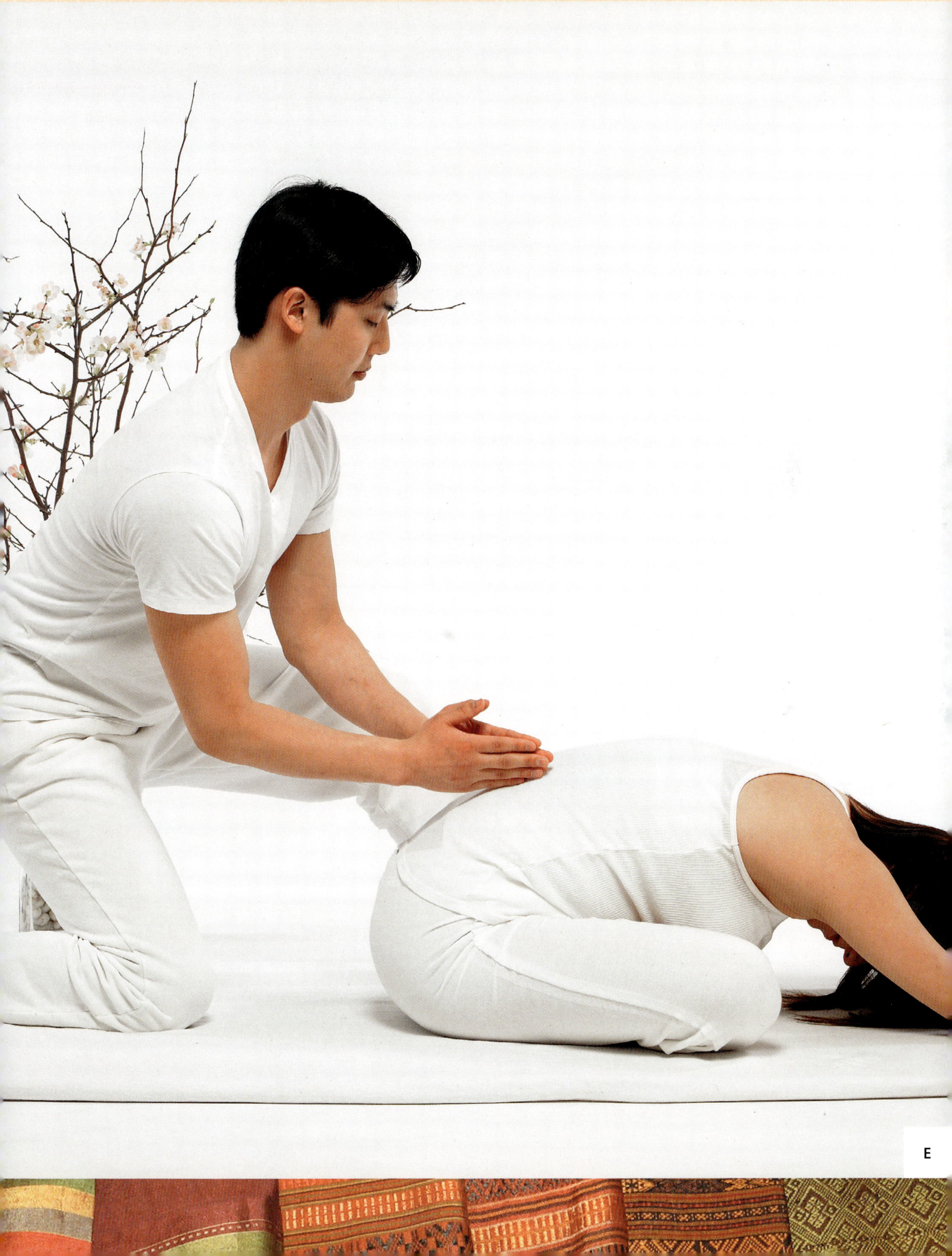

仰臥位の手順1：
足首を柔軟にして膝と腰の不快を和らげる

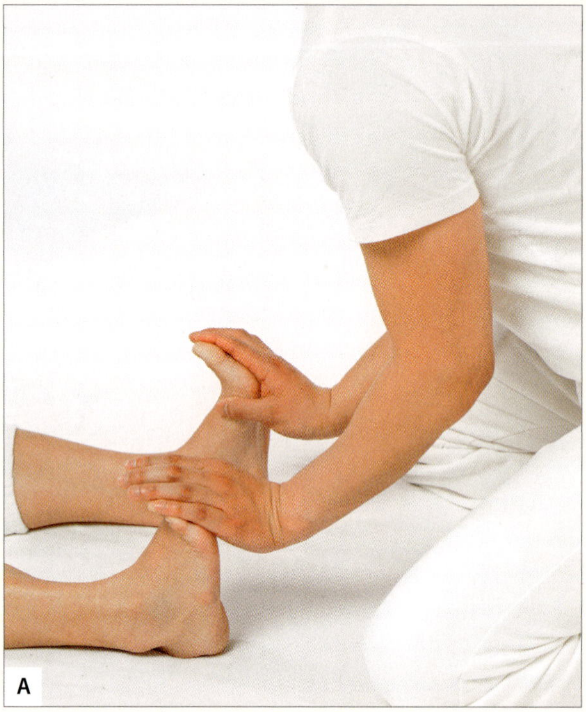
A

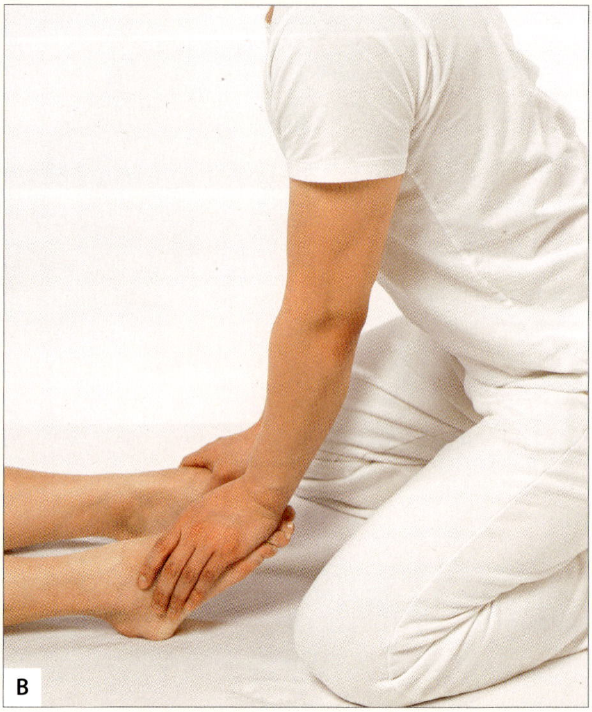
B

足首の柔軟性を回復させる手順です。足首が柔軟になると歩き方が自然になり、膝痛や腰痛が和らぎます。

1. 足を押して揺らす

パートナーの頭の下に枕を置いてから足側に移動し、開いた膝をつく姿勢になります。この状態で、両手をそれぞれパートナーの左右の足裏上部に当てて数呼吸の間静止してから、手のひらでしっかりと押しては緩めることにより足を揺らします（写真A）。次に両手を左右の甲に当て、今度は床に向けてしっかりと押しては緩めて足を揺らしてください（写真B）。この時点ではまだつま先が極端に外を向いている人が多いでしょう。それから左右の足を交互に内側に倒して横に揺らします（p.78「強くでなく深く」を参照）。この車のワイパーのような動作を繰り返して左右の足を少しずつ内側に向けていき、最後に左右の足を重ねてください。まず一方の足を手前にして重ね、次に反対の足を手前にして重ねます。足首は硬くなりやすい部位であり、足首の硬さは膝や腰の不快につながります。

2. 足のセンラインを親指で押す

足裏の内側から外側までの数本のセンライン上をそれぞれかかとに近い側からつま先側まで順に親指で押していきます（図を参照）。次に両手で一方の足の両側を持ち、交互に引っ張ることにより横に数回揺らします。終わったら脚全体をさすっておきましょう。

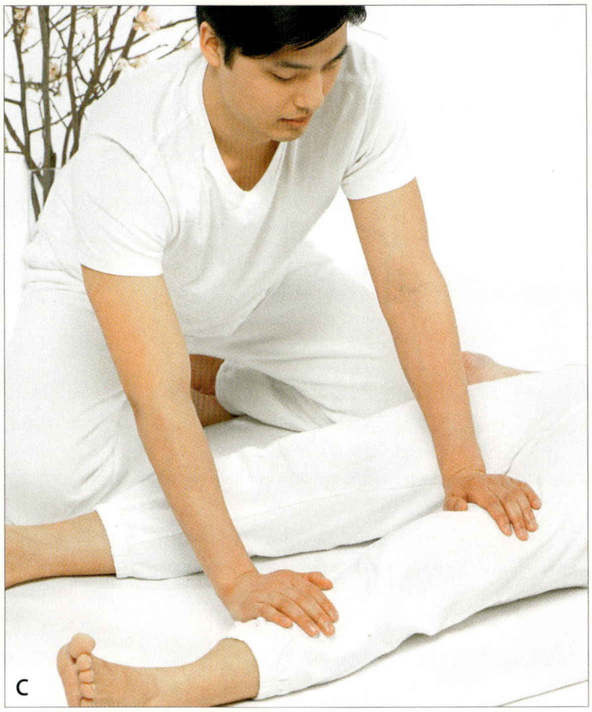

エネルギーの流れを変える

タイ式マッサージの足の施術には重力の影響で下に流れやすい血液やエネルギーを上に流れやすくする効果があります。血液やエネルギーが上に流れやすくなると、体全体のバランスが整い、体全体が活性化します。

それから斜め前に進んでパートナーの一方の足を自分の両膝の間に挟み、足の内側から外側までの数本のセンライン上を今度は足の甲側から親指で押していきます。各センラインを足裏から押したときと同様に足首側からつま先側まで順に押していってください。

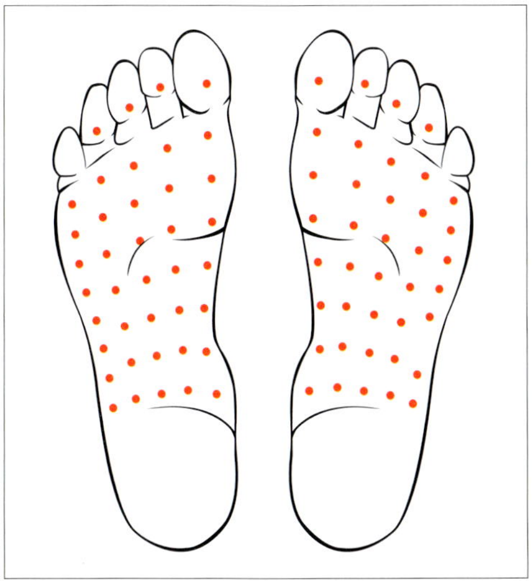

足裏のセンライン

3. 足首から鼠径部までを手のひらで押す

パートナーの脚の側方に移動し、開いた膝をつく姿勢になり、パートナーの自分から遠いほうの脚の内側を、両手のひらを交互に使い、足首から鼠径部まで順に押して揺らしていきます(写真C)。続いて同じところを今度は親指を使って押していきます。脚の内側を手のひらと親指で押す動作には、腱を伸ばし、センラインに沿うエネルギーのバランスを整え、筋肉のバランスを修正し、膝の緊張や痛みを和らげる効果があります。

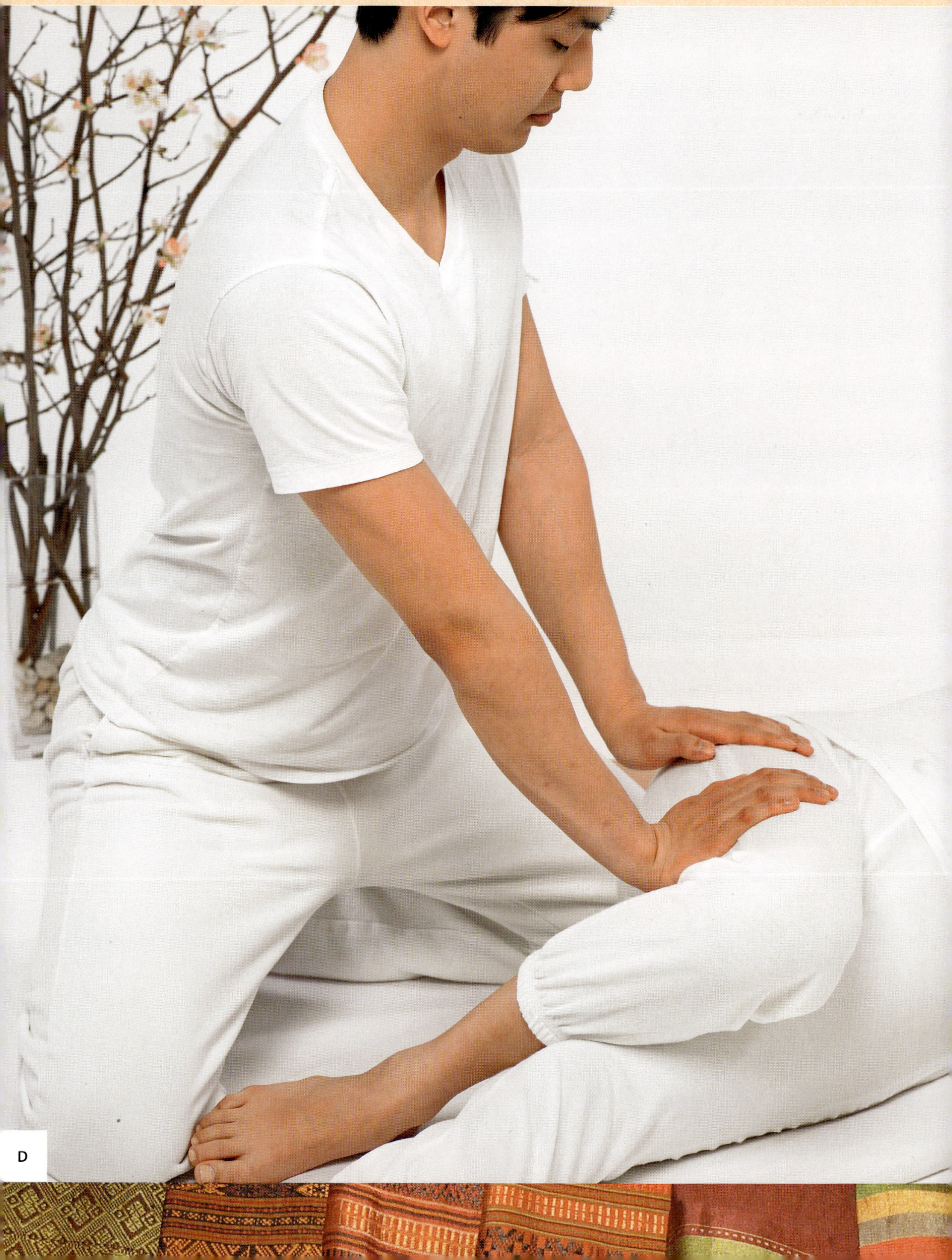

D

4. 腰の横方向のストレッチ

パートナーの膝を立てて足裏をマットにつけ、かかとを臀部に近づけます。それからパートナーの腰の側方で開いた膝をつく姿勢になります。この状態で、まずパートナーの太腿を反対の脚のほうに軽く倒し、それから両手のひらを交互に使い、太腿の外側（センライン上）を押しては力を緩めて腰を揺らします。一方の手で押したあと、脚が完全に元の位置に戻る前にもう一方の手で押すようにして少しずつ脚を反対の脚に近づけるようにしてください（写真D）。この動作には腰の後ろを伸ばす効果があり、仰臥位になったときに極端に外股になる人や、腰痛があり痛みが脚の外側まで続いている人にはとくに有効です。

5. 太腿のセンラインを手のひらで押す

一方の足を前に踏み出し、反対の膝をパートナーの両脚の間について膝をつく戦士の姿勢になります。それからパートナーの足裏を自分の腹部か鼠径部か肩に当て、両手のひらか両手の四指の背をそれぞれパートナーの太腿の後ろの外側と内側（センライン上）に当て、臀部と膝裏の間を押しながら行ったり来たりします（写真E）。太腿を少しずつ遠くへ押して、少しずつ胸に近づけるようにしてください。この動作には腰を伸ばして不快を和らげる効果、脊柱起立筋を伸ばす効果があります。終わったら反対の足と脚にも同様の手順を行ってください。

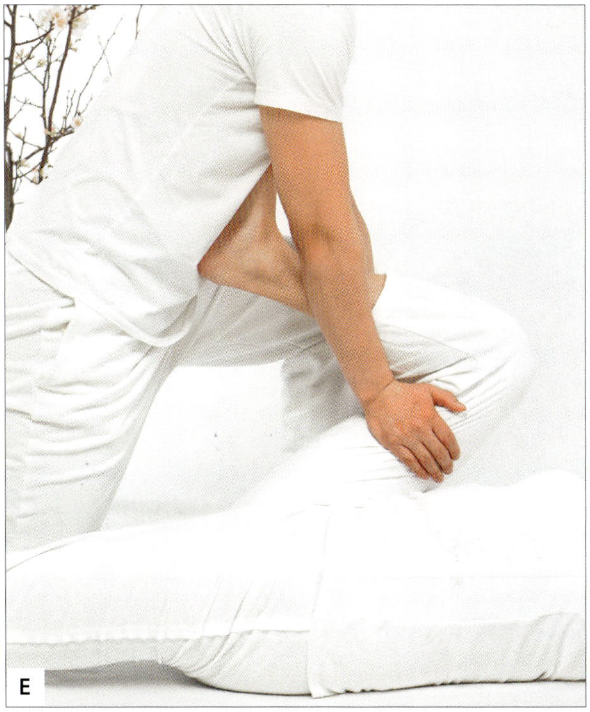
E

注意！
膝の裏はデリケート

膝の真裏には傷つきやすい神経と血管があるので、脚の後ろ側を手のひらで押すときは膝裏を避けるようにしてください。

仰臥位の手順2：
背中の筋肉を伸ばし、腰を広げ、ハムストリングを緩める

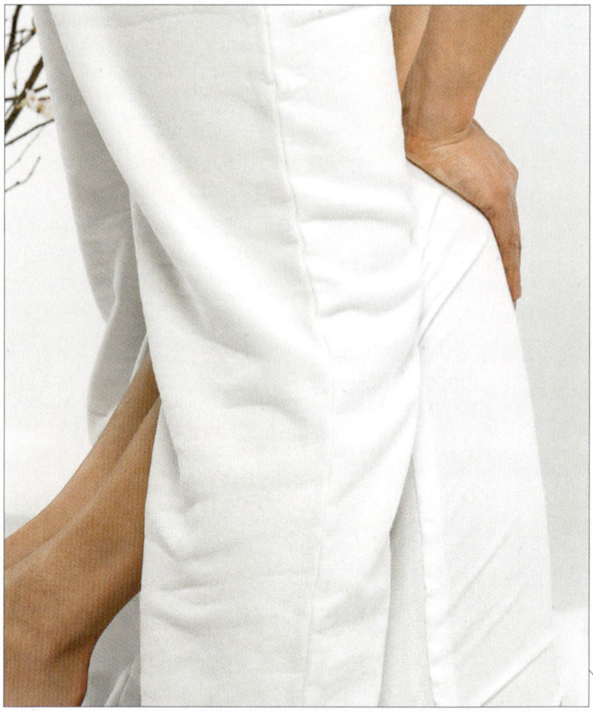

背中の筋肉を伸ばし、腰を広げて背中、腰、骨盤に解放された感じを与えます。この手順には硬くなったハムストリングを緩める効果もあります。

1. 脚を持ち上げて腰を揺らす

ゆっくりとパートナーの膝を伸ばして脚をマットに戻したら、両手で左右のかかとを持ち、両脚を床から45度または自分のウエストの高さまで持ち上げます。この状態で自分の体を後ろにそらし、パートナーの両脚を左右に動かしてマット上の腰を小刻みに揺らします。それからパートナーに膝裏をしっかり伸ばしてもらい、脚をできるだけ高く持ち上げます。このように腰を揺らしてから脚を持ち上げる動作を3回繰り返し、繰り返すごとに脚を床から90度に近づけていきましょう。ただし無理は禁物です。脚を高く持ち上げることより膝裏を伸ばしてもらうことを優先してください。

2. 膝を曲げて仙腸関節を揺らす

パートナーの膝を曲げ、自分の膝がパートナーの腰の真上に来るようにして、少し内股になって両足のつま先をパートナーの左右の仙腸関節（仙骨とその両側の腸骨の接する関節）の下に入れます（写真A）。この状態でパートナーの膝を下に押しながらごく小さく横に揺らしてください。骨盤に伝わる小さな揺れを足の甲に感じるはずです。仙腸関節は可動域の大きな関節ではないので、硬化を防ぐにはこうした小さな動作が効果的です。終わったらパートナーの脚を伸ばし、再び腰を小刻みに揺らしてから脚をマットに下ろしてください。それから脚全体をさすります。

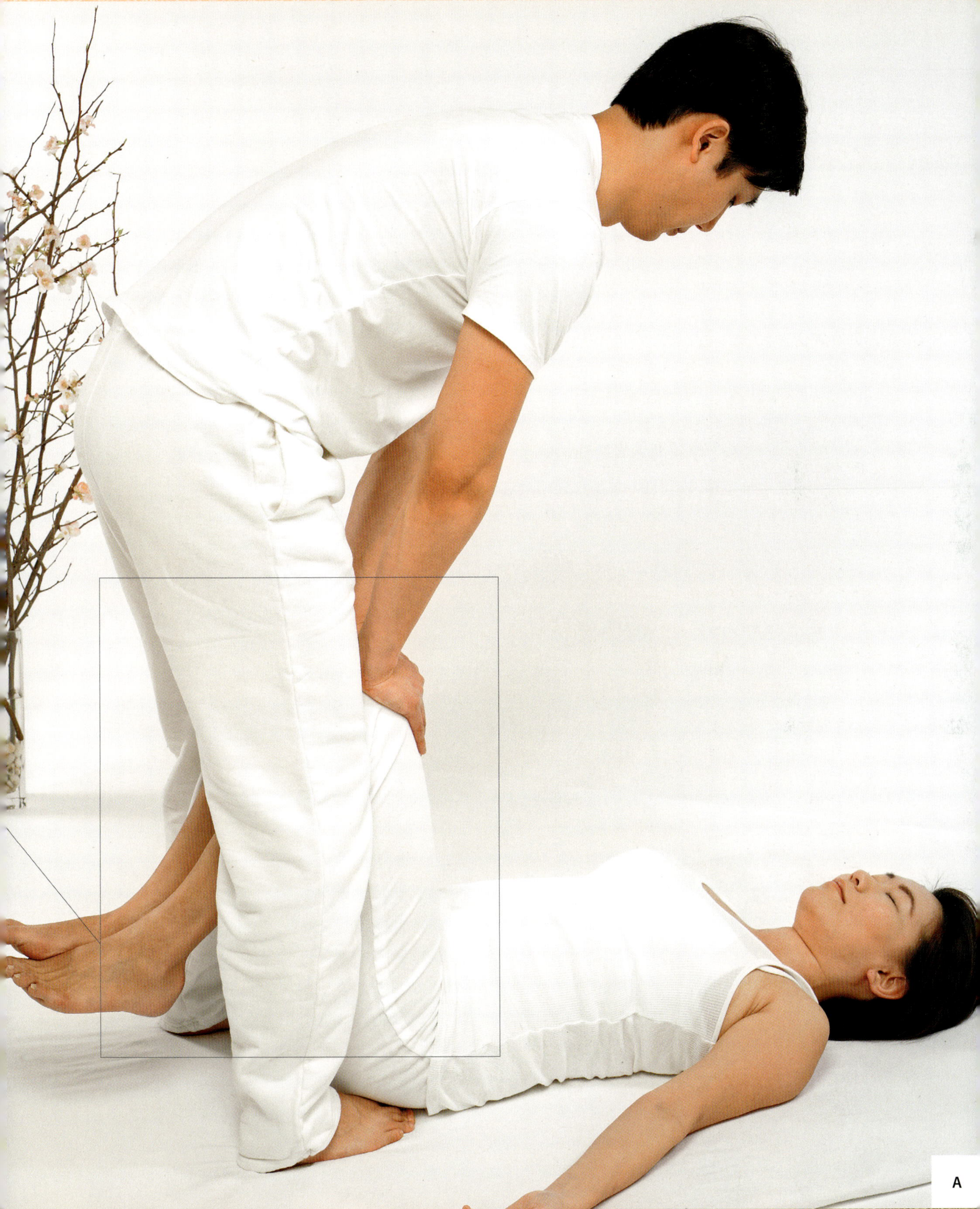

A

側臥位《そくがい》の手順：腕と肩を緩める

体をねじる動作や肩を回す動作を助けることで、筋肉を日常生活ではめったに伸ばさない方向に伸ばすことができます。

1. 横向きにして腕を押す

パートナーの側方に移動し、パートナーの自分に近い側の腕を体の側面につけ、自分の一方の手をパートナーの膝に、もう一方の手をパートナーの腰の付近にある手に当て、パートナーの下半身を回して、パートナーが体をねじりながら自分に背を向ける横向きになるのを助けます。横向きになったら下になった脚は伸ばし、上になった脚は曲げて前に出してもらってください。また、頭と首が枕にしっかり乗るように枕の位置を調整してください。姿勢が整ったら、パートナーの上になった腕を手首から肩まで、まず手のひらで、続いて親指で押していきます（写真A）。

2. 肩を回す

自分の片側の腰と太腿でパートナーの背中を支えておき、片手でパートナーの肩の下（上腕上部の側面）を持ち、肩をまず耳のほうへ上げ、それから後ろ、下の順で可動域に注意しながらゆっくりと回していきます。この肩回しには、首を前に突き出して本を読む癖や電話を肩で持つ癖などのせいで縮んだ肩周りの筋肉や胸の筋肉、首の側面の筋肉を緩める効果、肩や首や胸の緊張に伴って生じた腕の痛みを和らげる効果があります。終わったら反対の腕と肩にも同様の手順を行ってください。

タイ式マッサージの効果

- 血行を促し、血圧を下げる。
- 関節と筋肉の柔軟性、可動性を高める。
- 姿勢を改善する。
- 運動前の筋肉の状態を整え、怪我を予防する。
- 筋肉と関節の痛みを和らげる。
- 呼吸を深くする。
- 免疫力を高める。
- ストレスと不安を和らげ、睡眠の質を高める。

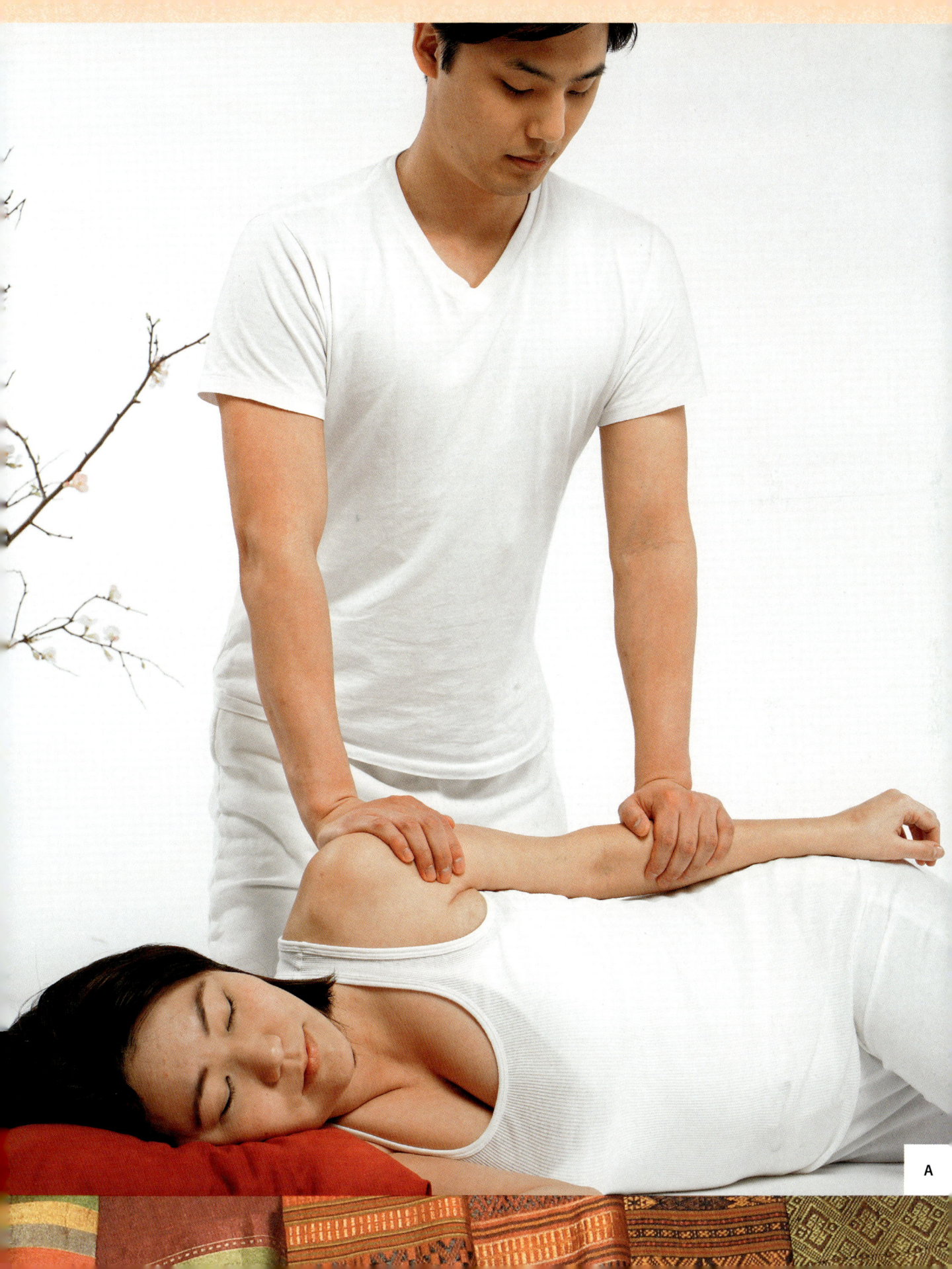

A

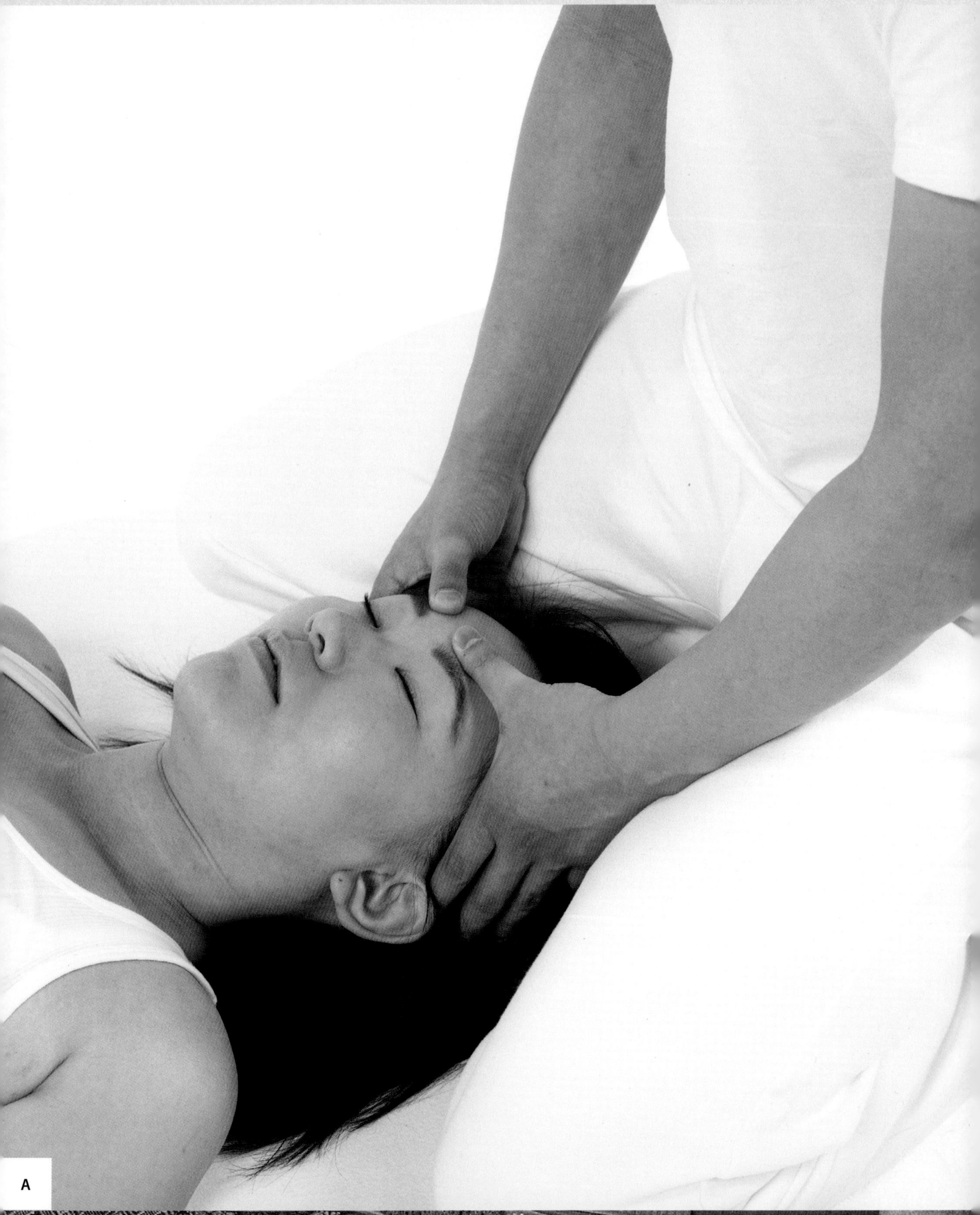

A

仰臥位の手順：上半身をリラックスさせる

1. 顔のマッサージ

パートナーに仰臥位になってもらい、頭側に移動して、あぐらをかくか開いた膝をつく姿勢になります。この状態で、両手の親指を使い、パートナーの額を中央から外側に向かって順々に押していき、最後にこめかみに小さく円を描くフリクションを行います。この動作を額の数本のセンライン上（図を参照）で繰り返してください（写真A）。それから同じ動作を両目の間から頬骨の上部に沿って続くセンライン上と、鼻の脇から頬骨の下の縁に沿って続くセンライン上でも繰り返してください。外側の端に達するたびに円を描くフリクション行います。最後に親指と人差し指で耳たぶをつかみ、そこから上に向かって丁寧に耳をこすっていきます。

2. 感謝を込めて静止する

両手をパートナーの顔の左右の側面または胸の上部に軽く当て、パートナーと分かち合った体験に感謝しながら3-5呼吸の間静止します。それから自分の胸の前で両手を合わせ、心の中で、または声に出して「ナマスカ」（挨拶の言葉）と言ってください。このあとパートナーがまだリラックスしてマッサージの効果を味わっていたいようなら、そのままでしばらくマットに横たわっていさせてあげましょう。そしてパートナーが起き上がったら、グラス１杯の水をあげてください。

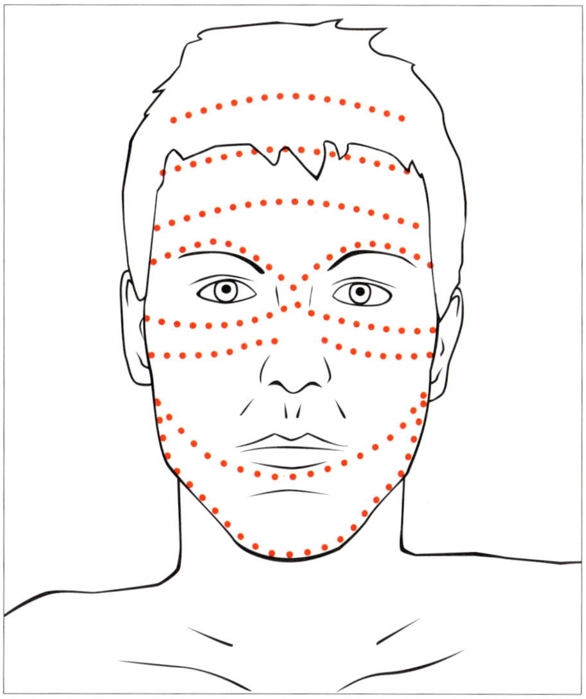

顔のセンライン

不都合がある場合の調整

怪我や不快感を避けるため、ストレッチはつねに控えめに行いましょう。

小道具を使う

座位のストレッチを行うとき、パートナーがあぐらをかくのも脚を投げ出すのも楽でないという場合があります。そのような場合は椅子に座ってもらい、自分は立って動作してください(写真A)。しかしパートナーの座高に対して自分の身長が低すぎると、前腕に体重をかけてパートナーの肩を伸ばす動作が難しいかもしれません。その場合は踏み台を使ってください。大きくて丈夫なヨーガブロック（ヨーガのポーズを補助するための直方体の道具）を2つ並べて踏み台にしてもいいでしょう。

椅子に座ったパートナーの上体を前に倒すときは、上体を乗せるために椅子をもう1つ使ってください。また、腰の調子の悪い人に仰臥位になってもらうときは膝の下に枕を置いて腰の緊張を防いでください。

最後に

タイ式マッサージは長い歴史の中で発展してきたため、全身の72,000本のエネルギーの通り道（センライン）に働きかけることを意図した膨大な数の手順があります。しかし実際にはそれほど多くのセンラインを意識する必要はありません。ここで解説した基本的な手順を思いやりを込め、意識を集中させて行うだけで穏やかながら大きな効果があります。

タイ式マッサージで重要なのはエネルギーのバランスを整えること、施術者と受術者が一体となること、気持ちがいいことです。タイ式マッサージの受術者は受け身になって動かされたりストレッチされたりすることを通して施術者に完全に身を任せます。このように自分で何とかしようという思いを捨て去ることは深いリラクセーションにつながります。そして深いリラクセーションは免疫系の強化やストレスに起因するさまざまな障害の緩和につながるのです。

友人や家族に繰り返しマッサージを施していると、その人の可動域の限界やマッサージの好みがわかってきます。また、複数の人にマッサージを行っていると、柔軟性やマッサージの好みにはかなり個人差があることもわかってくるでしょう。

タイ式マッサージの実地教育に関する情報は、カム・タイ・チョウのロータスパームスクールのサイト（http://www.lotuspalm.com）（英文）にあります。

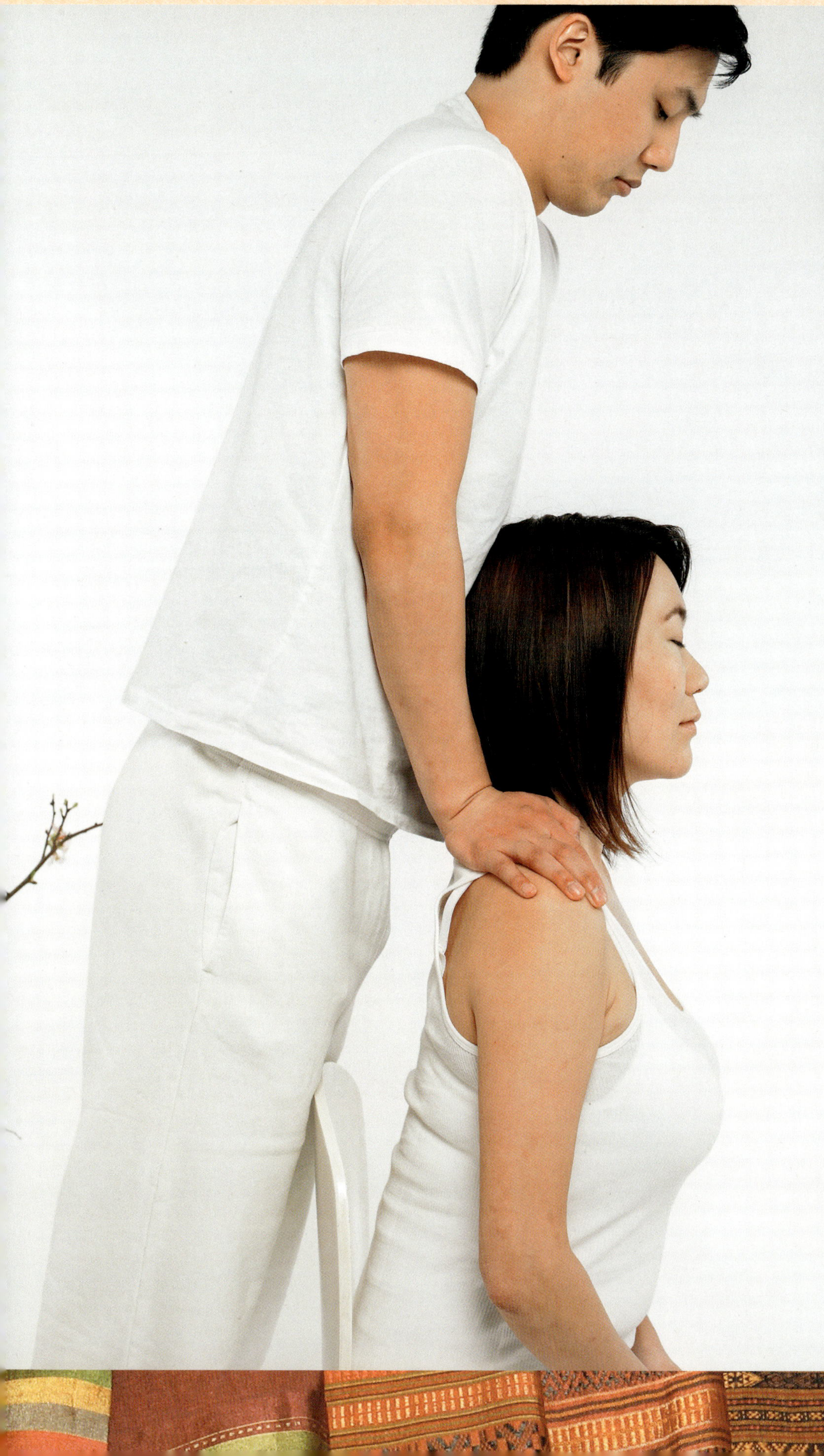

注意！
病気があるときは
マッサージを
見送って！

ここに解説したタイ式マッサージの手順は健康な人にさらに健康になってもらうことが目的なので、病気のある人には行わないでください。病気でない範囲で動作に制限のある人には手順を適宜調整して行ってかまいませんが、行ってよいかどうか少しでも迷うときはやめておきましょう。

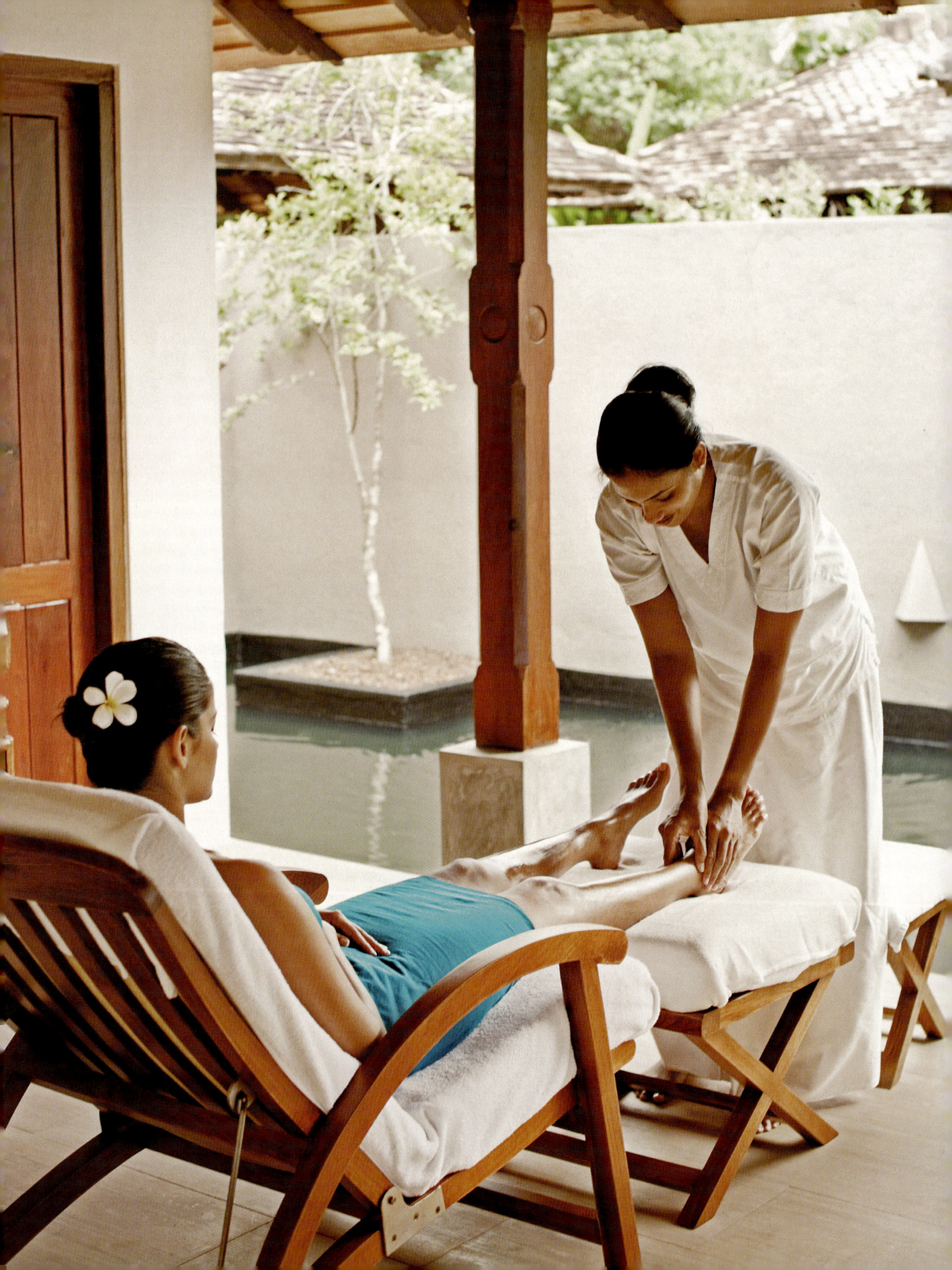

第4章

生命エネルギーを解き放つ リフレクソロジー

リフレクソロジーでは、足や手や耳の特定の部分を刺激することにより、そこに対応する臓器や骨や分泌腺のエネルギーを解放します。この特定の部分、つまり「反射ポイント」、「反射ライン」、「反射区」は、人体の各部位とほぼ同じ順序で並んでいます。

足裏に描かれる体

リフレクソロジーでは体を縦に10のゾーンに分け、各ゾーンの末端を足の各指とします。また、体を横に5つのゾーンに分け、足のつま先側が上半身に、かかと側が下半身に対応すると考えます。

縦方向の10のゾーンは、おおまかにいえば、頭頂から足裏までを真っ直ぐ縦割りにしたもので、中心部の2つのゾーンは左右の第1指(親指)に、その他の8つのゾーンはそれぞれ左右の第2指(人差し指)から第5指(小指)に対応します。

横方向のゾーンは足を横に分けた各部分に対応します。つまり足指は鎖骨、首、頭に、足指の下のふくらんだ部分は胸郭に、中心線はウエストラインに、かかとはウエストから下の部分に対応します(図1-3を参照)。

脊椎の反射区は足の内側に並び、腕や肩の反射区は足の外側にあります(p. 110の図を参照)。

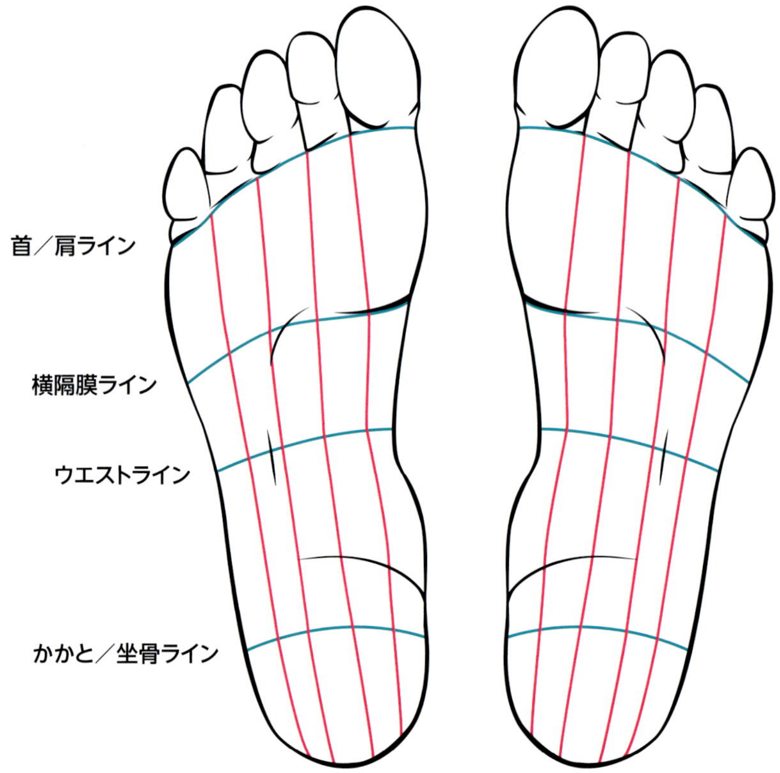

図1：横方向のゾーン

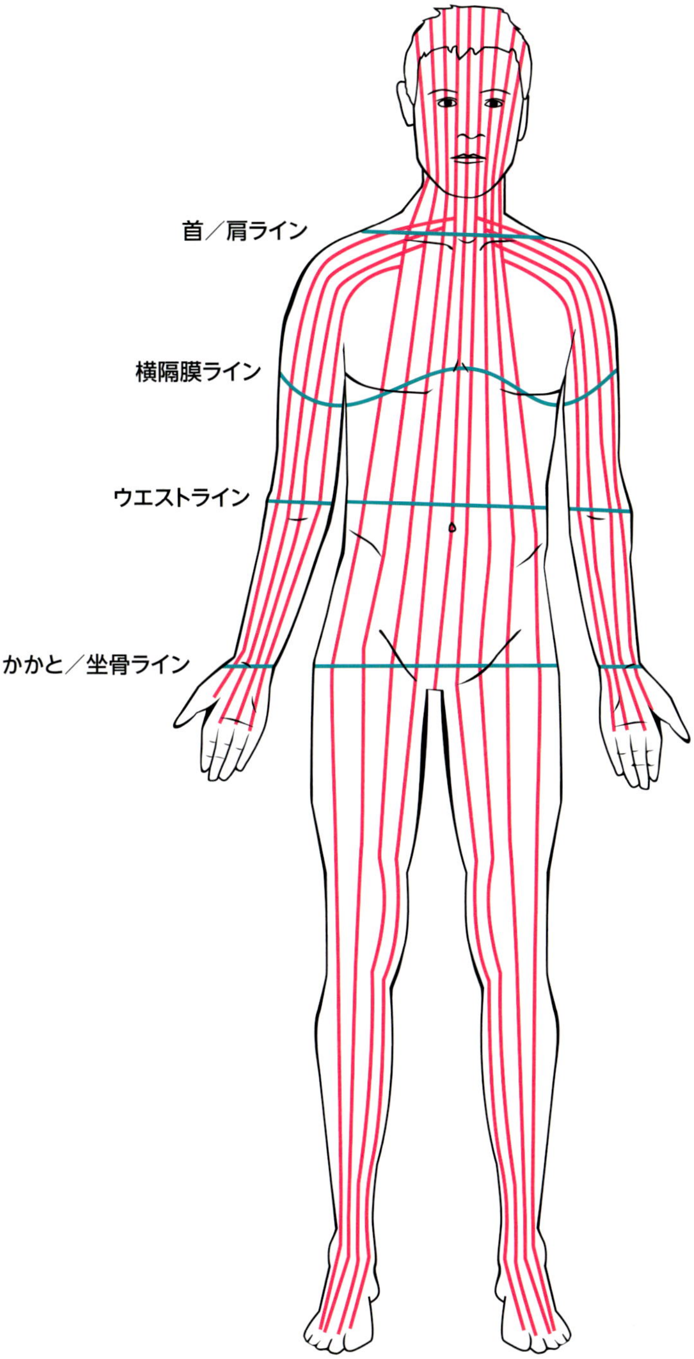

図2：体の図

穏やかさと明確さ

リフレクソロジーは体に働きかける方法がほかの多くのマッサージと全く異なります。しかしリフレクソロジーでも、穏やかで優しい環境をつくることと健康を増進するという明確な意図を持つことが、ほかのマッサージの場合と同様にとても重要です。

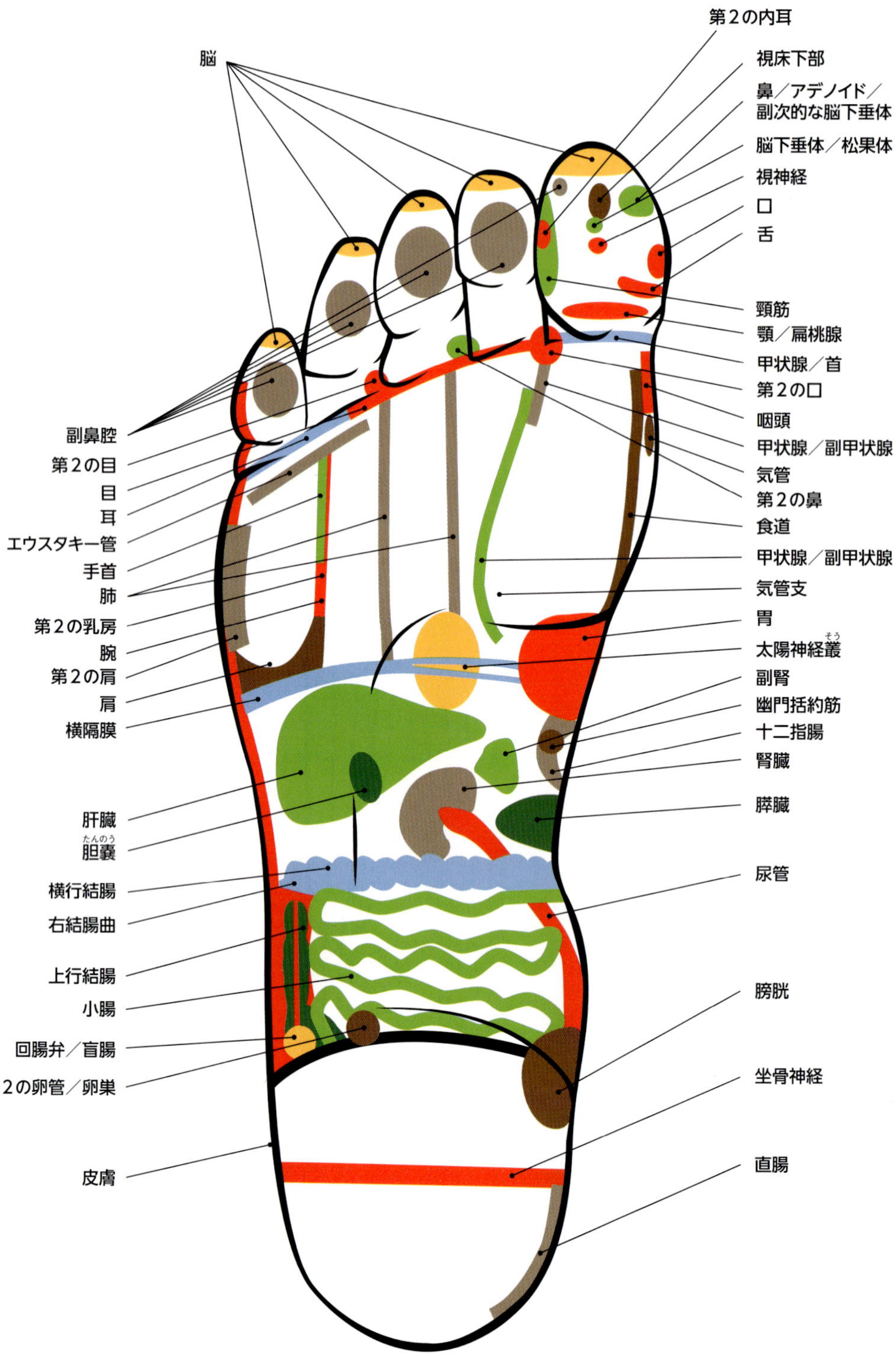
脳
第２の内耳
視床下部
鼻／アデノイド／
副次的な脳下垂体
脳下垂体／松果体
視神経
口
舌
頸筋
顎／扁桃腺
甲状腺／首
第２の口
咽頭
甲状腺／副甲状腺
気管
第２の鼻
食道
甲状腺／副甲状腺
気管支
胃
太陽神経叢《そう》
副腎
幽門括約筋
十二指腸
腎臓
膵臓
尿管
膀胱
坐骨神経
直腸
副鼻腔
第２の目
目
耳
エウスタキー管
手首
肺
第２の乳房
腕
第２の肩
肩
横隔膜
肝臓
胆嚢《たんのう》
横行結腸
右結腸曲
上行結腸
小腸
回腸弁／盲腸
第２の卵管／卵巣
皮膚

図２：足裏の反射区図

リフレクソロジーの圧の強さと押し続ける時間

神経系の緊張を和らげるために各ポイントをしっかりと数秒間押し続けてください。足には本来脂肪組織がなく、表面に近いところに多数の小さな骨や腱、結合組織、靭帯などがあるため、慎重に押すようにしてください。足や足首がむくんで見えるときは組織を強めに押してへこませ、10秒以内で元に戻るかどうか観察します。もし戻らなければ、深刻な血流障害を伴う圧痕性浮腫《あっこんせいふしゅ》の可能性があるので、マッサージを中止してください。リフレクソロジーで用いる圧の強さの目安は平均的なエレベーターのボタンを押すよりも少し強いくらいです。

リフレクソロジーの考え方によれば、体内では「生命エネルギー」が臓器間を巡り、すべての生細胞を貫いています。そしてエネルギーの流れが妨げられたときは、どこで妨げられているかを反射区を通して知ることができます。問題のある臓器や部位に対応する反射ポイントや反射区を押すと、痛みを感じる一方で、その臓器や部位の機能とバランスが回復に向かいます。

**注意！
怪我があるときは
医師に相談を**

リフレクソロジーは全身の健康を促すために医療を補うものとして用いるべきであり、医療の代わりに用いるべきではありません。足に潰瘍や外傷がある場合や血栓症などの血管の病気がある場合、妊娠している場合は、リフレクソロジーを行う前に医師に相談してください。この章で解説する手順も健康の増進を図ることが目的です。リフレクソロジーで特定の症状を改善したい場合は資格のあるリフレクソロジストの施術を受けてください。

リラクセーションの手順

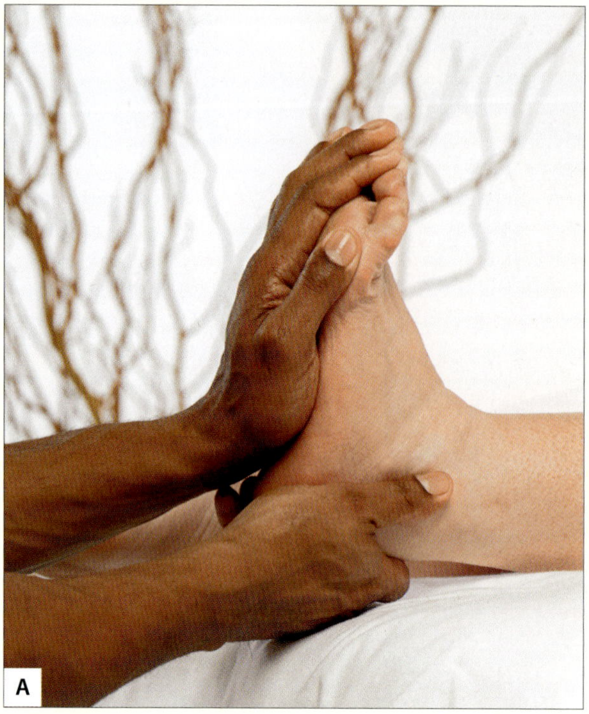

A

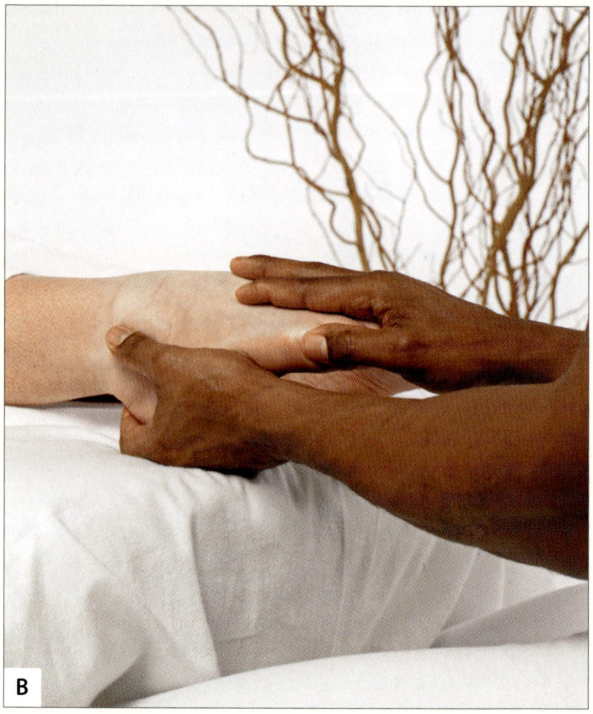

B

リフレクソロジーには目的の異なるさまざまな手順がありますが、このリラクセーションの手順は後述するストレス解放の手順の準備として最適です。忙しい現代社会でも、30-40分ほど足を上げて座って過ごすだけの「ミニバケーション」なら、たいていの人がとることができるでしょう。さあ、パートナーの足を押すのにちょうどよい高さの椅子（バランスボールでも可）を用意して、自分の足の裏をしっかりと床につけ、背筋《せすじ》を伸ばして施術を始めましょう。

1. 足首を倒し、回す

両手をそれぞれパートナーの左右の足に当て、パートナーがリラックスして２人の皮膚の温度が同じになるのを待ちます。それからまず一方の手でパートナーの一方の足のかかとを支え、自分の体を前に傾けながらもう一方の手で足裏上部を押してください。この動作を「背屈《はいくつ》」といいます（写真A）。続いて自分の体を後ろへ戻しながら、パートナーの足を手前に倒します。この動作を「底屈《ていくつ》」といいます（写真B）。この背屈と底屈を数回繰り返してください。無理に力を加えてはいけませんが可動域の限界まで押すようにしてください。

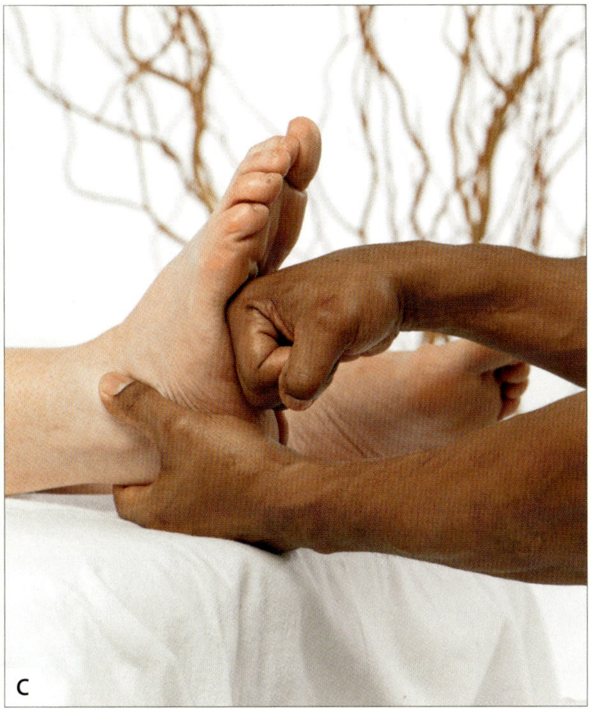

C

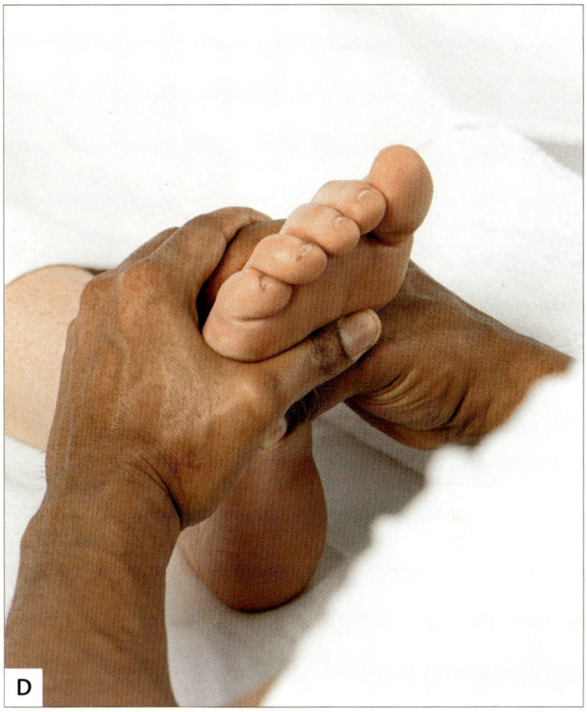

D

それから引き続き一方の手でかかとを支えた状態で、足首をまず時計回り、続いて反時計回りに回します。可動域の限界にくると足首がポキっと鳴ることがあるかもしれませんが、パートナーが痛みや不快を感じていないかぎり気にしなくてかまいません。この足首回しを各方向に3回ずつ、または足首が可動域をなめらかに動くようになったと感じるまで行ってください。それから、こぶしを軽く握り、指の付け根の関節で足裏全体をかかとからつま先まで数回さすり上げます(写真C)。

2. 足を揺らし、絞る

両手をパートナーの足の上部の両側に当て、まず一方の手で足の小指側をゆっくりと手前に引き寄せて足を内側に向け、次にもう一方の手で足の親指側を引き寄せて足を外側に向けます。両方向の可動域の限界を確認できたら、この動作を速くして繰り返してください。

それから両手の四指をパートナーの足の甲に、両手の親指を足裏に当て、息を吐くたびに両手全体を動かして足を絞ります。両親指を足の左右の端から互いに向かって進ませていき、足裏の中心線上ですれ違わせるようにしてください(写真D)。親指を滑らせるのでなく置き替え続けるようにします。この動作を足の上部から始め、手の位置を少しずつ下にずらしながら繰り返し、かかとまで行ってください。

リフレクソロジーに用いる椅子

リフレクソロジーではパートナーは小さな枕か巻いたタオルを首に当てて楽な姿勢で寄りかかっていなければなりません。リフレクソロジーに用いるのに最高の椅子は「無重量チェア」(体がふわっと浮いているような感覚を味わえるリクライニングチェア)です。しかしそれに似た形のローンチェア(芝生の上などで用いる椅子)や居間で使う普通のリクライニングチェアでも、施術中脚を腰より高く上げておくことができるなら問題なく利用できます。

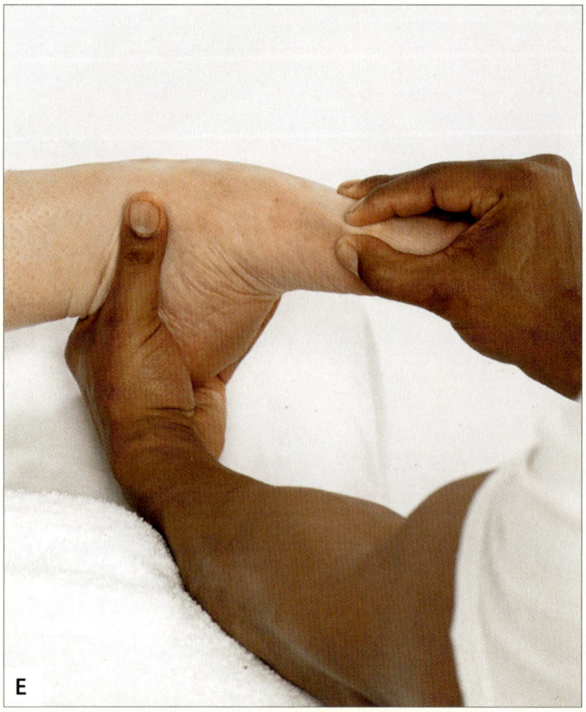

E

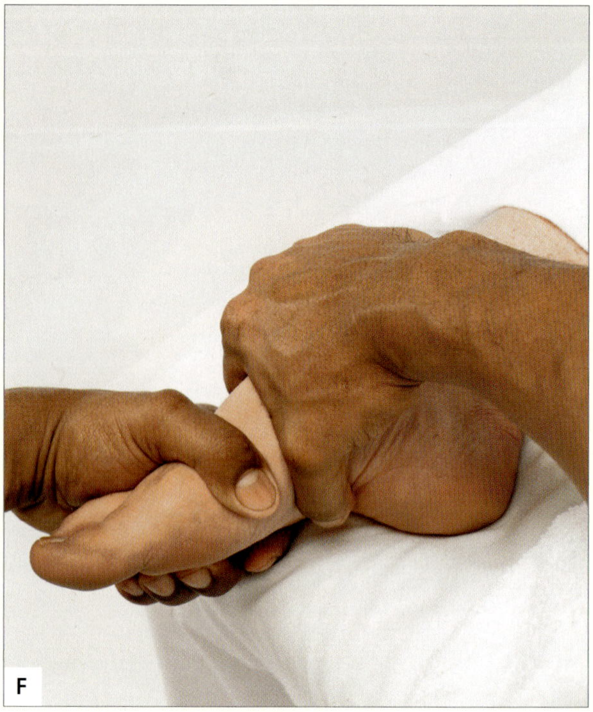

F

3. 脊柱の反射ラインをつねり、ねじる

一方の手でパートナーのかかとを支え、もう一方の手の親指を足裏側に、人差し指を甲側に当て、脊柱の反射ラインに沿って優しくつねっていきます(写真E)。脊柱の反射ラインの親指側の端から始め、かかと側の端まで進んだら折り返して親指側まで戻ってください。続いて両手で足を包むように持って両親指を脊柱の反射ラインに当て、タオルを絞るように両手を逆方向に動かして足をねじります(写真F)。この動作によりパートナーに脊柱が緩んだ感じ、温かくなった感じを与えることができます。

脊柱の反射ライン

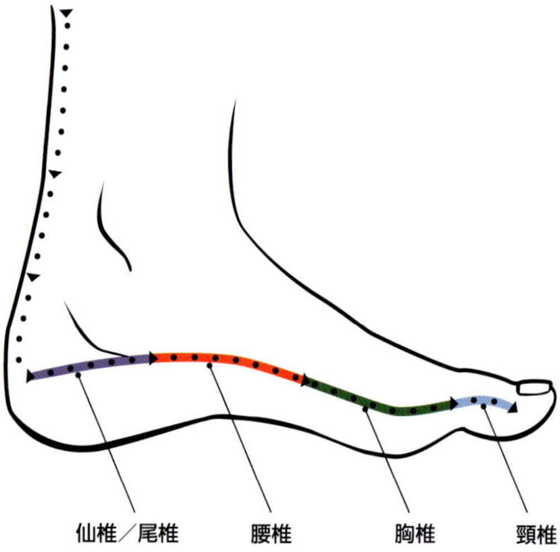

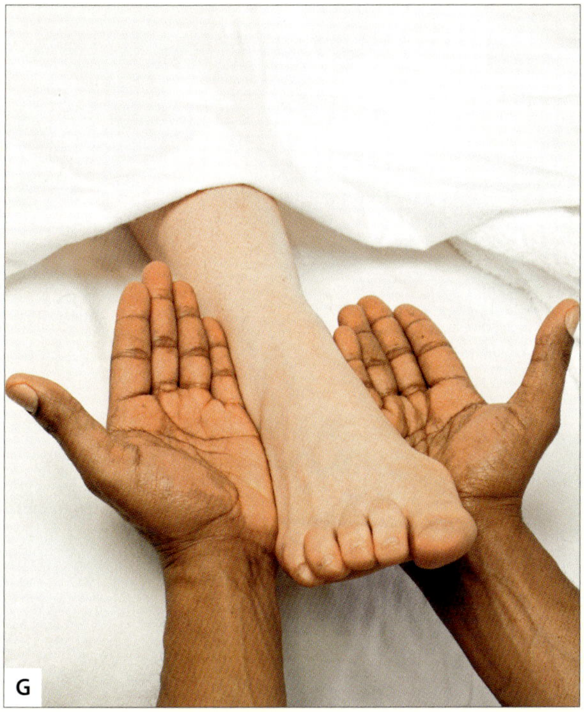

G

4. 足を揺らし、足指を持ち上げる

両手のひらを上に向けて間にパートナーのかかとを挟み、両手を元気よく前後に動かします(写真G)。この動作により足が前後にゆったりと揺れ、かかとが温まります。それからパートナーのつま先(5本の指)をつかみ、持ち上げて足裏の筋肉を伸ばします。

自然な治癒

リフレクソロジーの有効性を主張する意見は長い間、医療従事者たちの間で冷笑の的にされていました。しかし米国の国立補完代替医療センターは現在、リフレクソロジーが病気や生活の質、身体機能に対して短期的にも長期的にも効果を及ぼす統合的な健康法であることを認めています。また、中国や欧州などで行われている現在進行中の研究によって、リフレクソロジーの以下の効果がすでに証明されています。

- リラクセーションを促し、ストレスを緩和する。
- 偏頭痛と緊張型頭痛を緩和する。
- 腎機能を改善する
- 高齢者の日常の活動を向上させる。
- 血行を促進し、高すぎる血圧を下げる。
- 血清コレステロール値を改善する。
- 術後などの痛みを緩和する
- 月経前症候群(PMS)の症状を緩和する。
- 術後の回復を速める。
- 癌治療に伴う吐き気、不安、痛みを軽減し、癌治療期間の生活の質を向上させる。
- 消化器官への血流を促し、便秘を改善する。
- 2型糖尿病の症状を改善する。
- 特定のタイプの関節炎の痛みを緩和する。
- 睡眠の質を向上させて疲労やスポーツ選手の筋肉痛の回復を速め、不眠症を改善する。
- 幻肢感覚の緩和に役立つ。
- 不安、うつ、心的外傷後ストレス障害(PTSD)を和らげる。
- 陣痛、分娩、授乳を助ける。
- 疲労による足の不快を和らげる。

クリスタルを破壊する

施術中、反射区にしこりのようなものを感じることがあります。これは「クリスタル」と呼ばれる老廃物の結晶で、その反射区に対応する部位のバランスが崩れているサインです。リフレクソロジーではこのクリスタルを破壊することにより、対応する部位のエネルギーの滞りをなくし、痛みを和らげ、機能を改善することができます。

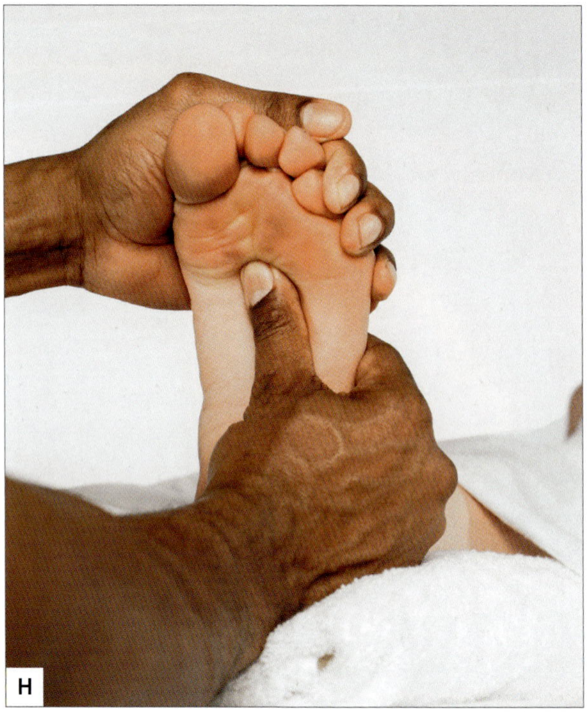

H

5. 足を引き寄せて親指に押しつける

一方の手の親指をパートナーの足裏の横隔膜ラインに押し当て、もう一方の手で足の上部を引き寄せることにより、親指による圧迫を穏やかに強めます（写真H）。この動作を横隔膜ラインの内側（親指側）の端から始め、親指の位置を少しずつ外側（小指側）にずらしながら、息を吐くごとに繰り返してください。外側の端に達したら、親指を横隔膜ラインの中央（太陽神経叢《そう》のポイント）に戻し、そこをもう一度押しながら足の上部を引き寄せます。この動作を行うときはパートナーにまず息を吸い込んでもらい、圧を加えている間は息を止めてもらい、力を緩めるときに息を吐き出してもらいます。

6. 脚を引いて背中、腰、膝を伸ばす

パートナーの膝が曲がっていたら、ふくらはぎの下に枕を入れて楽に伸ばしてもらいます。それから一方の手でかかとを、もう一方の手で足の甲を持ち、自分の上体を後ろに傾けながらゆっくりと手前に引っ張ります。この間パートナーには深呼吸をしていてもらってください（写真I）。こうして背中、腰、膝をリラックスさせたらリラクセーションの手順は終了です。

7. 反対の足にも同様に

反対の足にも同様にリラクセーションの手順を行ってください。

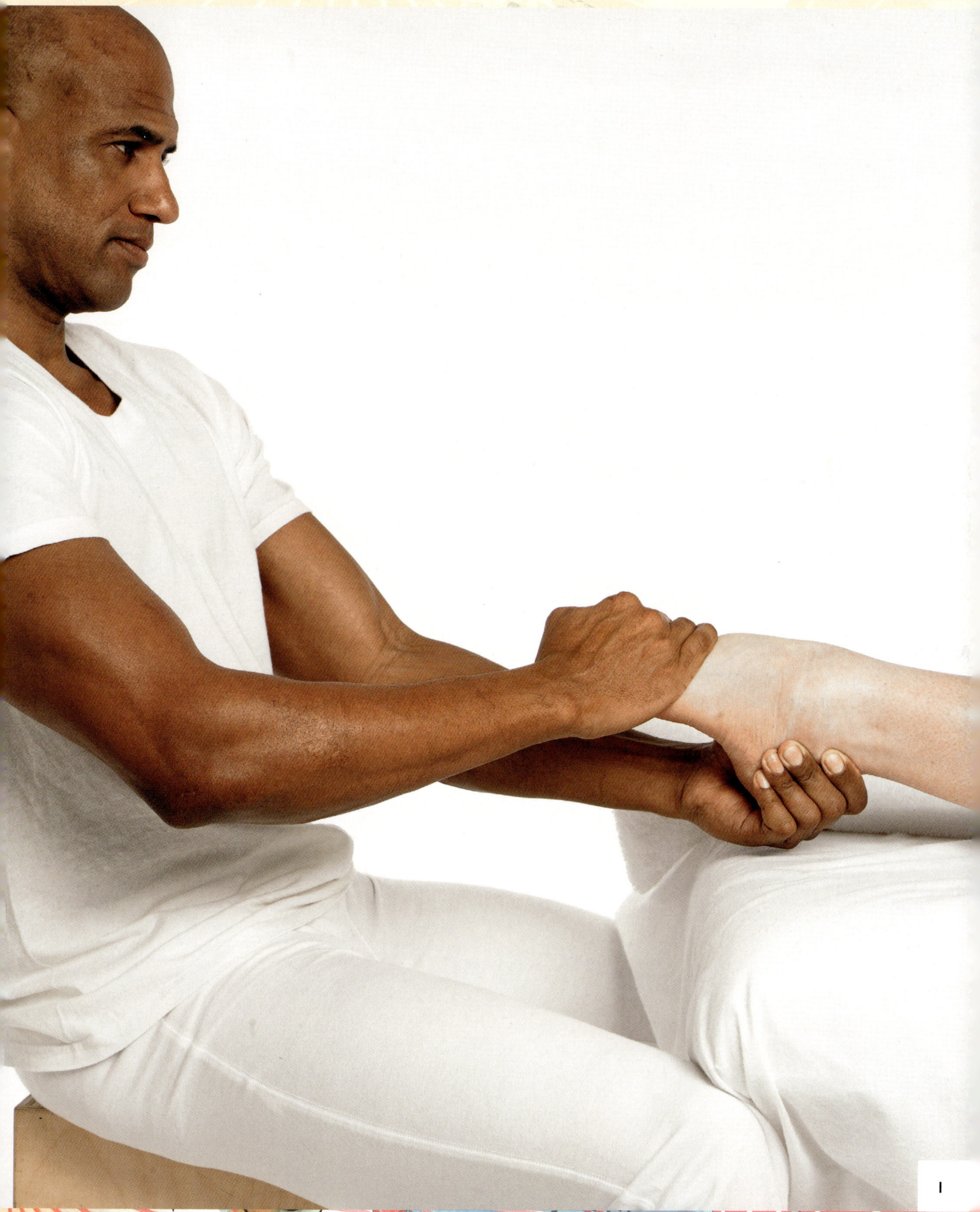

1

ストレス解放の手順

ストレスは神経系の問題と思われがちですが、実際には生理的な問題も大きく関わっています。ストレスの体への影響に働きかけることで、身体各部を長期的なダメージから守ることができます。ストレス解放の手順でも呼吸に合わせてポイントを刺激するようにしてください。

手技を練習する

手順を始める前に以下の手技を練習しておきましょう。

親指で歩く　親指を自分の反対の前腕や太腿などに当てて練習しましょう。まず親指の第一関節を曲げて親指の先を皮膚に垂直に立て、体の奥に向かって押します。それから体の奥に向かう圧を加え続けながら第一関節を伸ばしてください。続いて再び第一関節を曲げて指先を立てると指が少し前進しているはずです。この動作を繰り返してください(写真A)。

親指以外の指で歩く　「親指で歩く」のと同じ動作を親指以外の1本または2本以上の指で同時に行います(写真B)。

円を描く　親指の先を反射ポイントに当てて小さく円を描きます。皮膚の上を滑りながら動くのでなくドリルで奥に進んでいくイメージです。とくに指定がないかぎり、女性には時計回りに、男性には反時計回りに行ってください。

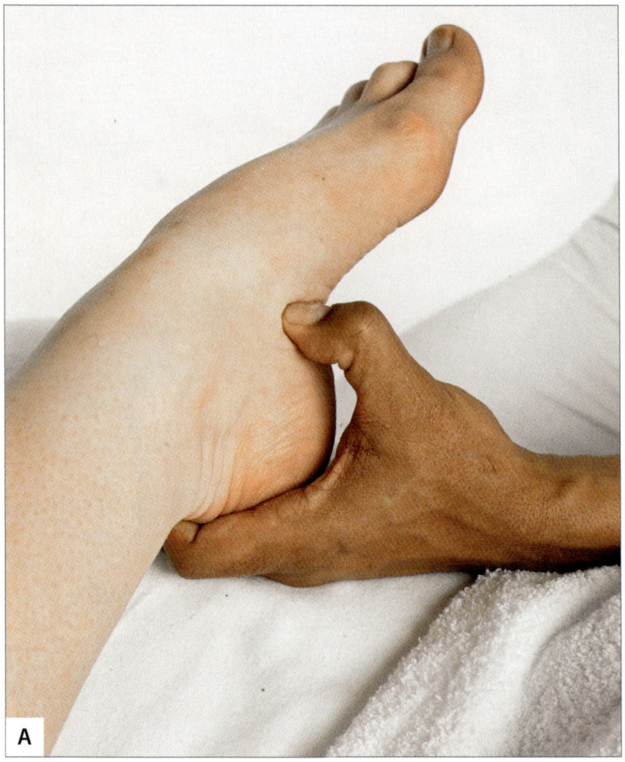

A

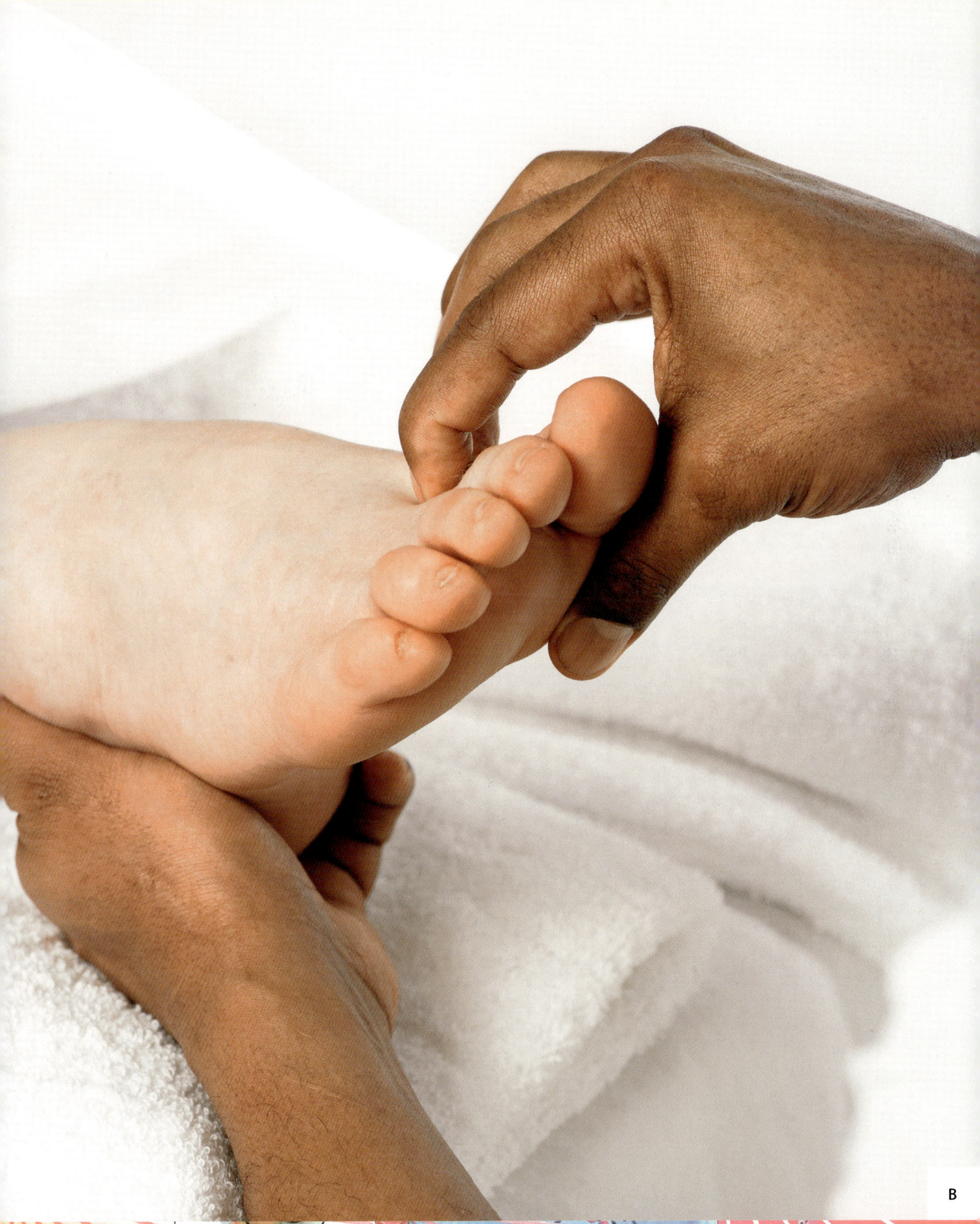

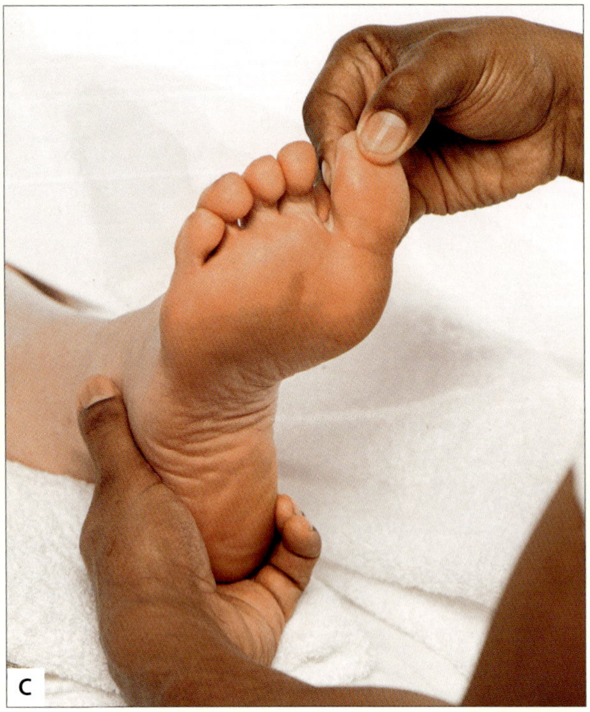

C

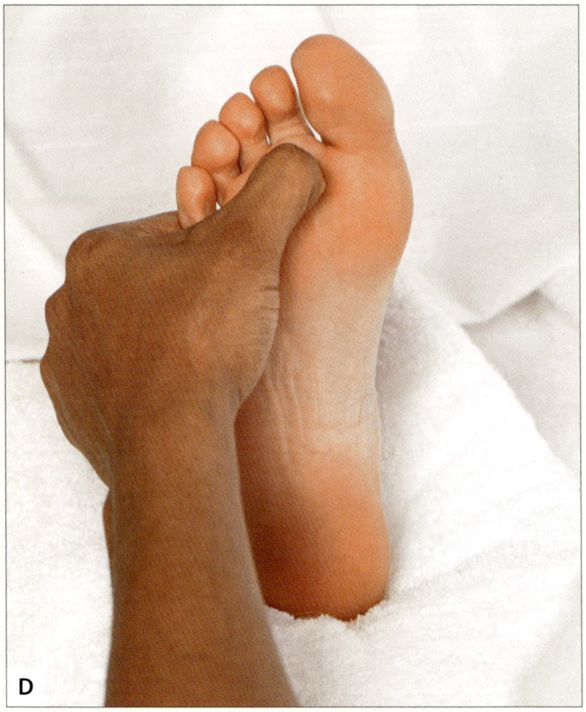

D

1. カウント数も回数も「7」

ストレス解放の手順のどの動作もまず左足に、続いて右足に7回ずつ行ってください。初めにリラクセーションの手順でも行った横隔膜ラインを内側の端から順に押していき、最後に太陽神経叢のポイントを押す動作をもう一度行ってください。太陽神経叢のポイントは7か9まで数える間押し続けます。そうすることによりリラクセーションの手順で深めた呼吸をさらに深め、腹部の臓器と筋肉をリラックスさせることができます。

2. 脳下垂体のポイントを押す

足の親指の裏の最も太いところの中央にある脳下垂体の反射ポイントを親指で押します（写真C)。7まで数えながら真っ直ぐに押し続けても円を描いてもいいでしょう。このようにして左右の足のこの部分をしっかりと7回ずつ刺激すると心が穏やかになっていきます。

3. 甲状腺と副甲状腺の反射ラインを刺激する

足の親指の裏の付け根のしわに沿って、端から端まで親指で歩きます（写真D)。これは甲状腺の反射ラインです。続いて足裏上部のふくらみの最下部から第一中足骨と第二中足骨（中足骨は足指から続く足の中ほどの5本の骨。親指から続くのが第一中足骨）の間を指の付け根まで親指で押していきます（写真E)。これは副甲状腺の反射ラインです。甲状腺と副甲状腺の反射ラインを刺激すると体の中に穏やかさが広がっていきます。

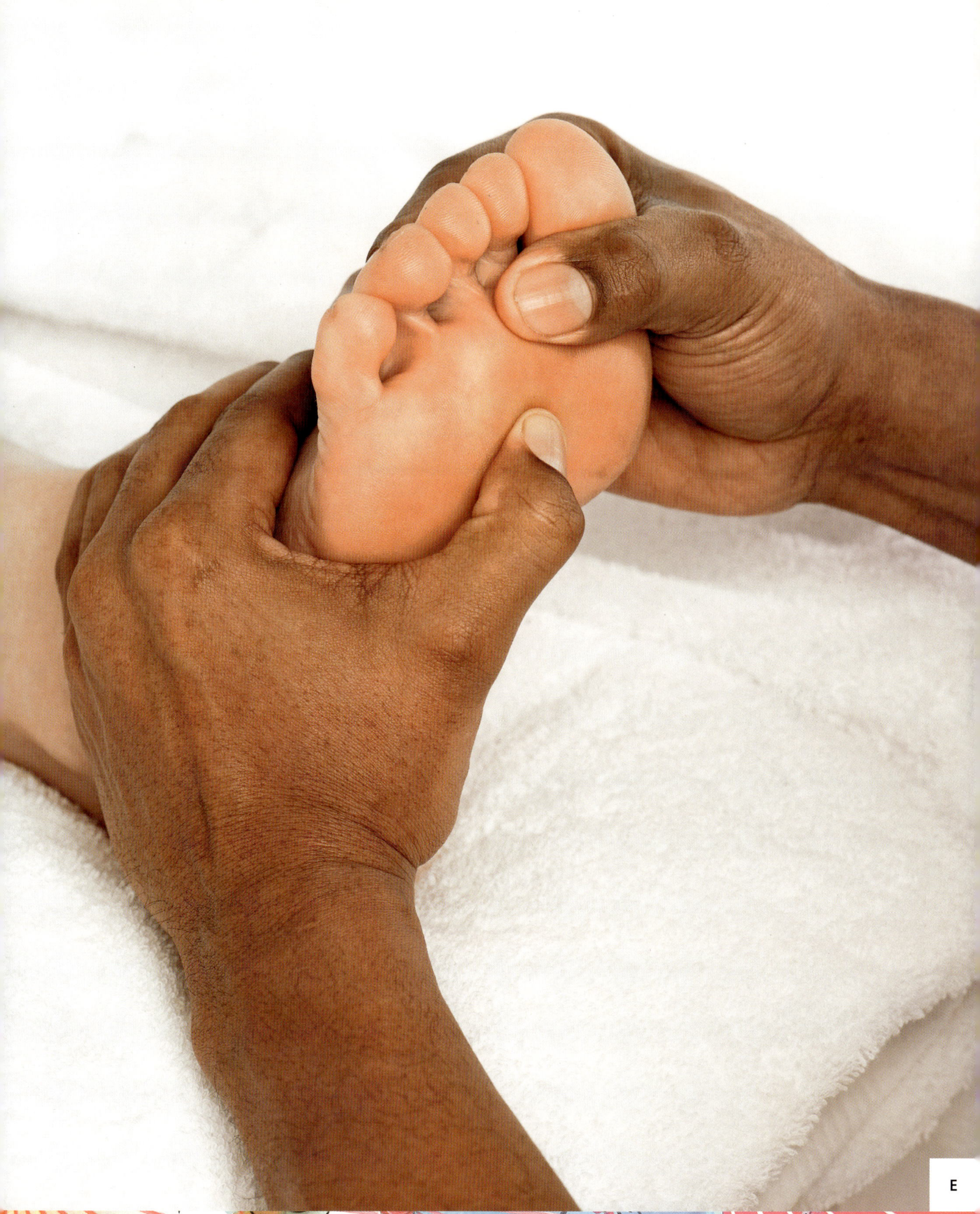

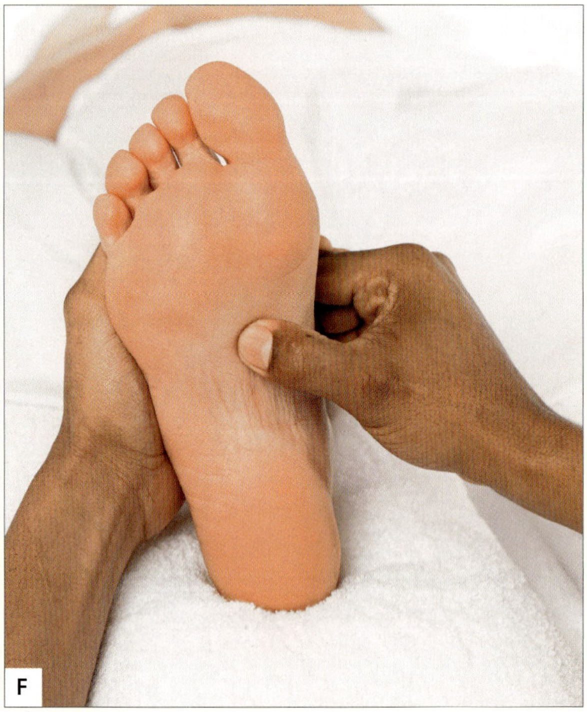

F

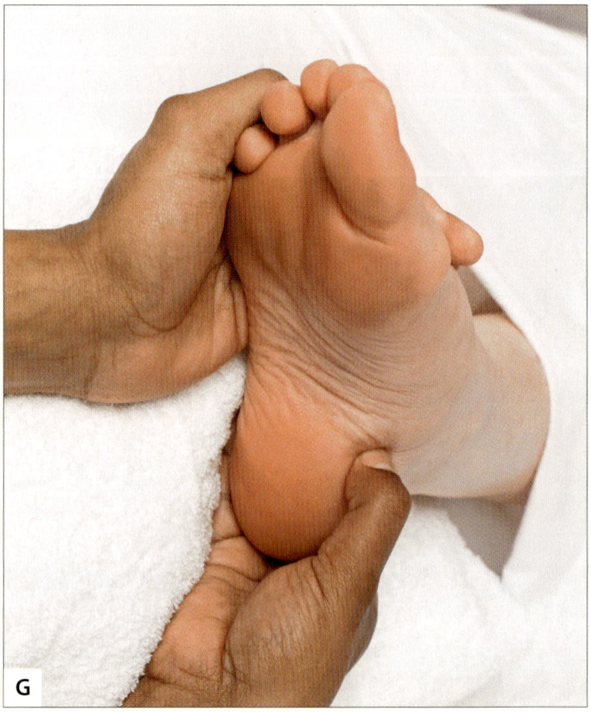

G

4. 肺を刺激して組織を活性化する

肺の反射区は足裏の横隔膜ラインから中指の付け根の両側までの平行の2本のラインです。この2本のライン上をそれぞれ横隔膜ラインから中指に向かって親指で歩いてください（写真F）。続いて同じ動作を足の甲側の同じ部分（副次的な反射区）でも行うとより効果的です。こうして肺に働きかけることにより、血液中の酸素を増やし、全身の組織を活性化することができます。

5. 腎臓を刺激して体内の水分を調整する

腎臓の反射区はウエストラインで二分される足裏中央部のそら豆型の部分で、水分や血圧の調整と関係しています。ここに働きかける方法は2つあります。1つはこの反射区内を親指で歩く方法、もう1つは親指全体をこの反射区に当てて押したり円を描いたりする方法です。また、かかと上部内側の膀胱の反射区から尿管の反射ラインを通って腎臓の反射区まで親指で歩く動作も効果的です（写真G）。

6. 脊柱の反射ラインを親指で歩く

脊柱の反射ライン（p. 110の図を参照）は脊髄神経の反応に関わる重要なラインです。脊髄から伸びる31対の脊髄神経は内臓や四肢に続き、全身の感覚機能や運動機能、感覚と運動を統合する機能を司っています。脊柱の反射ラインは足の内側に沿って親指の爪の脇からかかとの内側まで続いています。この反射ラインの全域をかかと側から親指側まで親指で歩いて刺激してください（写真H）。この

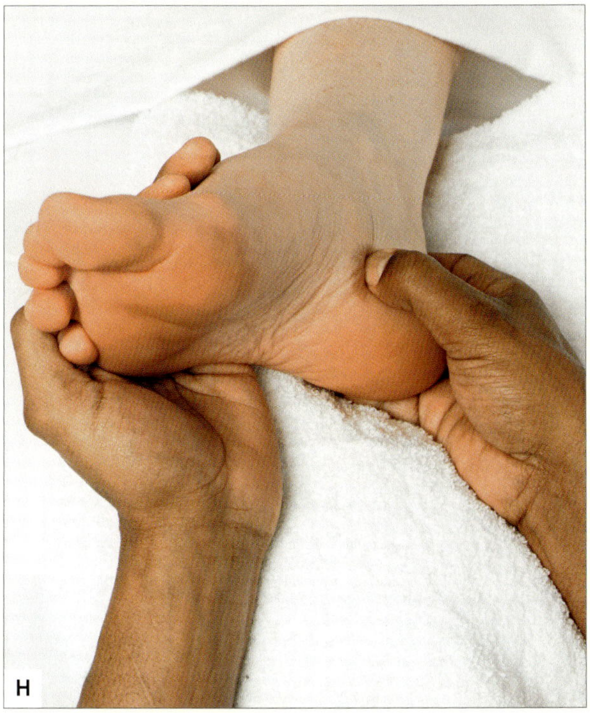

ように足の前に向かって刺激していくと、脊髄を少しずつ頭に近い部分に向かって刺激していくことになります。

7. 横隔膜ラインと太陽神経叢のポイントを再度刺激する

手順の初めに行った横隔膜ラインを内側の端から順に押していき、最後に太陽神経叢のポイントを押す動作をさらにもう一度行ってください。呼吸をさらに深くすることができます。

リフレクソロジーの古代史と現代史

リフレクソロジーは古代から行われていたので起源を辿るのは容易ではありません。古くは口承で伝えられていたと考えられており、紀元前2330年にさかのぼるエジプトの墓に象形文字で描かれたものがリフレクソロジーの最初の記録だとされています。中国、日本、インド、欧州、北南米でも、手や足への刺激が全身に影響を与えることが古くから知られていました。

1917年、医師のウィリアム・フィッツジェラルドがリフレクソロジーの前身である「ゾーンセラピー」を考案しました。手足の特定の部分に圧が加わると患部の痛みが和らぐことを手術中に発見したのがきっかけです。彼は体を縦に10のゾーンに分割することを考え、あるゾーンの一部を刺激すると、そのゾーン内のすべての部分に影響があると説明しました。その後、セルビー・ライリー博士がこの理論を発展させ、体を水平方向に分ける図を発表しました。1930年代になると理学療法士のユーナス・インガムが理論をさらに進め、最も有効な反射ポイントは足に存在することを発見し、現在使われている標準の足裏反射区図をつくりました。

チャクラの手順

インドの伝統によれば、チャクラとは意識に関わるエネルギーの渦であり、体の微妙な構造の一部でもあり、エネルギーの場でもあります。各チャクラは体の特定の内分泌腺（ホルモンを分泌する腺）と結びついています。そのため、エネルギーのバランスを整えることはホルモンバランスを整えることに、ひいては若々しい活力を高めることにつながるのです。

基底のチャクラ——生殖腺（精巣、卵巣）
仙骨のチャクラ——副腎
太陽神経叢のチャクラ——膵臓
心臓のチャクラ——胸腺
喉のチャクラ——甲状腺と副甲状腺
第３の目のチャクラ——脳下垂体
頭頂のチャクラ——松果体

足のチャクラ

チャクラに対応するポイントは、足の内側の親指からかかとまでの脊柱の反射ラインと、手の親指から手首までのラインに存在しています。足を刺激してチャクラのバランスを整える方法は２つあります。１つは足指を刺激する方法、もう１つは脊柱の反射ラインに並ぶチャクラポイントを刺激する方法です。

1. 指に色を吹き込む

パートナーに座るか仰向けに寝てもらい、両手でそれぞれパートナーの左右の足または手の同じ指を持ち、その指に適切な色（次頁を参照）を送ることをイメージします。これを自分またはパートナーがもう十分だと感じるまで続けてください。この時間は普通30秒から１分ほどです。深いため息やあくびが出たら変化が起きたというサインです。それから次の指に移り、同じ作業を続けてください。２人にもたらされる平和と調和の感覚を意識しながら行いましょう。

2. チャクラポイントを押さえる（さする、叩く、震わせる）

両手の親指（または人差し指と中指の２指）をパートナーの左右の足の同じチャクラポイントに同時に当て、そこにチャクラの色を送ることをイメージするか、パートナー自身にその色を吸い込むことをイメージしてもらいます。その間、変化が起きたと感じるまでそこを押さえて静止するか、さするか、叩くか、震わせてください。２人のどちらかにため息かあくびが出たら、または自分の手や体の中にエネルギーや振動を感じたら、変化が起きたサインです。

3. 調和を築く

最後に基底のチャクラと頭頂のチャクラを結びつけて身体的・精神的調和を築くために、それぞれに対応するポイントを同時に押さえて静止します。これでチャクラの手順は終了です。この手順で衝撃的な変化を感じる人もいれば、変化に（少なくとも顕在意識の上では）気づかない人もいます。しかしいずれにしても、この手順により心身は大きく調整されます。施術者はこの手順を終えたとき、平和とリラクセーションがパートナーの中だけでなく自分の中にももたらされたことに気づくでしょう。

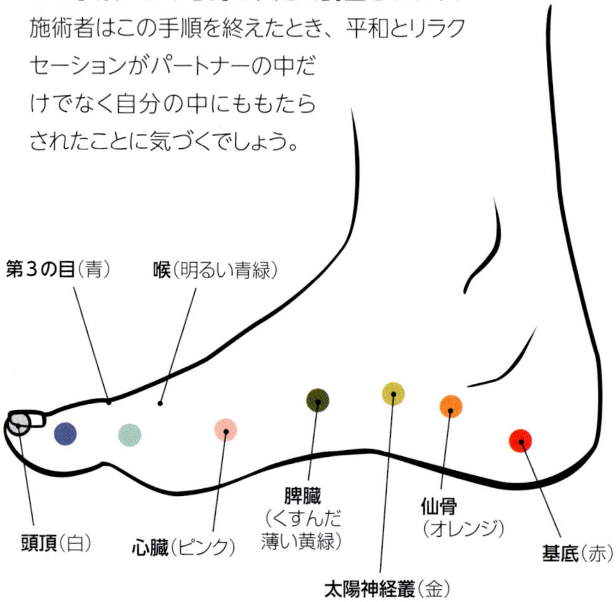

自分の世界に色をつける

足と手の指にはそれぞれのチャクラと色があります。

a. 第５指（小指）――基底のチャクラ。赤。
b. 第４指（薬指）――仙骨のチャクラに対応。オレンジ。
c. 第３指（中指）――太陽神経叢のチャクラ。黄色。
d. 第２指（人差し指）――心臓のチャクラ。緑またはピンク。
e. 第１指（親指）の根元――喉のチャクラ。青。
f. 第１指（親指）の第一関節――第３の目のチャクラと頭頂のチャクラ。藍と青紫。

基底のチャクラ――内くるぶしの真下より少しかかと寄りの浅くくぼんだ部分

仙骨のチャクラ――足の舟状骨《しゅうじょうこつ》の内側で、かかとと土踏まずの境目あたり

太陽神経叢のチャクラ――中足骨の根元の内側

心臓のチャクラ――足の内側で、中足骨の先端の内側

喉のチャクラ――親指の根元

第３の目のチャクラ――親指の内側中央部

頭頂のチャクラ――親指の先

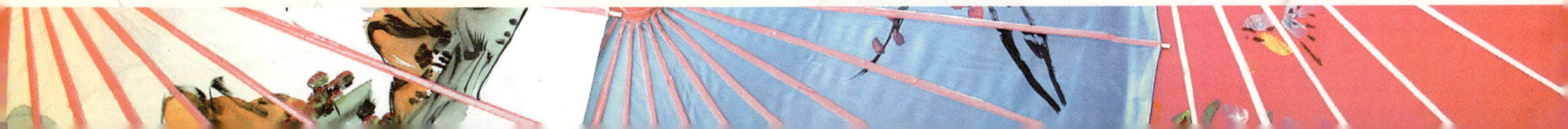

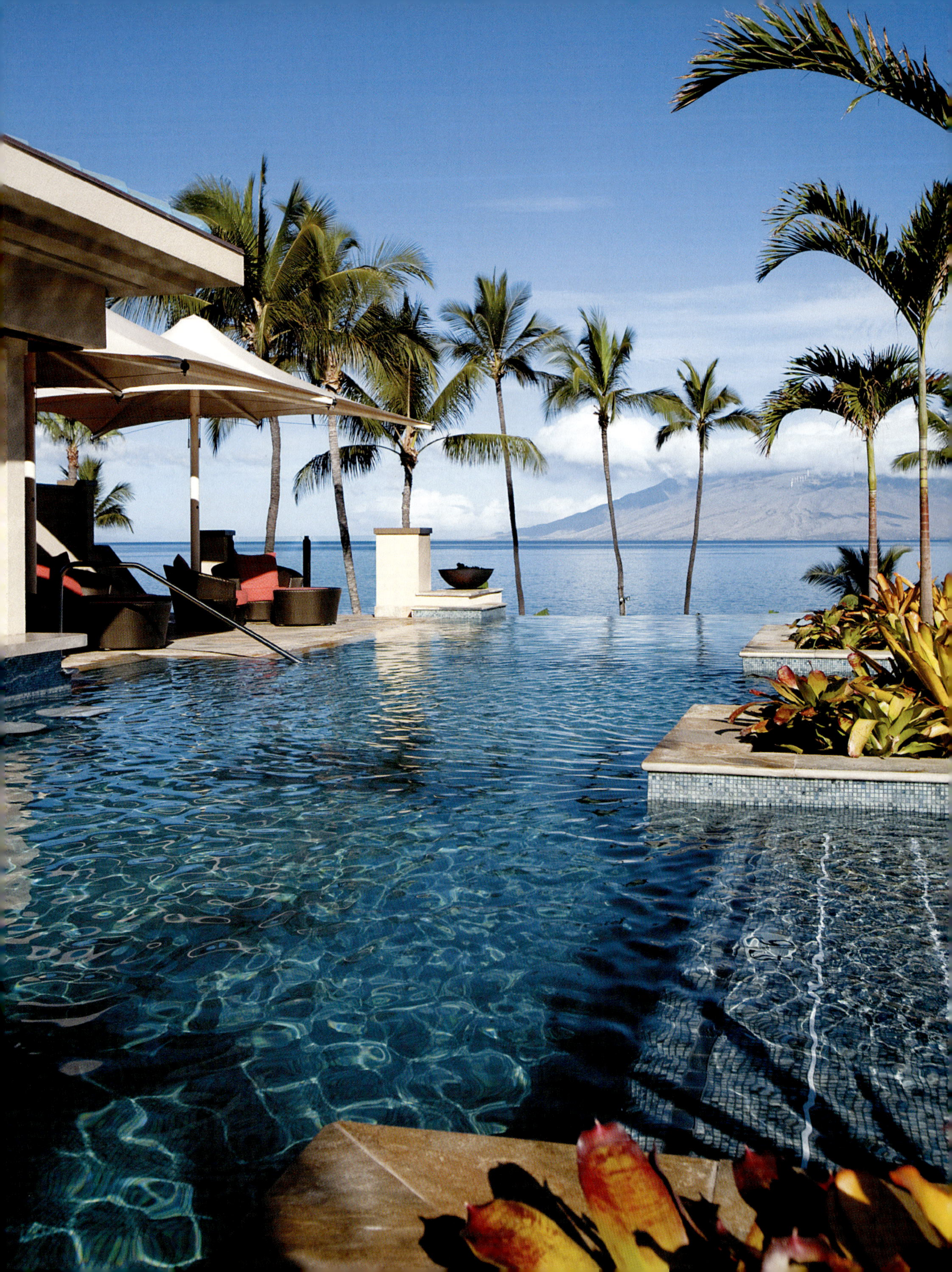

第５章

愛とハーモニーを舞わせるロミロミ

ロミロミという言葉は「マッサージ」または「愛を織る」という意味です。ロミロミの基盤には「万物はハーモニーと愛とバランスを求める」というハワイ伝統の「フラ哲学」があります。ロミロミは動きながらの祈りであり、流れるようなストロークを通して受ける人の体と魂を癒し、その人の本来の柔軟性とバランスを回復させるものなのです。

伝統的にロミロミは床に手織りの茣蓙《ござ》を敷いて行われていました。しかし今日ではたいていマッサージベッドが使われています。施術時間は45分ほどのこともあれば、数時間に及ぶこと(カフナと呼ばれるハワイのヒーラーが行う儀式的なロミロミの場合)もあります。

ロミロミは体の広範囲に同時に働きかけることが多いため、体を覆う布は最低限しか用いません。オイルはたいていたっぷり用い、エッセンシャルオイルを加えることもあります。また、施術中は受術者にも深く呼吸してもらい、プラスの思いだけを心に招き入れることを通してプロセスに参加してもらうのが理想です。

ロミロミの準備

受術者には施術の数時間前から重い食事とアルコールを避けてもらってください。できれば施術者も同様にしたほうがいいでしょう。ロミロミにはフラの動きをたくさん用いるからです。

マッサージベッドは静かな環境に置きましょう。そしてフラの神聖さを思い出すため、部屋をキャンドルや花で飾るといいでしょう。ロミロミではオイルをたっぷり用いるので、オイルをプラスチックボトルかボウルに入れて最低でも室温まで温めておいてください。ロミロミを受けると髪も体もオイルだらけになります。ですから受けたあとシャワーを浴びずに仕事に出かけられるようなボディーワークではないことを事前に受術者に伝えておきましょう。ベースオイルに少量のエッセンシャルオイルを加えてもいいでしょう。イランイランには筋肉をリラックスさせる作用、沈静作用、催淫《さいいん》作用があり、ローズマリーやマジョラムには筋肉痛や頭痛を緩和する作用があります。

シーツやタオルはオイルだらけになってもかまわないものを使うか、オイルのよく落ちる洗剤を用意しておき、施術後すぐに洗うようにしてください。オイルがついたまま放置すると染みやにおいのもとになります。体に掛ける布はバスタオルでもハンドタオルでもかまいませんし、何も使わなくてもかまいません。ただし何もかけない場合は部屋を十分に温かくすることとよい雰囲気をつくることがとくに重要です。

ロミロミは普通伏臥位から始めます。そして最初に数分間の静寂の時間をとり、その間に両手のひらを上に向けて宇宙のエネルギーを受けとるか、両手のひらをパートナーの背中に軽く当ててエネルギーを送りながらパートナーとのつながりをつくります。この短い間に伝統的なロミロミの施術者は、求める癒しを実現させるための祈りの言葉を唱えたり歌ったりします。一般の人がロミロミを行う場合も、求めるものが心身の調和や幸福であるかぎり、この伝統的な方法にしたがい、祈りの言葉を心の中で、あるいは声に出して唱えたり歌ったりしてもいいでしょう。

ホットストーンは溶岩

ロミロミの動作や手順の要領がつかめたら、ホットストーンを取り入れてもいいでしょう。溶岩が豊富なハワイでは、癒しのマッサージに伝統的に溶岩が用いられていました。

意図を持って始める

多くのボディーワークの例にもれず、ロミロミも「意図」を持って取り組むことがとても大切です。パートナーのためにどんな癒しを実現させたいのかを明確にし、それに集中して取り組むことが質の高い施術につながります。

ロミロミの動作、ストローク、圧

- 腰と前腕と手でリズミカルにらせんを描くフラの動きにより、受術者の体に穏やかな波を起こします。受術者を完全にリラックスさせるために体の異なる部位を同時にマッサージすることもあります。
- フラの腰の動きに合わせ、両手で8の字やらせんを描きます。
- 優しいストレッチと軽い関節回しで緊張をほぐし、エネルギーの流れを促します。
- 圧を加えることより流れるような動きを伝えることを重視します。すべての動作が軽くなめらかでなければなりません。受術者がくすぐったがらなければ圧の強さは十分です。

伏臥位の手順

ロミロミの施術はいつも同じではありません。パートナーの体がどう反応するかによって、あるいはパートナーがリラックスしたいのか元気を出したいのかによって、ゆっくりとした穏やかな施術にするべきときもあれば、スピーディーで躍動的な施術にするべきときもあります。施術を始めるときはいつもそのことを思い出してください。また、施術を始めてからはときどきパートナーに声をかけ、力を抜いて完全にリラックスするように、そして深く呼吸をしながらリラクセーションと喜びと平和を受け入れるように促してください。

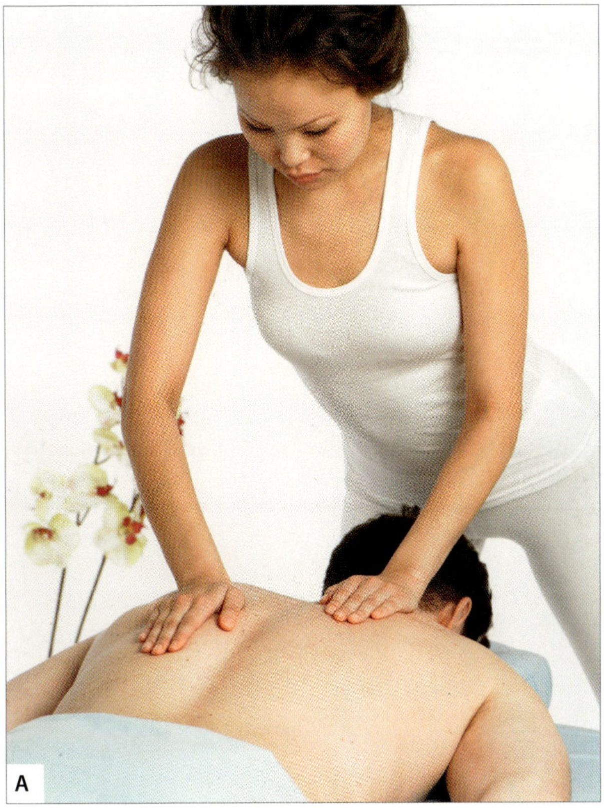
A

1. 手のひらで背中を歩く

ベッドの頭側に立ち、まだオイルをつけていない両手のひらでパートナーの背中を歩きます。左手を踏み出すときは左手と左脚に、右手を踏み出すときは右手と右脚に体重をかけながらフラを踊るイメージで腰を8の字に動かしてください(写真A)。また、脊柱の両側を歩くようにして、脊柱を直接押さないようにしてください。体重は手の付け根から指先までに均等に乗せるようにします。そして体重を乗せ

ハワイアンミュージックでフラを思い出す！

ロミロミを行うときは、ハワイアンミュージック（またはその他の流れるような音楽）を流すと雰囲気がよくなるだけでなく、フラらしい動きを保ちやすくなります。また、施術の前に少し時間をとり、音楽に合わせて体を動かしておくといいでしょう。まず体重を移動させながら腰で8の字を描き、息を吸いながらゆっくりと腕を上げ、息を吐きながら波のような動作でゆっくりと下げていきます。それから腰を横に、あるいは円を描くように動かしながら少しずつ全身を音楽に乗せていきましょう。こうしてしばらく動いていると強力なエネルギーが全身を巡り出すのを感じるはずです。これはエネルギーをパートナーに伝える準備が整ったサインです。ロミロミは流れるような動作を用いるボディーワークであり、その動作はエネルギーを充電した施術者の全身から湧き出るものでなくてはならないのです。

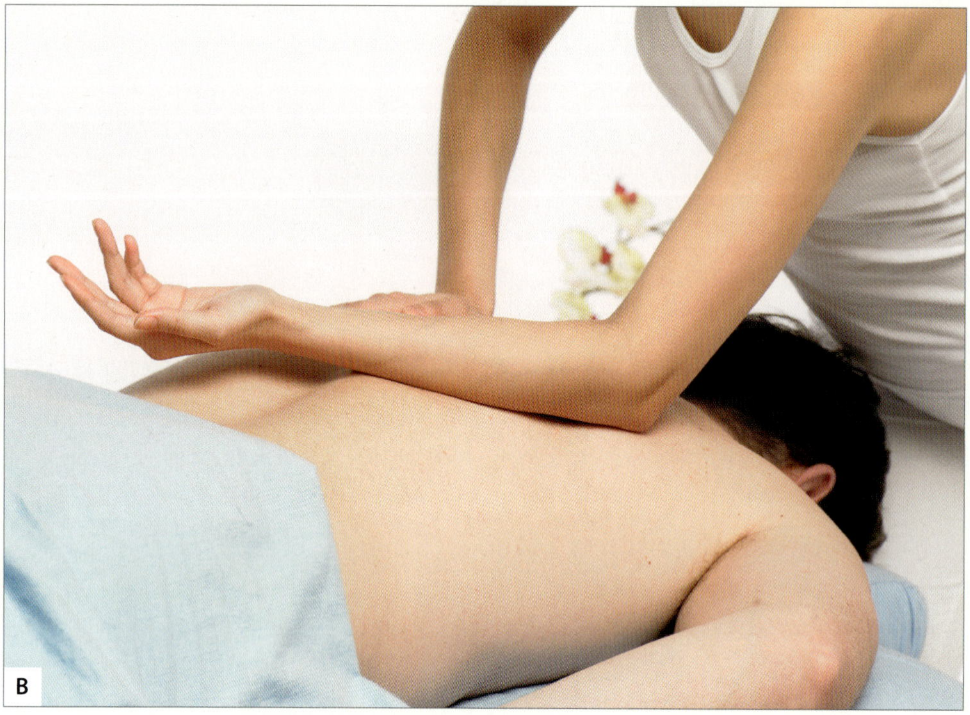

B

るたびに外側に向かって揺れる動きも加えてください。このようにして肩から腰まで歩いたら、同様の動作で肩まで戻ります。

オイルをつけて8の字を描く

引き続きベッドの頭側に立ち、両手にオイルをたっぷりつけ、そこに息を吹き込みます。これは両手に命を吹き込む動作です。それからまず両手のひらでパートナーの背中にオイルを伸ばし、続いて両前腕で交互に背中に8の字を描いていきます。手のひらを上に向けて腰に向かい(写真B)、手のひらを下に向けて手前に戻って(写真C)ください。全身をリズミカルに動かしながら体重を筋組織に適度に「落とし」ていきます。ただし脊柱の上を通るときは表面をかする程度にして圧は加えないでください。また、圧を加えるのは基本的に手前から遠くへ向かうときだけです。ロミロミではどんな動作のときも遠くから手前に向かうときはほとんど圧を加えません。

エネルギーを伝え、癒しのダンスをする

ロミロミはパートナーの体にエネルギーをらせん状に入れ込みながら、緊張を1層ずつ壊していくイメージで行います。途中でときどき小休止をとり、パートナーにそれまでの動作の効果を味わう時間を与えてください。プロの施術者の中には、この小休止の時間に一方の手を高く上げてもう一方の手をパートナーの体に当てておくことにより、エネルギーを集めて下に流す人もいます。ロミロミは癒しのダンスであると理解し、ストロークはつねに全身で行うようにしてください。体の各層が緊張から解放され、組織が緩んで軽くなってきたのを感じたら圧を少し強めてもかまいません。ロミロミではきわめて軽い圧から強い圧まで、また遅い圧から急速な圧まで用います。用いる圧の強さとスピードはパートナーとコミュニケーションをとりながら決めていきましょう。

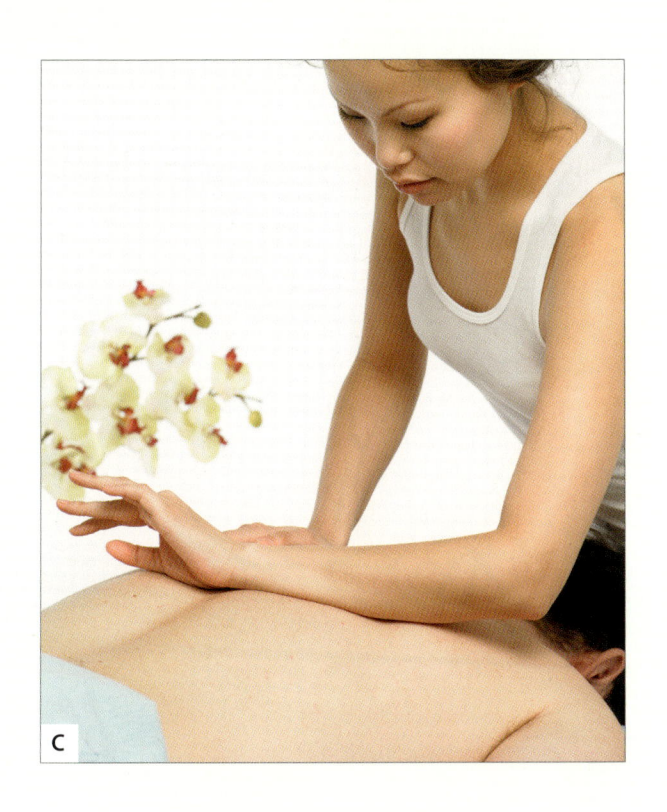

C

力の源泉

ロミロミのどのストロークでもそうですが、長いストロークではとくに、動作を体の中心から湧き出させてください。宇宙から吸い込んだエネルギーを腕を通してパートナーの体にらせん状に吐き出していくイメージです。腕の力を使うのでなく全身で動いてください。腕だけを使うのと全身で動くのとではパートナーが感じるなめらかさがまるで違います。またストロークを行うときは一方の足を踏み出した形で立ち、前腕を自分の体の正面でパートナーの体に接触させ、接触点に注目しながら後ろの足から前の足に体重を移動させるようにしてください。

ロミロミの効果

- 閉じ込められていた緊張を解放し、ストレスを和らげる。
- 血液とリンパの流れを促す。
- 老廃物や毒素の排泄を促す。
- 体、心、魂、感情が若返る感覚をもたらす。
- 平和感、調和感、幸福感を高める。
- 筋肉の緊張だけでなく考え方のせいで滞っていた生命エネルギーの流れを活発にする。
- 免疫力を高める。
- 関節を緩める。
- 過剰になった自意識を元に戻す。

2. 脊柱を目覚めさせる

一方の手の人差し指と中指で脊柱を挟み、もう一方の手を重ねて指を強化し、下になった手の全体（付け根から支えられている指まで）に体重をかけ、脊柱を目覚めさせるつもりで腰に向かってさすっていきます（写真D）。終わったら前腕でらせんを描いて背中をリラックスさせてください。どのストロークもパートナーに安心感を与えるために3回から6回ほど繰り返します。ただし同じストロークを繰り返しすぎてパートナーを苛立たせないようにしてください。

縫うような動きで熱を発生させる

「マダムペレ・スペシャル」［マダムペレはハワイに伝わる火や火山の女神のこと］を用いて背中の筋肉に熱とエネルギーを発生させましょう。「マダムペレ・スペシャル」とは、前腕と手の尺骨側（小指側）の側面を縫うように動かす縦方向のフリクションです。これを脊柱に平行に行ってください。動きが速いほど生じる熱が多く、温める効果が大きくなります。また、前腕の前後2方向の動きが筋肉を惑わして緩みやすくします。この動作は筋肉が軟らかくなったと感じるまで、または前腕が疲れてくるまで続けてかまいません。両手はリラックスさせて行ってください。両手に力を入れてしまうと前腕の動きが硬くなってパートナーが気持ちよく感じません。

3. 背中と腰に8の字やらせんを描く

パートナーの側方に立ち、一方の前腕（パートナーの足に近い側にある前腕）を腰のどちらか一方の側に当て、そこからまず肩に向かう8の字のストロークを行い、アイロンをかけるように背中全体の筋肉を伸ばしていきます（写真E）。8の字を描く前腕が背中の両側を均等に通らなくてもかまいません。前腕が腰に戻ってきたら、そのまま前腕で腰周りに8の字を描いてから、今度は肘を使って同じく腰周りにらせんを描きます。肘を使うと体重をかけやすくなりますが、決してかけすぎないよう気をつけてください。圧は体のほんの表面に加わる程度で十分です。また、パートナーに自分の努力を感じさせるのでなく、腕が軽やかに踊る感じを

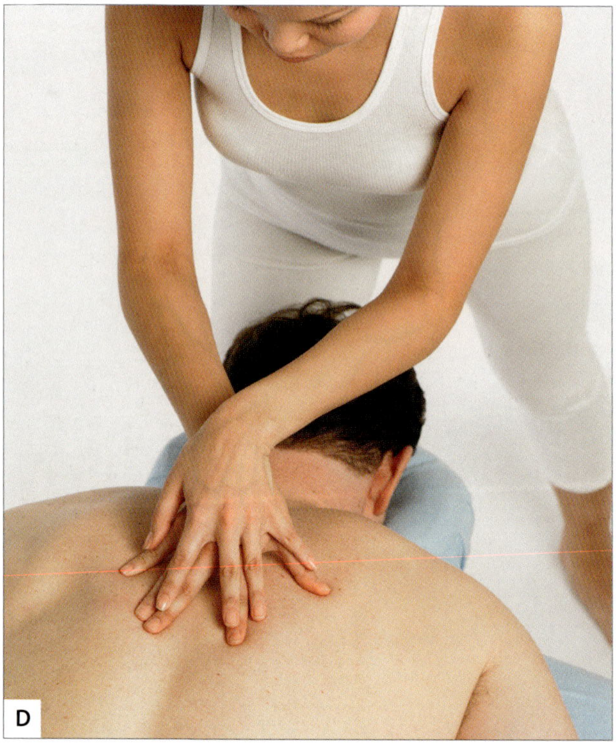

D

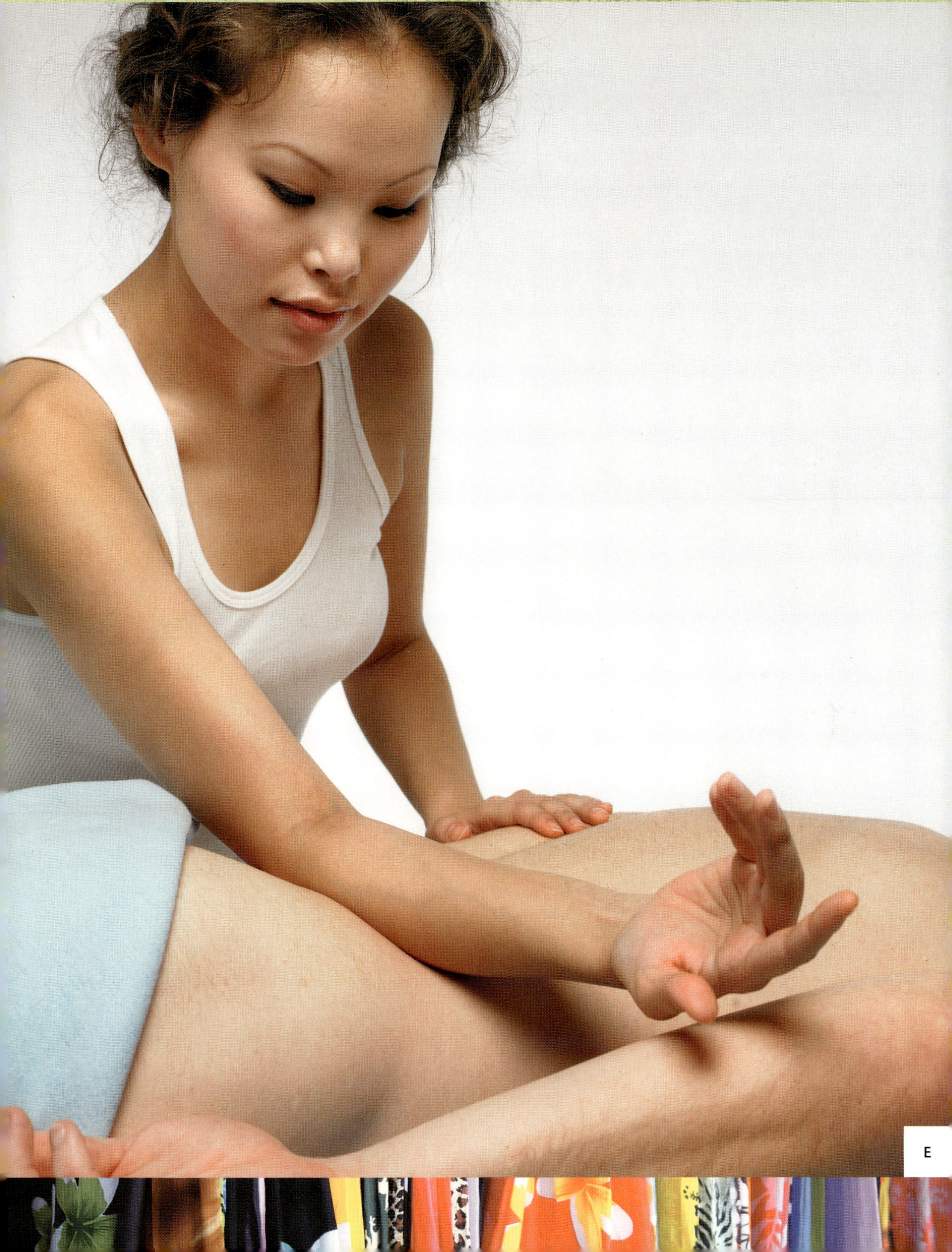

与えてください。腰に8の字やらせんを描く動作は、長時間の座り仕事や運転が原因で生じた緊張や不快を和らげるのに役立ちます。

前腕を体に沿って転がす

自分の体をパートナーの頭側に向け、背中の上でもう一度一方の前腕（パートナーの足に近い側にある前腕）を転がすように動かしていきます。まず腰から肩に向かい、肩甲骨の上で軽くらせんを描きながら自分の体の向きを変え、今度はパートナーの足側を向きます。それから引き続き前腕を転がす動作でパートナーの自分に近い側の腕を肩先から手まで辿り、折り返して肩に戻ります。自分の腰をつねに進行方向に向けて行うようにしてください。次に転がす腕を替え、パートナーの体の自分に近い側を、まず肩の筋肉（上部僧帽筋）を天井に向かってすくい上げるようにしてから腰まで辿り、続いて脚全体を通って足まで辿ります。足首（アキレス腱）で圧を弱めて足裏も辿ったら再び体をパートナーの頭側に向け、脚全体を今度は上に向かって辿り、腰に達したら動作を止めます。

軟らかな手、温かい心

施術者は手の当たりを軟らかくしなければなりません。硬く握ったこぶしを使うとパートナーが攻撃されている感じや不快な感じを受けるだけでなく、施術者自身の手にも負担がかかります。

アロハ：愛とエネルギー

アロハという言葉には挨拶の意味だけでなく「生命エネルギーをたった今喜んで分かち合う」という深い意味があります。このアロハスピリット（アロハの精神）はロミロミに欠かせない要素です。ロミロミは施術者と受術者の双方が喜びを感じられるものであるべきなのです。

ロミロミでは施術者のダンスのような動きが受術者のエネルギーブロックを取り除き、施術者の前腕から伝わる思いやりや愛が受術者の体の緊張をほぐします。ロミロミは受術者が本来の自由な自分を取り戻すのを助けるボディーワークなのです。

ロミロミは「（複数の）愛の手」と訳されることがあり、実際、受けてみると、一度に複数の人からマッサージを受けているように感じることがあります。ロミロミでは、ハワイで伝統的に「呼吸の分かち合い」「創造主のエッセンス」「宇宙のエネルギー」などと呼ばれているものの存在が大きな役割を果たしています。

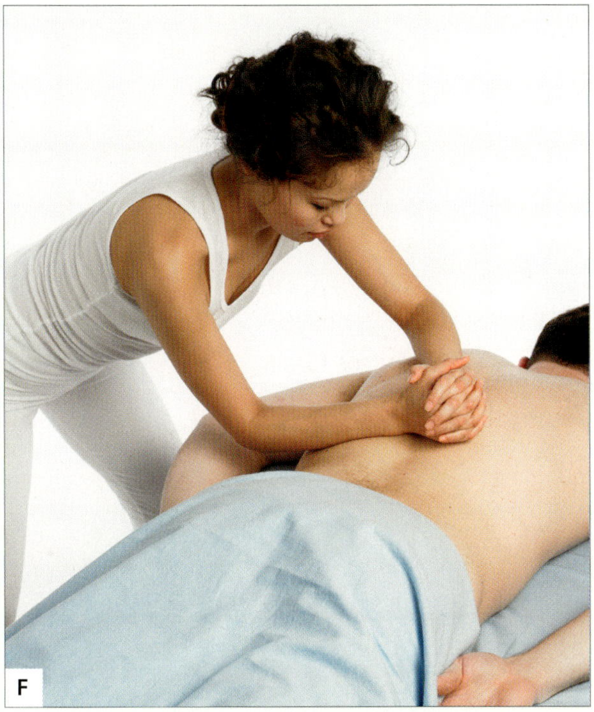

F

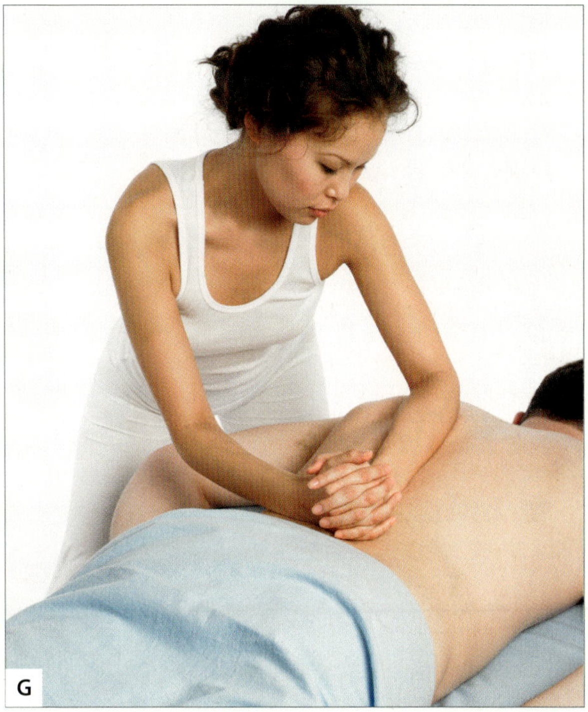

G

4. マナロイで2箇所をマッサージ

パートナーの腰を正面に見て立ち、両手の指を組んで両腕でV字をつくります。このV字を使ってパートナーの背中や肩や腰に8の字を描くことにより、パートナーの体の2箇所を同時にマッサージしてください。これはパートナーが2箇所に同時に集中できないことを利用して筋肉を効果的にほぐす「マナロイ」というテクニックです。これを行うと自分自身の背中の筋肉もほぐれていきます（写真FとG）。

仙骨周りのフリクション

　こぶしをもう一方の手の上に重ね、大転子（大腿骨最上部の外側に突き出した骨）の周りに8の字を描きます。両手をこのように使うと前腕を使うよりも体の深い部分に効果をもたらすことができます。この動作を筋肉が軟らかくなったと感じるまで続けてください。それから自分の体をベッドの頭側に向け、四指の背を使い、腸骨稜《ちょうこつりょう》（仙骨の両側にある腸骨の上の縁で、仙骨側からアーチ状に大転子の手前まで続く）を辿りながらその周りの筋肉に円を描くフリクションを行います（写真H）。筋肉が硬く張っているところがあれば、硬さがあまり気にならなくなるまで円を描くフリクションを続けてください。続いて四指の先を使って仙骨上にも小さく円を描くフリクションを行います。これにより脊柱の根元に閉じ込められていたエネルギーが解放され、仙骨が活性化します。

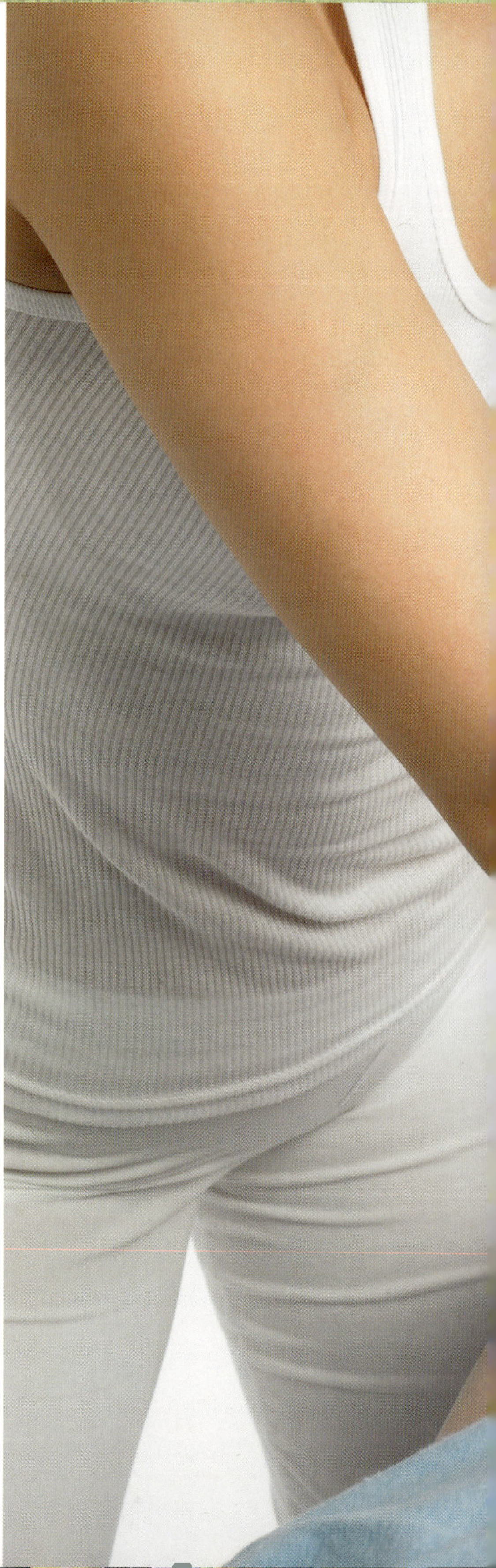

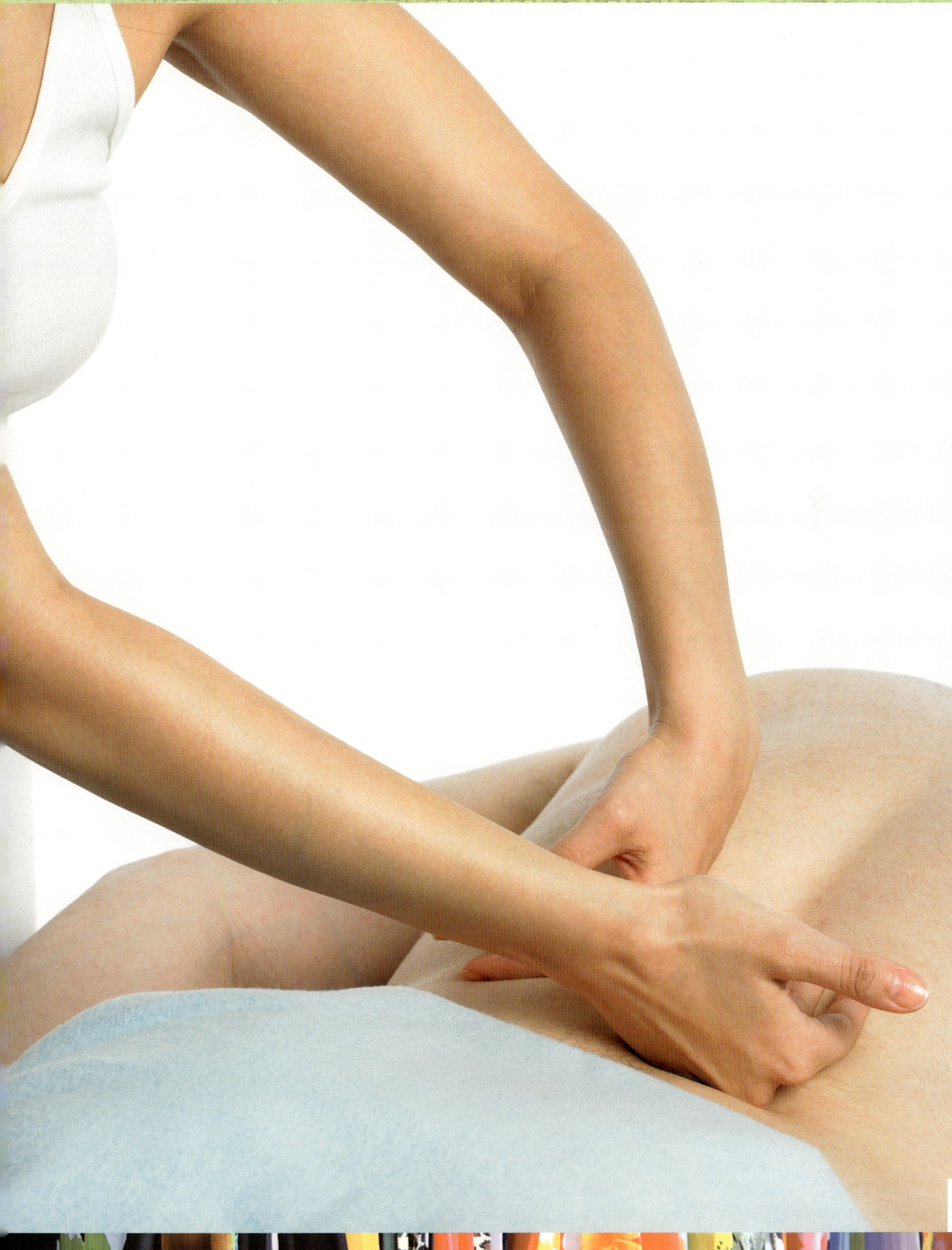

H

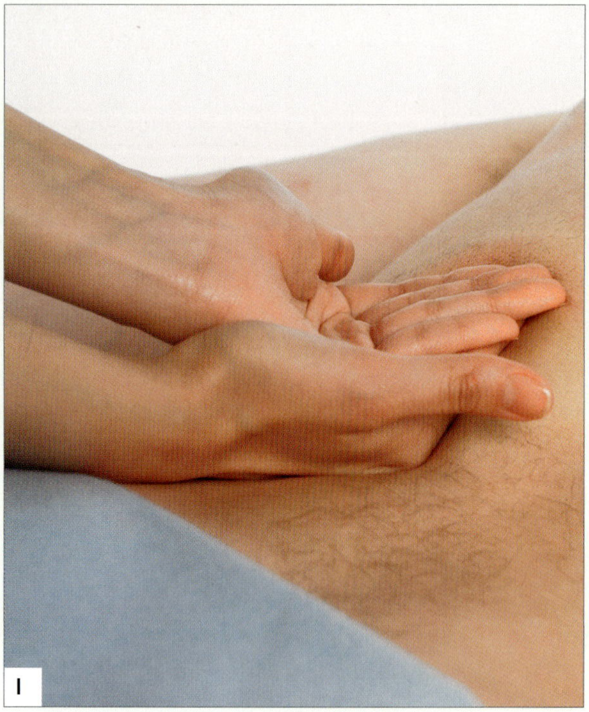

I

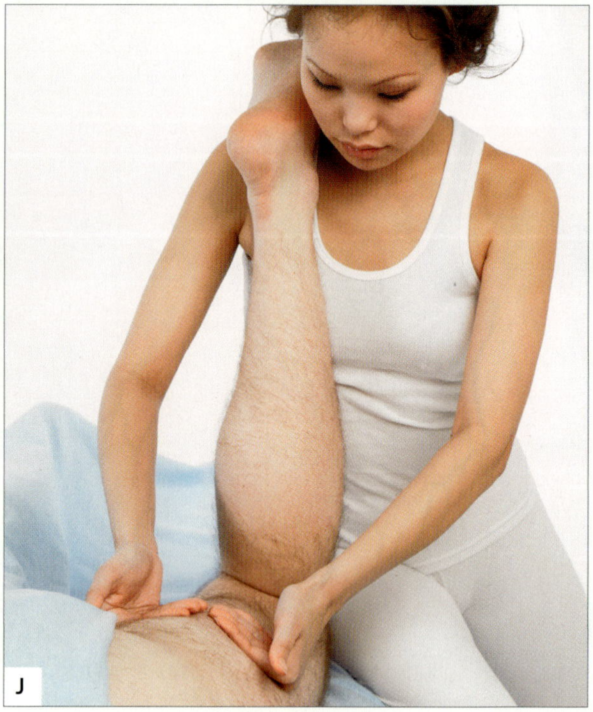

J

5. 肩へ向かう氷河のように遅いストローク

両手のひらを上に向けてパートナーの腰の片側の上で重ね、まずきわめてゆっくりと体重をかけ、それからきわめてスピードの遅い強めのストロークで肩に向かっていきます（写真I）。極端に遅いストロークを行っていると、両手が向かう先で動く筋組織が流れる溶岩を連想させるかもしれません。ストロークの途中で筋組織が両手の動きを阻むのを感じたら、その「感じ」にしたがい、その場で圧を加えたまま両手を静止させます。そしてストロークを続けられる程度に筋組織が緩んだと感じたら、再び両手をゆっくりと動かし、肩に達したら前腕を脊柱と垂直にして背中にらせんを描いてください。

6. 太腿のストレッチ

パートナーの一方の足を持ち上げ、ゆっくりと足首の前側を押しながら膝を曲げ、足を無理のない範囲で臀部に近づけます。これにより太腿の前面にある大腿四頭筋がストレッチされます。大腿四頭筋が慢性的に縮んでいると膝の痛みにつながります。

脚を上げて左右対称にらせんを描く

パートナーの曲げた膝の先のベッド上に座り、パートナーの足を自分の肩に乗せます。この状態で、両手の四指の背で太腿の後ろ側に左右対称に数回らせんを描き（写真J）、ハムストリングを温めます。それから軽く握ったこぶしをもう一方の手の上に重ね、膝裏から太腿の付け根までさすっていきます。このストロークをラインを変えて数回繰り返し、太腿の後ろ側全体をさすってください。

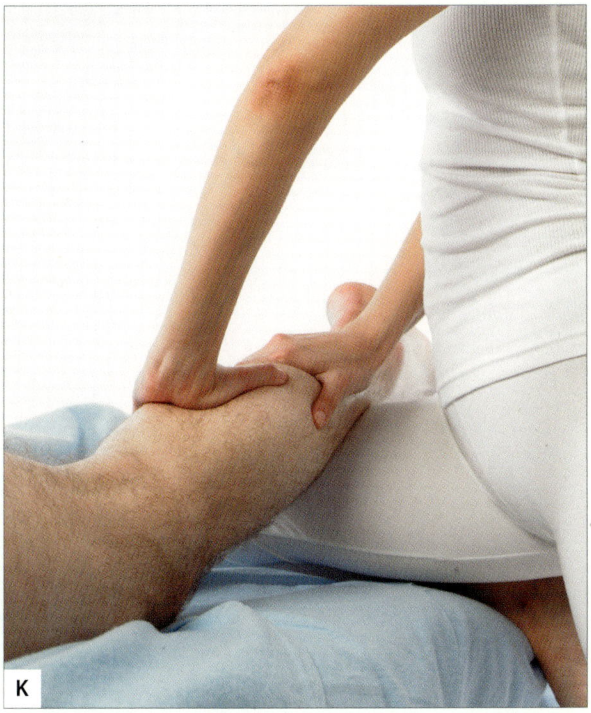
K

注意！
ふくらはぎには優しく

ふくらはぎの筋肉はゆっくりと少しずつ揉みほぐしていきましょう。これはパートナーがスポーツをしている場合はとくに重要です。スポーツをしている人のふくらはぎの筋肉は極端に硬く敏感になっていることがあるからです。

続いて両手をそれぞれ脚の内側と外側に当て、太腿とふくらはぎに左右対称の大きならせんを描いていきます。

ふくらはぎの筋肉をねじり、足裏を刺激する

パートナーの脚を持って立ち上がり、ベッドの脇を正面に見ます。それからパートナーの脚をベッドに下ろして足を自由に動ける状態にし、ふくらはぎに強めのリンギング(タオルで絞るような動作)を行います。続いて一方の手で足首を下から支え、もう一方の手を軽く握って足裏に当て、下から支える手で足首を曲げたり伸ばしたりします。握った手で足裏にらせんを描いてもいいでしょう。

ふくらはぎの筋肉を揉みほぐす

自分の片方の膝をベッドに乗せ、太腿の上にパートナーの足首を乗せます(写真K)。この状態で、ふくらはぎの筋肉を揉みほぐします。両手を交互に動かし、一方の手でつかんだ筋肉を8の字状に動かしながらもう一方の手に渡す動作を繰り返してください。手のひら全体を筋肉に密着させて行います。終わったら太腿の後ろ側に行ったのと同じように、軽くにぎったこぶしをもう一方の手に重ね、足首から膝裏までさすっていきます。

続いて自分の背中が柔軟であればこの姿勢のまま、ふくらはぎと太腿の上で前腕を転がします。それから軽く握ったこぶしで足裏にらせんを描きます。足裏にはかなり強めの圧を加えてかまいません。それから自分の膝をベッドから下ろし、パートナーの脚をベッドに下ろします。ふくらはぎのマッサージは脚や足首の怪我の予防になります。

7. 全体をつなぎ、肩と腕をほぐす

パートナーに体の片側（施術の済んだ側）全体がつながる感じを与えるために、前腕を足から脚へ、続いて背中へと転がしていき、肩に達したら腕を通って指先まで転がしていきます。このストロークを1-2回行ったら、パートナーに甲側の手首を腰の後ろに当ててもらい（ただしこの姿勢が楽にできない場合はやめておきましょう）、その手の上に自分の手を重ねます。この状態で、もう一方の手の四指で肩甲骨の縁に沿って円を描くフリクションを行ってください（写真L）。

それから重ねていた自分の手をパートナーの手の下に入れ、自分の指をパートナーの指と組んでパートナーの手首を回し、パートナーの腕をベッド上に戻します。それからパートナーの腕を持ってベッドの前の角に腰をかけ、パートナーの上腕を自分の太腿の上に置きます。この状態で、自分の体をパートナー側に傾けたり反対側に傾けたりしながらパートナーの上腕を前へ後ろへと転がし、反対側に傾けるたびにパートナーの肩にストレッチを加えるようにします。このあと前腕を使ってパートナーの上腕の外側（上腕三頭筋）に軽くらせんを描く動作を行ってもいいでしょう。

8. 反対側にも同じ手順を

ベッドの頭側に戻り、両前腕を使って背中にらせんを描いてから、体の反対側にも同様の手順を行ってください。それから再び頭側に戻り、両手のひらを上に向け、両前腕を交互に腰に当てては肩まで引き寄せてくる動作を数回繰り返します。これは「アロハロミ」というストロークで、パートナーと自分自身のエネルギーを胸に戻す意味があります。このあと両手を上背部に当てて数呼吸の間静止してから、パートナーに仰臥位になってもらってください。

ロミロミの歴史

古代のポリネシア人たちは癒しの伝統を携えてハワイの岸にやってきました。ロミロミはもともとはカフナ（「フラ哲学」を実践するシャーマン）が行う癒しの技術でしたが、しだいに村の子どもから老人までの誰もが実践するようになりました。

1820年、米国にやってきた宣教師たちは、ハワイの住人たちをキリスト教に改宗させ、伝統的な癒しの技術を異教の習慣であり原始的であるとして禁止しました。そのためロミロミの複雑な癒しの体系のうちシャーマンによる霊的な手法やハーブ療法、溶岩の使用などは秘密裏にしか続けることができなくなりました。しかしマッサージの一部はハワイ人たちの間で広く続けられていました。その後禁止令が解かれ、1970年代になると、ハワイの尊敬すべきヒーラーであるアンティ・マーガレット・マシャドと伝統的なカフナたちの尽力により、ロミロミが再び一般に広まることになりました。今やロミロミはハワイだけでなく世界中で人気を誇っています。

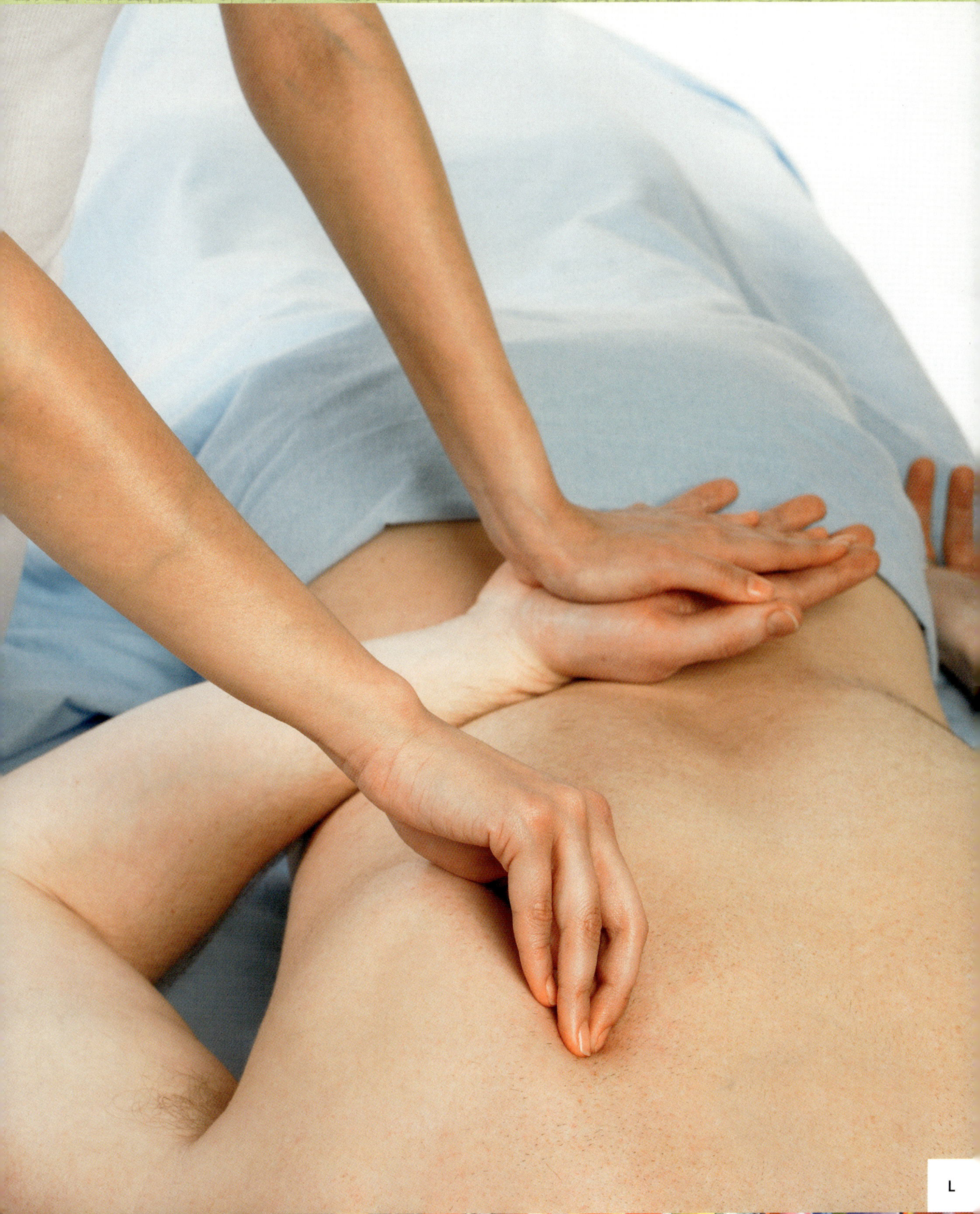

L

仰臥位の手順

ロミロミの仰臥位の手順では、首や腕や脚の筋肉を伸ばしたり胸や腰を広げたりします。流れるような動作を通してこれらの部位にゆとりがつくられると、パートナーは体が解放されて自由になったように感じ、施術前より楽に、そして優雅に動くことができるようになります。

1. 首のストロークとストレッチ

ベッドの頭側に置いた椅子に座り、両手をパートナーの頭部に当てて数呼吸の間静止し、揺れ動く意図と集中力を取り戻します。首のマッサージにはあまりたくさんのオイルは使いません。オイルを使いすぎると速度の遅いストロークが難しくなるからです。まず両手を交互にゆっくりと引き寄せるストロークで首の根元から後頭部までを数回さすります。できるだけ広い範囲の筋肉に働きかけるため、手のひらを首の曲線に密着させて行ってください。頭部をベッドから持ち上げるのでなく、手の甲をベッドの表面につけた状態で行います。また、自分の体を後ろに傾けて首を軽く牽引しながら行ってください。手前まで引き寄せた手を頭から離すときは、必ずもう一方の手が首をしっかりと支えていることを確認してください。ストロークが終わったら両手を揃えて頭の下に入れ、頭をベッドの表面から7-10cmほど起こして（顎を首に近づけるようにして）1-3呼吸の間静止します。両手を引き寄せるストロークとこの首を起こす動作は首の筋肉を伸ばすのにとても効果的です。首は重い頭を支えているせいで筋肉が縮みやすい部位でもあり、日々の精神的緊張を溜め込みやすい部位でもあります。

後頭骨下端のフリクション

パートナーの頭をベッドに下ろし、四指を曲げて四指の先を使い、後頭骨下端に沿って円を描くフリクションを行いながら、脊柱と乳様突起（耳の後ろの尖った骨）の間を行ったり来たりします。凝ったところを見つけたら、フリクションを中断してそこをゆっくりと押してください。続いて同じく円を描くフリクションを後頭骨下端から首の付け根までの脊柱と平行のラインでも行います。脊柱のすぐ脇のラインから始め、ラインを少しずつ外側にずらしながら最低3回は繰り返してください。それから両手の四指を首の付け根の脊柱の両側に当て、四指の先を上に向けては手前に向ける波のようなストローク（「おいでおいで」をするような動き）を繰り返しながら、両手を少しずつ手前に引き寄せてきます。そして四肢が後頭骨下端に達したら、両手で後頭部をしっかりと支え、自分の体を後ろに傾けながら、首を手前に引いて数呼吸の間静止します。それからパートナーの呼気に合わせてゆっくりと頭をベッドに下ろし、両手を離します。

立ち上がって首を引く

首を引く動作を座って行うにはパートナーの頭が重すぎる場合や自分の筋力が弱すぎる場合は立ち上がって膝と腰を曲げ、太腿をベッドの縁に押しつけるようにすると行いやすいかもしれません。

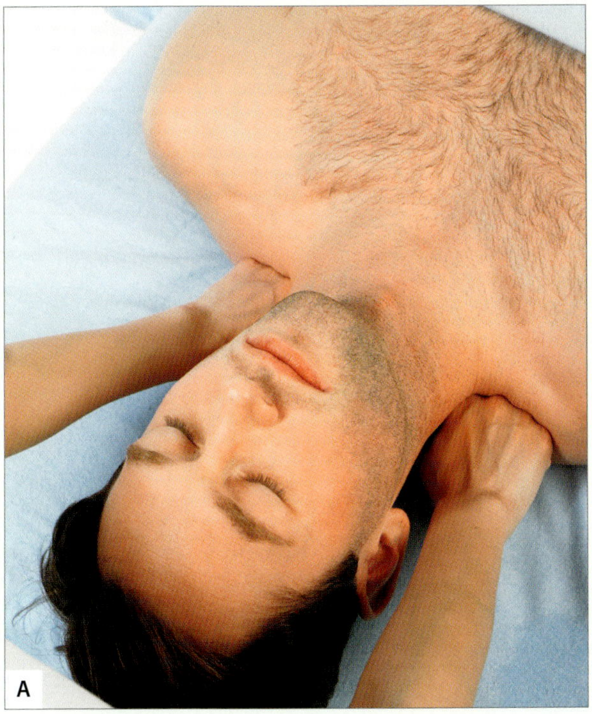

A

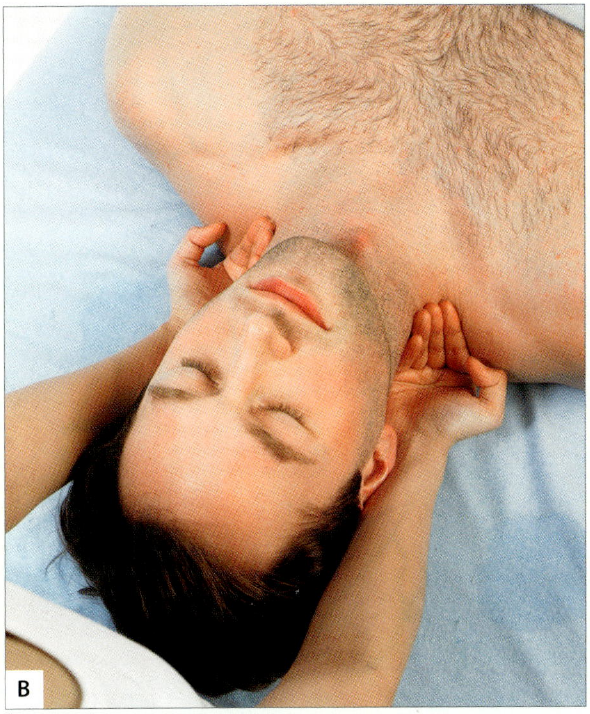

B

2. 首に8の字を描く

四指の先を下に向けて四指の背をパートナーの首の後ろの両側に当て、まず肩までさすり下ろします（写真A）。それから手首を回して四指の先を上に向け、首の上部までさすり戻します（写真B）。両手が乳様突起の手前まで来たら、手首を回して四指の先を再び下に向け、再び首の側面を肩に向かってさすります。手を柔軟にしてなめらかな動きを保つようにしてください。この首に8の字を描くストロークを、パートナーが頭部に溜め込んでいた緊張を手放したと感じるまで続けてください。このストロークを片側ずつ行う方法もあります。片側ずつ行う場合はパートナーの顔を横に向け、片手で後頭部を押さえて首をストレッチさせた状態で、反対の手で首の側面に同様に8の字を描いてください。両側に一度に行うより片側ずつのほうが肩の少し遠くまでストロークを続けることができます。

胸の上部にらせんを描く

パートナーの側方で肩の近くに立ち、片手を軽く握ったこぶしで胸筋（胸の上部の筋肉）に手前から遠くに向かってらせんを描いていきます。その間、もう一方の手は手のひらを上に向けて肩甲骨の下に入れ、四指を曲げて肩甲骨の内側縁に当てておきます。胸筋の上を動かす手は胸骨のところでは圧を弱め、向こうの端に達したら折り返して再びらせんを描きながら手前に戻ります。それからその手を肩に押し当て、両手のひらで肩を挟んだ状態で肩を回してください。

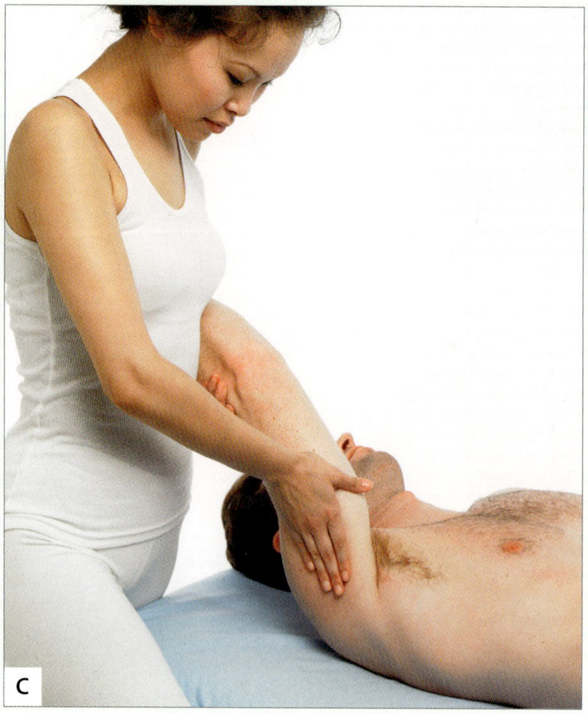

C

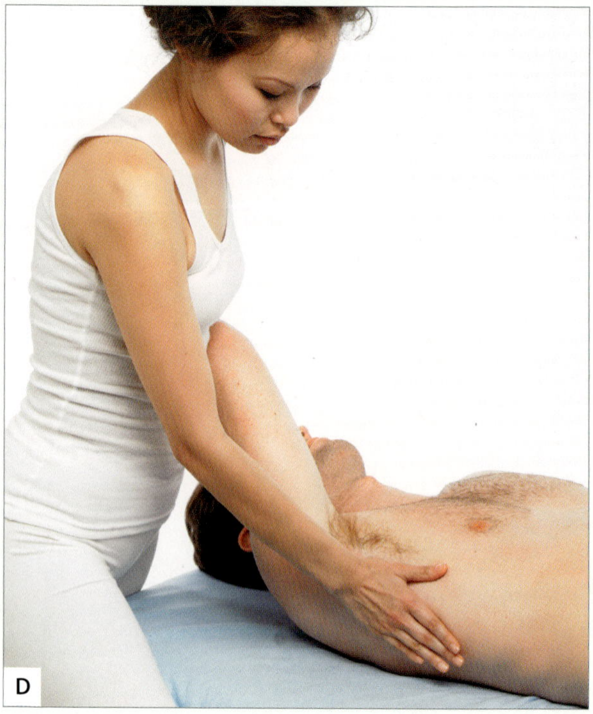

D

3. 前腕からウエストまでをさする

片手でパートナーの前腕をつかんで持ち上げ、腕を胴と垂直に立てます（写真C）。この状態で、反対の手のひらを使い、まず腕を前腕から上腕まで、それから胴の側面を脇の下からウエストまでさすっていきます（写真DとE）。パートナーの体が自分よりもかなり大きくて手のひらがウエストまで届かない場合は、パートナーの前腕を体で支えて届かせてください。それからベッドの頭側に立ち、パートナーの肘を肩のほぼ真上で曲げ、前腕を自分の（パートナーの前腕と同じ側の）前腕に乗せます。この状態で、反対の手のひら全体を使い、パートナーの上腕の後ろ側（上腕三頭筋）をしっかりと揉みほぐしてください。これを行いながら揉みほぐす手と支える前腕の両方で円を描く動きを加えると、筋肉が惑わされて緊張を手放しやすくなります。終わったらパートナーの腕をベッドに戻し、腕全体がつながる感じを与えるために、一方の手でパートナーの手を押さえ、もう一方の手で指先から肩までさすっては戻るストロークを数回繰り返します。それから反対側の胸と腕にも同様の手順を行ってください。上背部の不快は胸と肩の前面の凝りが原因であることが多いので、胸と肩の前面のマッサージは前面と後面の両方に効果があります。

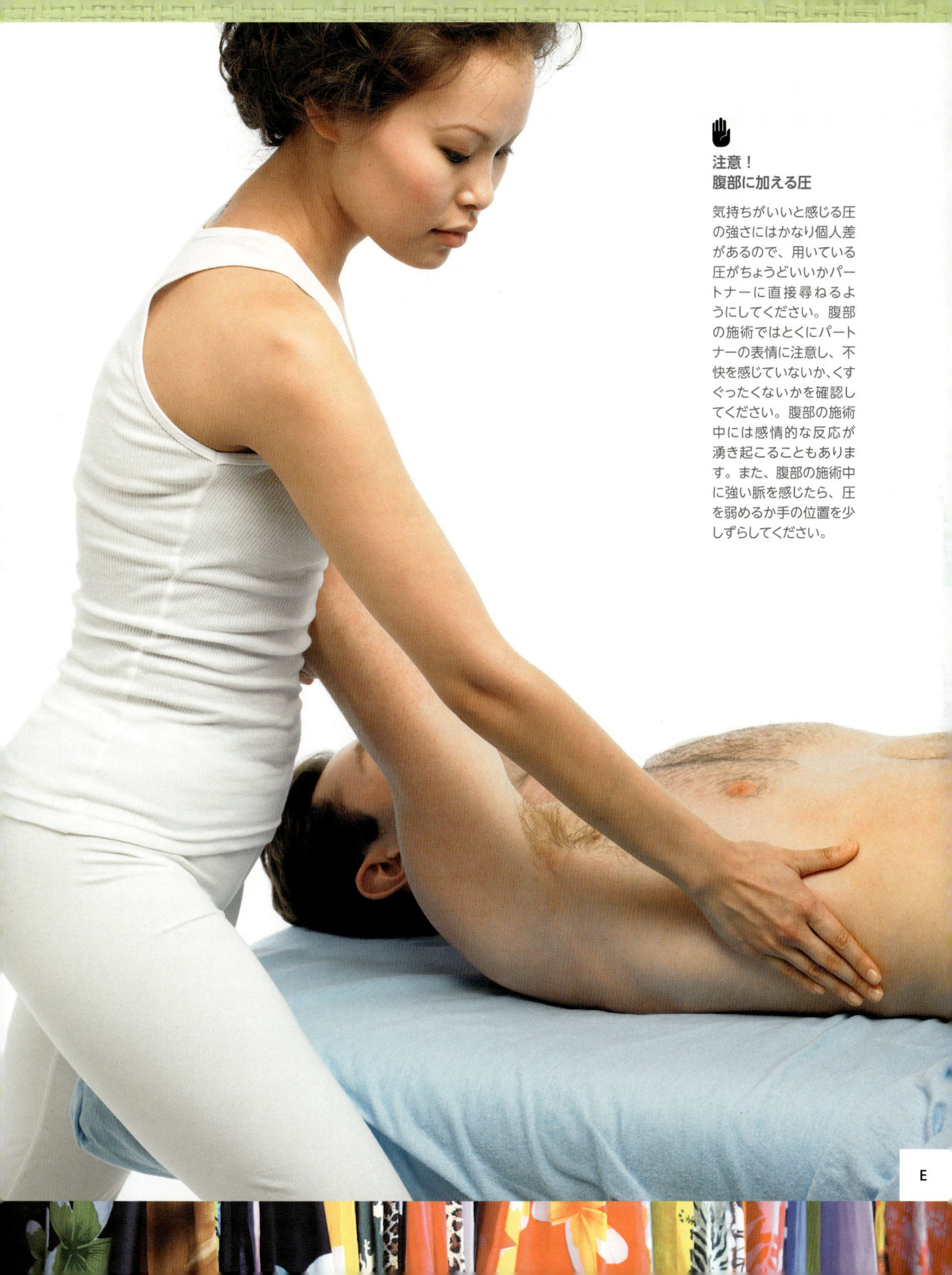

注意！
腹部に加える圧

気持ちがいいと感じる圧の強さにはかなり個人差があるので、用いている圧がちょうどいいかパートナーに直接尋ねるようにしてください。腹部の施術ではとくにパートナーの表情に注意し、不快を感じていないか､くすぐったくないかを確認してください。腹部の施術中には感情的な反応が湧き起こることもあります。また、腹部の施術中に強い脈を感じたら、圧を弱めるか手の位置を少しずらしてください。

4. 両手を腹部に当てる

パートナーの側方に立って体を頭側に向け、両手をそれぞれ臍《へそ》の少し上と少し下に静かに当て、2-3呼吸の間静止します。腹部は体の中でもとくにエネルギーの動きに敏感な部位なので、腹部の手順はとくにゆっくりと慎重に行ってください。

腹部に時計回りの円を描く

両手をゆっくりと時計回りに動かして腹部にオイルを伸ばします。両手が交差するときは一方の手だけを腹部から離し、もう一方の手では完全な円を描き続けることにより、臍の周りに途切れなく円が描かれている感じを与えてください。続いて両手を重ね、少し圧を強くして（ただし体重をかけすぎないよう気をつけて）、下位肋骨と骨盤下部の間に引き続き時計回りの円を数回描きます。終わったら左右の下位肋骨の間（胸骨の剣状突起の部分）に両手を当て、そこから臍まで軽く3回さすってください。

圧を強めて消化を促す

パートナーの両膝を立てて足裏全体をベッドにつけるか両膝の下にクッションを1-2枚入れ、パートナーにまず息を深く吸ってもらい、続いて完全に吐き切ってもらいます。それから再び剣状突起から臍までのストロークを今度は少し圧を強く、速度も速くして行います。これを自分の呼気に合わせて3回繰り返してください。このストロークには上部消化管の内容物が腸へ移動するのを助ける意味があると考えられています。

腹部を揺らして波をつくる

一方の手をパートナーのウエストの自分に近いほうの側面に当て、もう一方の手を自分から遠いほうの側面に当て、近いほうの手と前腕で筋肉を少しずつ向こうへ押しては遠いほうの手と前腕で筋肉を少しずつ手前に引き寄せてきます。このようにして両方向から波のような動きをつくり、ストロークの途中で両前腕がすれ違うようにしてください（写真FとG）。手と腕だけを動かすのでなく全身を前後に揺らしながら行います。続いて両手をともに遠いほうの側面のさらに遠く（背中側の端）に当て、両手を交互に手前に引き寄せてくる動作を腰と下位肋骨の間で繰り返します。体の中心を通るときは臍の上を避けるようにしてください。また、肋骨の上を通るときは四指を少し曲げ、肋骨と肋骨の間が触れてわかればそこを辿るようにしてください。続いて腕の長さが足りれば両手を体の両側から背中の下に入れてウエスト付近の脊柱の両側で向かい合わせ、そこから両手を引き離して両側面から回して臍の手前で出会わせます。この両方向からのストロークを2回繰り返してください。これらのストロークにはどれも腰を緩めて腰椎の自然なカーブをつくる効果があります。

腹部のマッサージを
バイブレーションで締めくくる

腹部のマッサージの締めくくりとして、両手のひらでまず反時計回りの円をごく軽く数回描き、それから圧を少し強めて時計回りの円を描きます。次に一方の手を少しくぼませて臍を覆うように当て、腕全体を数秒間震わせてください。続いてその手をそこに当てたまま数呼吸の間静止させます。それからパートナーの脚の側方に移動してください。

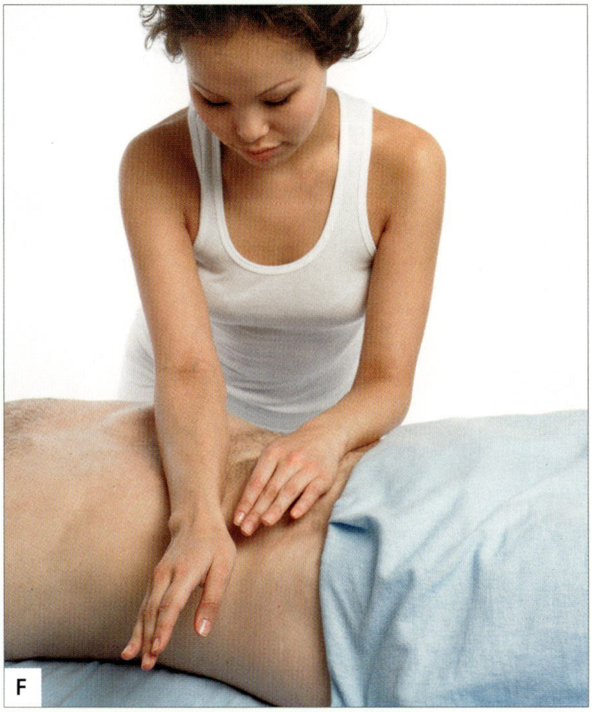

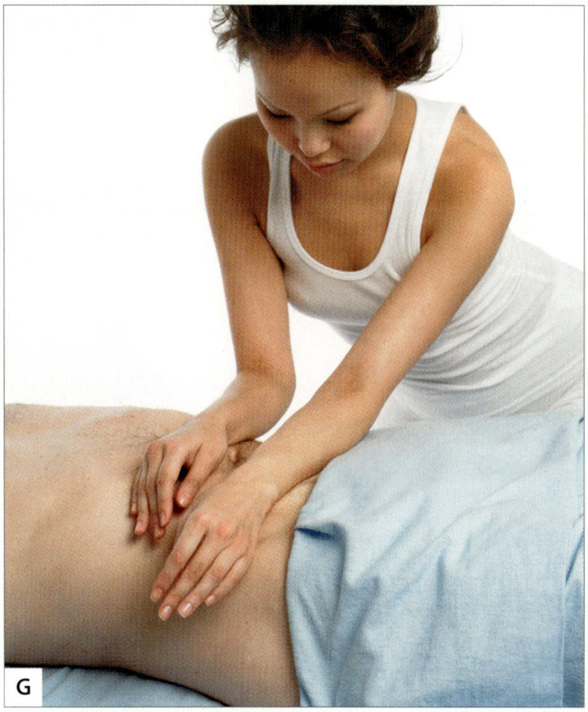

腹部の重要な役割

ハワイでは伝統的に「大腸」を表すのに「心」や「魂」を表すのと同じ単語が使われてきました。フラでも腹部はとくに重要な部位だと考えられています。ロミロミの腹部のマッサージは「オプフリ」と呼ばれています。

5. 脚を潤す

両手のひらにオイルをたっぷりつけ、そこに息を吹き込んでから、パートナーのつま先から腰までに伸ばしていきます。太腿やふくらはぎの側面も伸ばし忘れのないようにしてください。脚の皮膚はたいてい乾燥しているので意外にたくさんのオイルを使います（毛深い男性の場合は毛を引っ張らないようにするためになおさらたくさん使います）。それからまず片方の前腕で、続いて両方の前腕で、太腿に上に向かって軽めにらせんを描いていきます（写真H）。続いて両手の指を組み、両前腕で太腿全体を8の字状に行ったり来たりします。体重を少しずつかけて圧を強めていくようにしてください。それから片手で太腿の内側の筋肉を引き寄せては反対の手で外側を押していく動作を太腿の付け根と膝の間で繰り返し、筋組織を温めてください。

膝周りのフリクション

筒を両側から持つように両手を丸め、小指側の側面で膝周りをこすります。手だけでなく体全体を動かしてこするようにしてください。この動作には膝関節の周りに集まる複数の筋肉や靱帯をリラックスさせる効果があります。

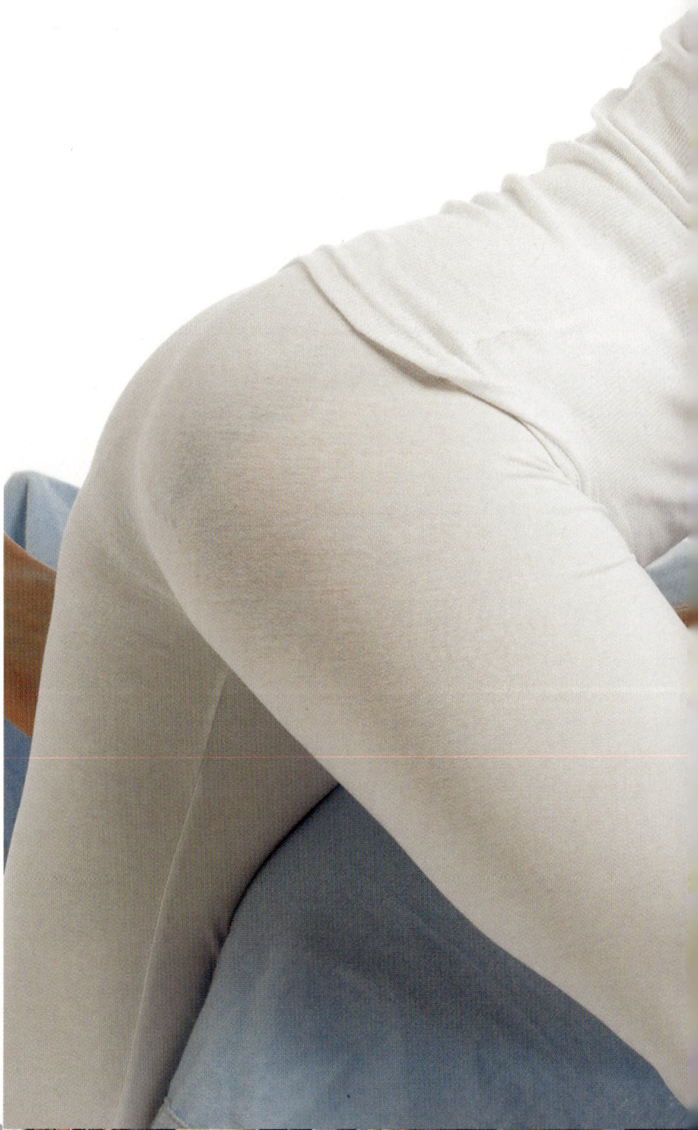

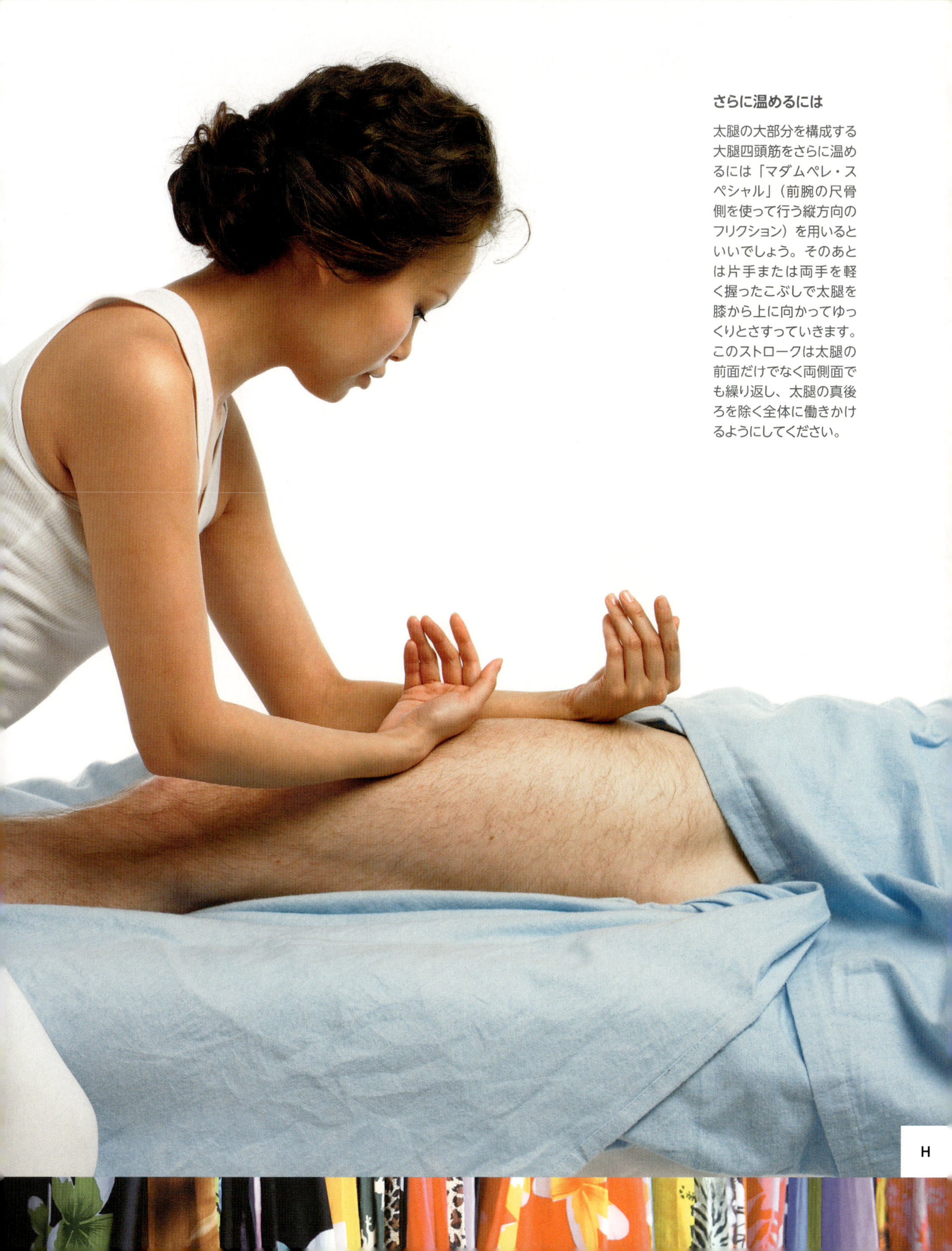

さらに温めるには

太腿の大部分を構成する大腿四頭筋をさらに温めるには「マダムペレ・スペシャル」（前腕の尺骨側を使って行う縦方向のフリクション）を用いるといいでしょう。そのあとは片手または両手を軽く握ったこぶしで太腿を膝から上に向かってゆっくりとさすっていきます。このストロークは太腿の前面だけでなく両側面でも繰り返し、太腿の真後ろを除く全体に働きかけるようにしてください。

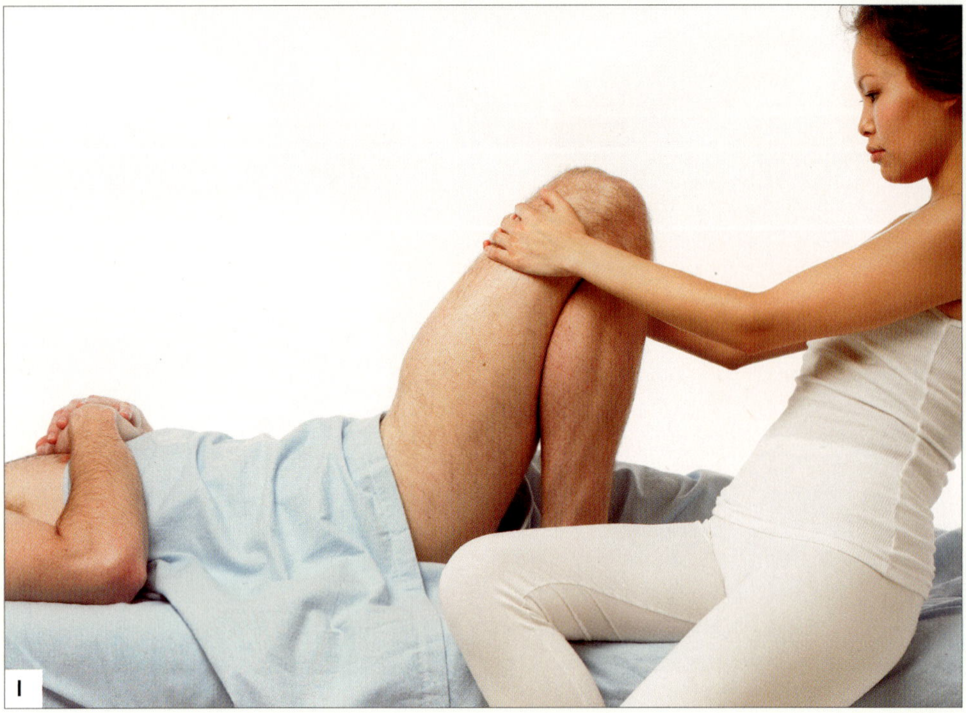

ロッキングで太腿を緩める

パートナーの膝を立ててかかとを臀部に近づけ、足裏全体をベッドにつけます。それからパートナーのつま先の先に座り、両手をパートナーの太腿の前面に当ててください。この状態で、自分の体を後ろに傾けてパートナーの太腿を気持ちよく感じる程度にストレッチさせ、前後左右の自然なリズムの揺れをつくります（写真I）。太腿を押し戻す必要はなく、ただ体を真後ろやさまざまな角度の斜め後ろに傾けては力を緩めて太腿が自然に戻るのに任せるだけです。このリズミカルな「ロッキング」には、腰、太腿、鼠径部を緩める効果があります。繰り返しているうちに太腿の動く距離が少しずつ伸びてきます。気持ちのよい可動域の限界に達したと感じるまで続けてください。

太腿の内側に働きかける

ベッドから立ち上がり、パートナーの立てていた膝を外側に倒します。膝が自然にベッドにつかない場合は下に枕か自分の膝を当ててください。この状態で、膝の上から鼠径部までに前腕で軽くらせんを描いていきます（写真J）。太腿の内側はとても敏感なことがあるので慎重に行ってください。このあと軽く握ったこぶしで同じく太腿の内側の筋肉（内転筋）を上に向かってさすってもいいでしょう。

内転筋の慢性的な緊張が腰の痛みや不快の原因になることもあるので、太腿の内側を伸ばすストロークでそうした症状が和らぐことがあります。

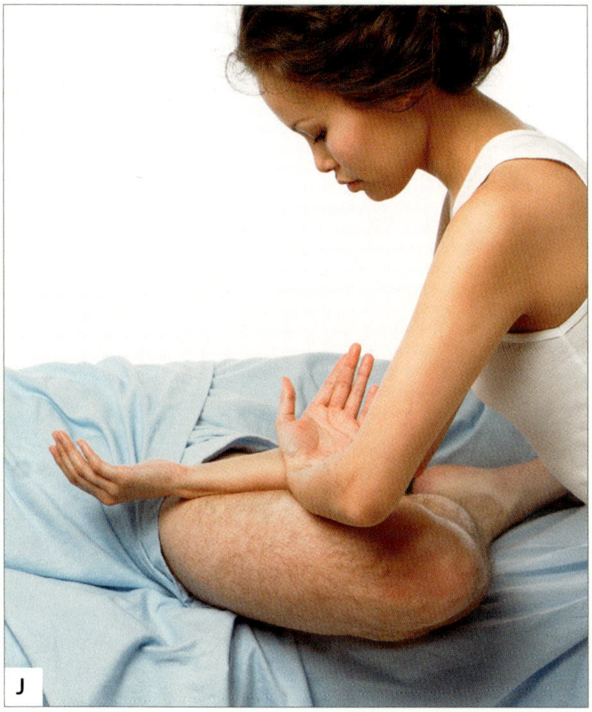
J

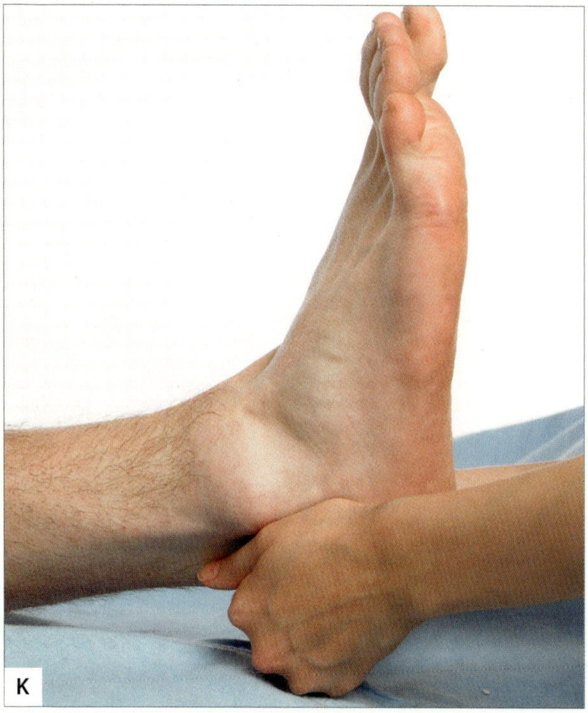
K

膝からかかとまでの筋肉伸ばしとフリクション

外側に倒していたパートナーの膝をまず立てた状態に戻し、それからふくらはぎ上部を両手で下から持ち、股関節を少し牽引しながら膝を伸ばします。続いて両手のひらをふくらはぎの下に当てたまま、両親指を揃えて脛《すね》に当て、そこからスプレッディング・ストロークで両親指と母子球（親指の付け根の盛り上がった部分）を手のひらに向かって滑らせながら、脚の筋肉を伸ばしていきます。これを膝のすぐ下から始め、手の位置を少しずつ下にずらしながら繰り返し、足首まで行ってください。

続いて両手の四指の先を使い、ふくらはぎの両側面にパートナーが心地よいと感じる強さで円を描くフリクションを行います。足首から始めて膝に向かい、膝で折り返して足に戻ってください。それからくるぶしのすぐ下に四指の先か母子球のどちらかで円を描くフリクションを行ってください（写真K）。かかとは子宮とつながりがあるので、女性のかかとに円を描くフリクションを行うと月経痛を和らげることができます。また、こうして普段あまり気にかけない部位を刺激するのは単純に気持ちのいいものです。

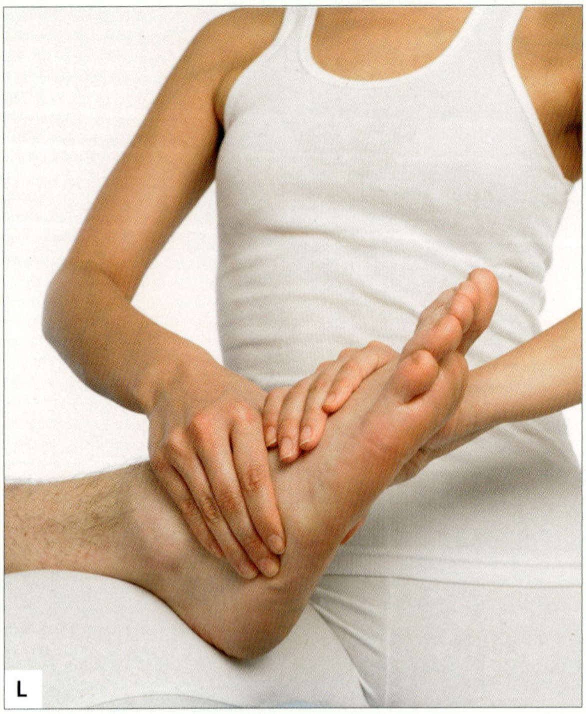
L

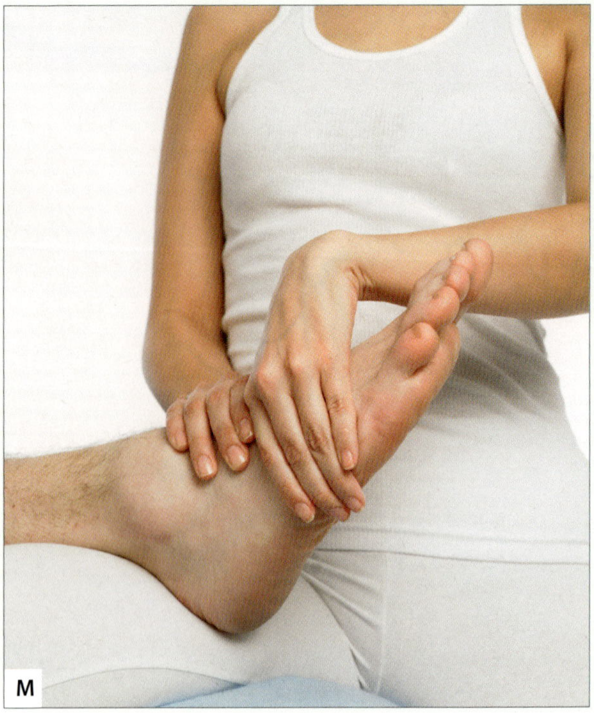
M

6. 足をねじり、ロングストロークで脚全体をつなぐ

ベッドに腰を下ろし、自分の太腿にパートナーの足を乗せ、足首を回したり足にリンギングを行って土踏まずを刺激したりしてください（写真L、M、N）。また、太腿の中央にパートナーのアキレス腱を乗せ、足の甲を下に押したり体をベッドの足側に傾けて脚全体を軽く牽引したりしてください。それからパートナーの脚を持って立ち上がり、脚をベッドに下ろし、脚全体をつなぐためにかかとから鼠径部までを数回さすります。

7. 反対の脚にも同様に

パートナーの反対の側方に移動し、反対の脚と足にも同様の手順を行ってください。終わったらベッドの頭側に立ち、片手または両手をパートナーの頭または胸の上部に当てます。片手を当てた場合は、反対の手はエネルギーを受けとって下に流すために高く上げましょう。この姿勢で、施術の開始時と同様に祈りながら数呼吸の間静止し、パートナーの体から手を離します。

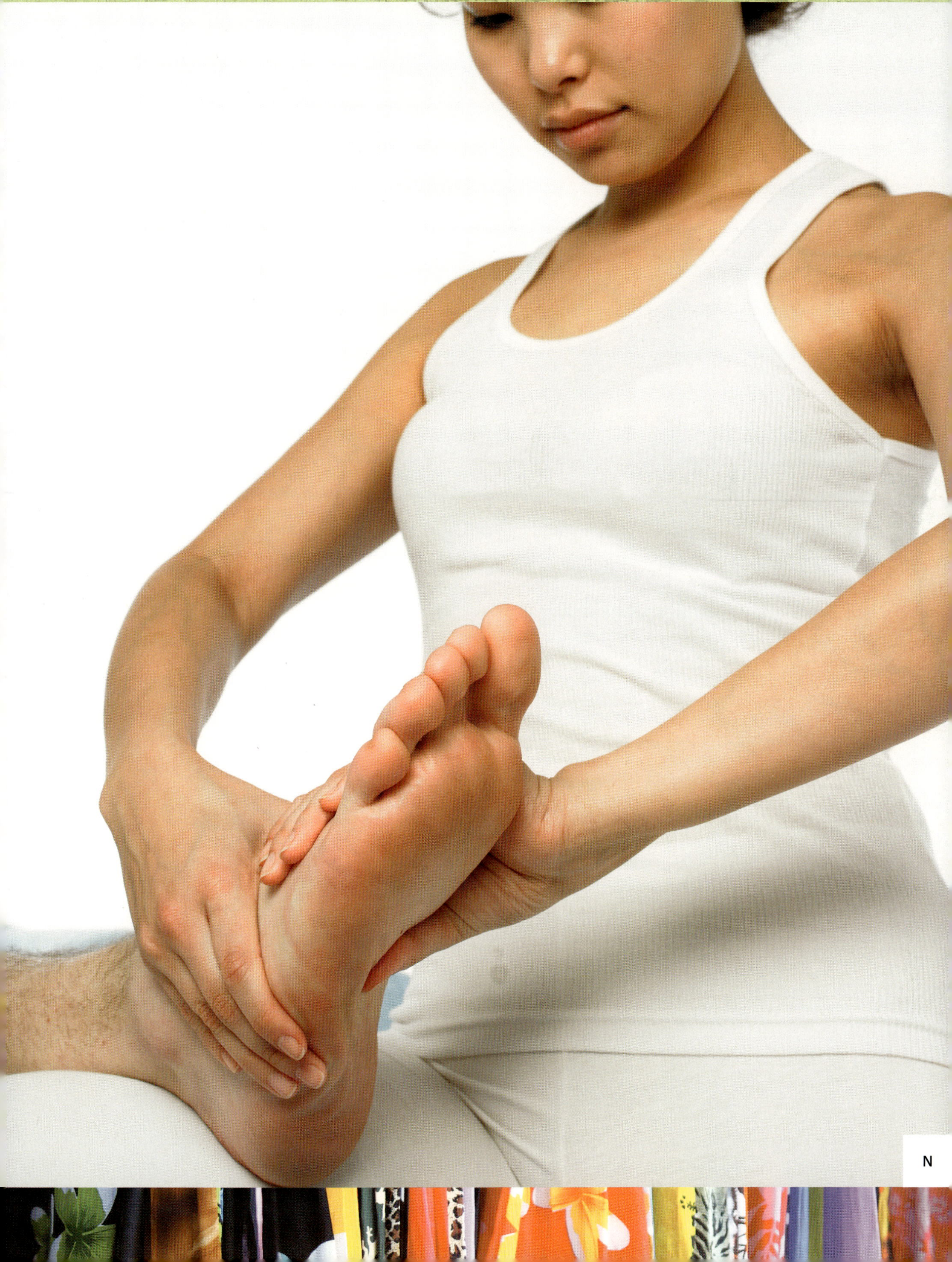

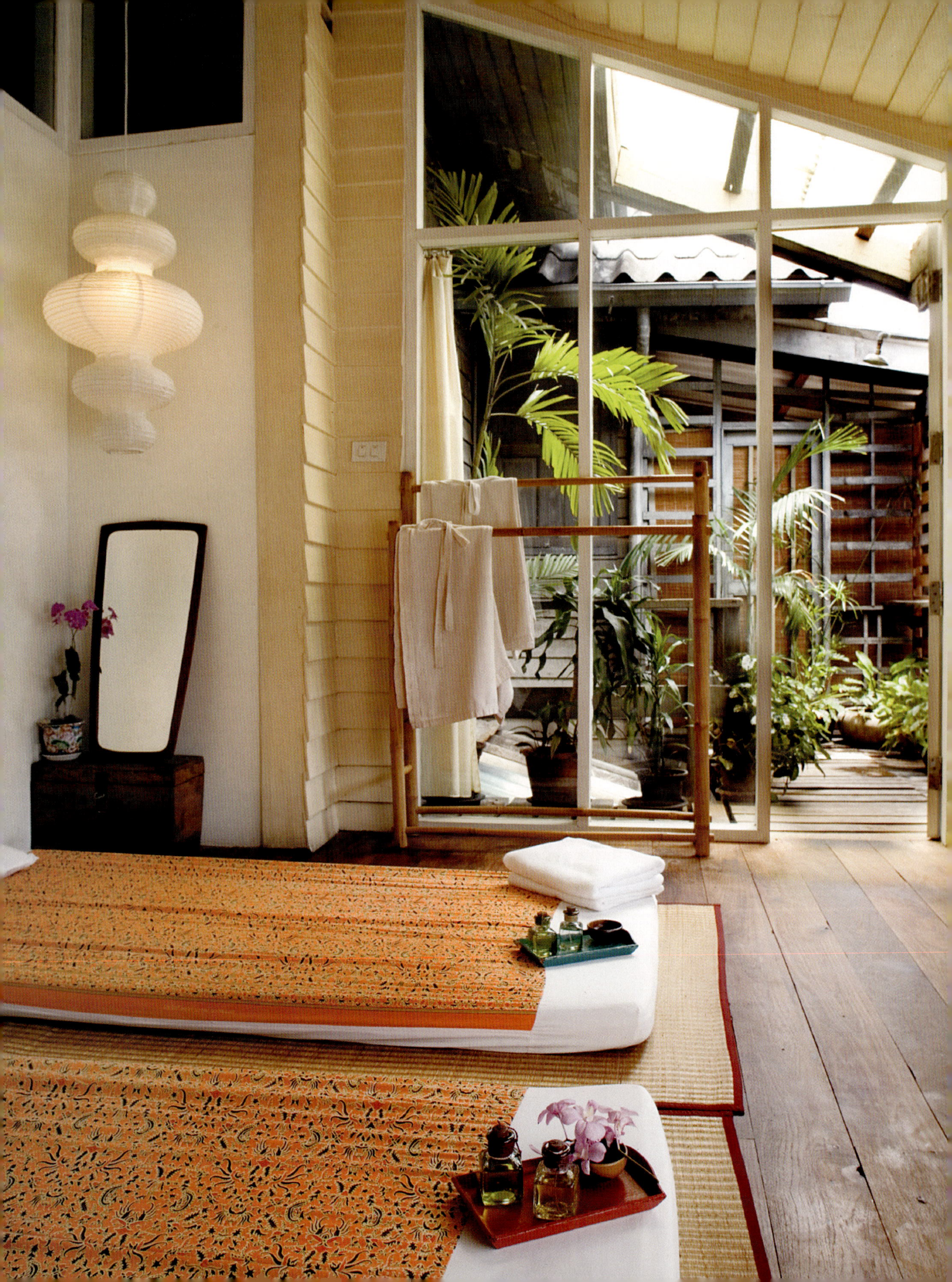

第6章

包み込んで癒すタンツ

本書に載せたボディーワークは基本的に、夫や妻、恋人、子どもや親、友人など、どんな相手と施し合うにも適したものです。しかしタンツだけは少し違うかもしれません。

タンツの創始者である感性豊かなハロルド・ダールは水中ボディーワーク「ワッツ」の創始者でもあります。ワッツは指圧（詳しくは8章を参照）を水中で応用したものですが、タンツはワッツを再び水からマット上に出したものです。ワッツでは水が受術者を包み込み、施術者は水と一体となってほとんど存在を「消し」ますが、タンツでは施術者自身が受術者を温かく包み込みます。

タンツでは、施術者は受術者の体から何かを感じとることに集中し、それに応えていきます。そうすることで受術者のより健康な状態が自然に現れてくるのです。施術者は受術者の体が安心感に包まれて本来の姿を取り戻すのを助けるだけです。感じとったものに応える施術者の動きは、揉むことであったり、引くことや押すことであったりします。受術者の体は施術者をダンスに導きます。タンツは施術者と受術者が共同でつくり上げるマッサージなのです。

密着の度合い

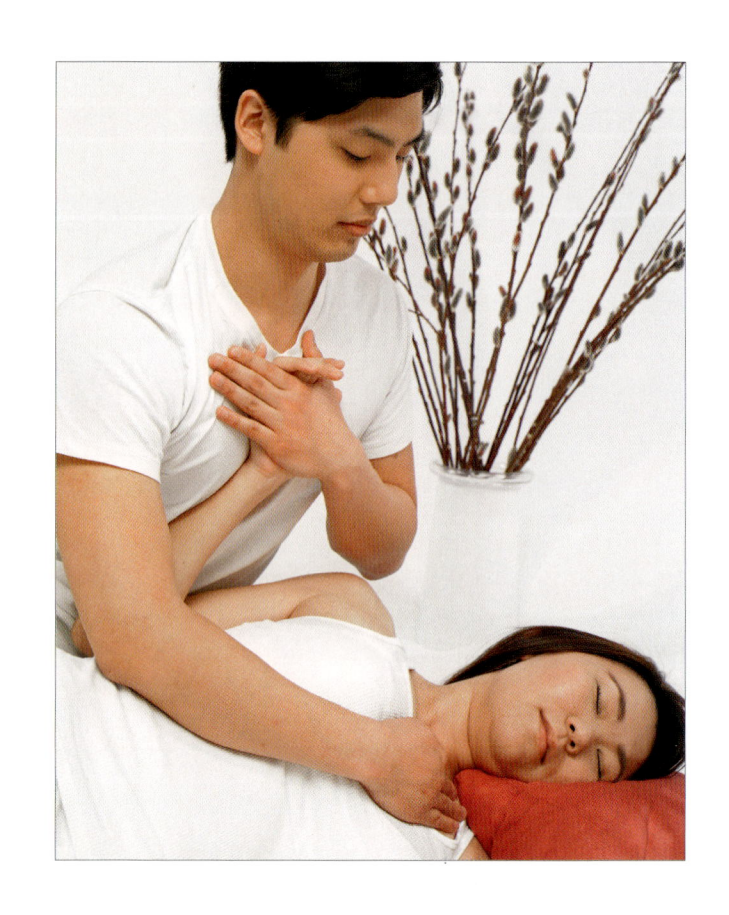

私はワッツのプラクティショナーとして、ほとんど知らない人を水中で腕に抱き、体を密着させてストレッチを行っています。そのことで相手が不快を感じることはないようですし、私自身ももちろん不快を感じません。私自身についていえば、どんなボディーワークにも、そして他人と体を密着させることにも特別に抵抗がないほうです。しかし夫婦でも恋人でもない相手に、タンツのとくに密着度の高い前方からの手順（向かい合う手順）を施すのは気が進まないという人もいるでしょう。幸いタンツには後述するように、パートナーの後方から行う手順もあります。そして、その程度の密着度であれば、抵抗なく実践できるという人が多いようです。

タンツの魅力は横向きに寝た状態で包み込んでもらう気持ちよさにあります。タンツは2人の人間を共鳴させて癒しに没頭させてくれるものなのです。

タンツのストロークと圧

- 前腕を転がす動作、組織を持ち上げる動作、押す動作や引く動作では、組織を自然の限界まで動かすのに必要である以上の力は使わない。
- 比較的深い部分に働きかけるために親指で押すときはゆっくりと慎重かつ段階的に体重を加えていくようにし、組織からの抵抗を感じたら力を緩める。
- 胸の上で両手を静止させる行為には、母親が病気の子どもの額に手を当てる行為と同様に、慈しんで癒す効果がある。
- コンプレッションには緊張を解放する効果がある。ただしコンプレッションはゆっくりと、組織が受け入れようとしていると感じられるときだけ行うようにする。

タンツの前の呼吸エクササイズ

呼吸には計り知れない効果があります。タンツを始める前にこのエクササイズを行い、呼吸を有効利用できるようにしておきましょう。仰向けに横になり膝の下にクッションを当ててリラックスして行ってください。まず呼吸を深くしていきます。空気を肺だけでなく腹部まで入れるつもりで吸い込んでください。そして吸い込むたびに胸が広がって肩が上がり、吐き出すたびに元に戻ることを意識します。続いて吸い込んで胸が広がるたびに腕が少し外を向き、吐き出すたびに元に戻ることも意識してください。次に注意を腹部と腰に向け、吸い込むたびに腹部が膨らんで骨盤が広がることを意識します。その次に注意を脚に向け、吸い込むたびに脚も外に向くことを意識してください。このようにして息を吸い込むとともに全身が広がり、吐き出すとともに全身が縮まるのを感じてください。興味深いことに「インスピレーション」(inspiration) という言葉には「吸気」という意味もあります。パートナーの呼吸は施術中一貫して施術者にインスピレーションを与え続けるのです。

タンツの準備

- 施術前に心を落ち着かせて集中力を高めておくにはヨガや瞑想が効果的です。とくにヨガは呼吸に合わせて動くのでタンツの最高の準備運動になります。
- 体を締めつけない着心地のよい衣服を着て素足になりましょう。パートナーにも同様にしてもらってください。
- 必要な道具は硬いマット、枕、たたんで使う毛布かタオル、クッション数枚です。
- パートナーの快・不快に関するフィードバックにはすぐに対応するつもりであること、パートナーは必要に応じていつでも姿勢を変えてよいということを、事前にパートナーに伝えておきましょう。

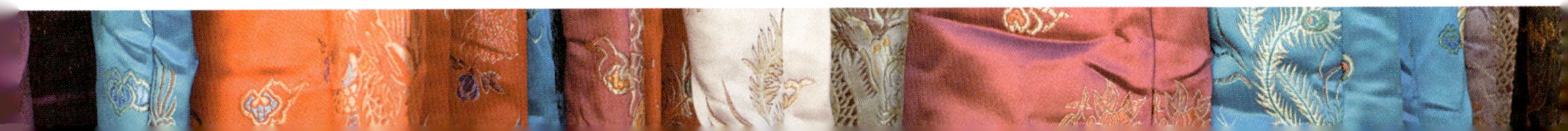

後方からの手順

ここに紹介する手順はタンツの雰囲気をつかんでいただくためのものであり、タンツの展開のほんの一例に過ぎません。というのは、タンツの正しい実践法は「今この瞬間」を大切にして、そのときどきにパートナーの中から湧き出てくる動きや静寂に応えていくことであり、決まった手順にしたがうことではないからです。パートナーの中から湧き出るものにしたがってパートナーを助けることを目指し、自分の手や腕の感覚と心を研ぎ澄ませていれば、施術は信頼に満ちた効果的なものになります。

1. 楽な姿勢で接近する

自分はクッションに座り、パートナーには自分のすぐ前で自分に背を向けて胎児のように丸まった楽な姿勢で枕をして横たわってもらいます。自分の一方の脚（パートナーの上半身側にある脚）は2人の間の狭いスペースで膝を立てるか、膝を床につけて後ろに曲げるか、あるいは膝を伸ばして脚をパートナーが頭を乗せている枕の下に入れてください。反対の脚は横に広げて枕か折りたたんだ毛布で膝を支えましょう。しかし別の姿勢のほうが楽であればそれでもかまいません。とにかく楽な姿勢をとることが大切です。また、パートナーも自分も姿勢を楽にするために必要であれば、どこにでも何枚でもクッションを当ててください。

2. 前腕を呼吸に乗せる

両前腕の力を抜き、一方をパートナーの肩に、もう一方をパートナーの臀部に軽く当て、パートナーが息を吸ったときに両前腕がわずかに両外側に開いて胸がわずかに広がり、息を吐いたときにそれらが元に戻るようにしてください。この動きに必要である以上の圧は加えません。この状態で、自分の呼吸をパートナーの呼吸に合わせ、2人が同時に息を吸うことにより両腕がさらに両外側に開き、胸が広がるようにしてください。パートナーの体と呼吸から何らかの導きを感じるまではこれ以上のことは何もせず、両腕がただ呼吸とともに動くのに任せておきましょう。そのうちたいていどちらかの腕にパートナーの呼吸の影響をより強く感じ始めます。そしてそのことが動作への最初の導きとなります。

腰の後ろと臀部で前腕を転がす

今だと感じたら、臀部に当てていたほうの前腕をまずその場で、それから臀部から腰の後ろに向かって動かします。続いて数呼吸の間静止してから、体重をかけてパートナーの体を前に押して揺らすか、前腕が導かれるままにほかの動きをしてください（写真A）。手から動くのでなく体の中心から動くようにします。パートナーの肩に当てていたほうの前腕は引き続き呼吸に合わせておき、動かし始めた前腕は呼吸が臀部と腰の後ろにもたらす影響を探りながらその部位でゆっくりと転がします。少しずつ自分の肩も回しながら動くようにしてください。肩を使えば使うほど全身がダンスのような動きになっていきます。

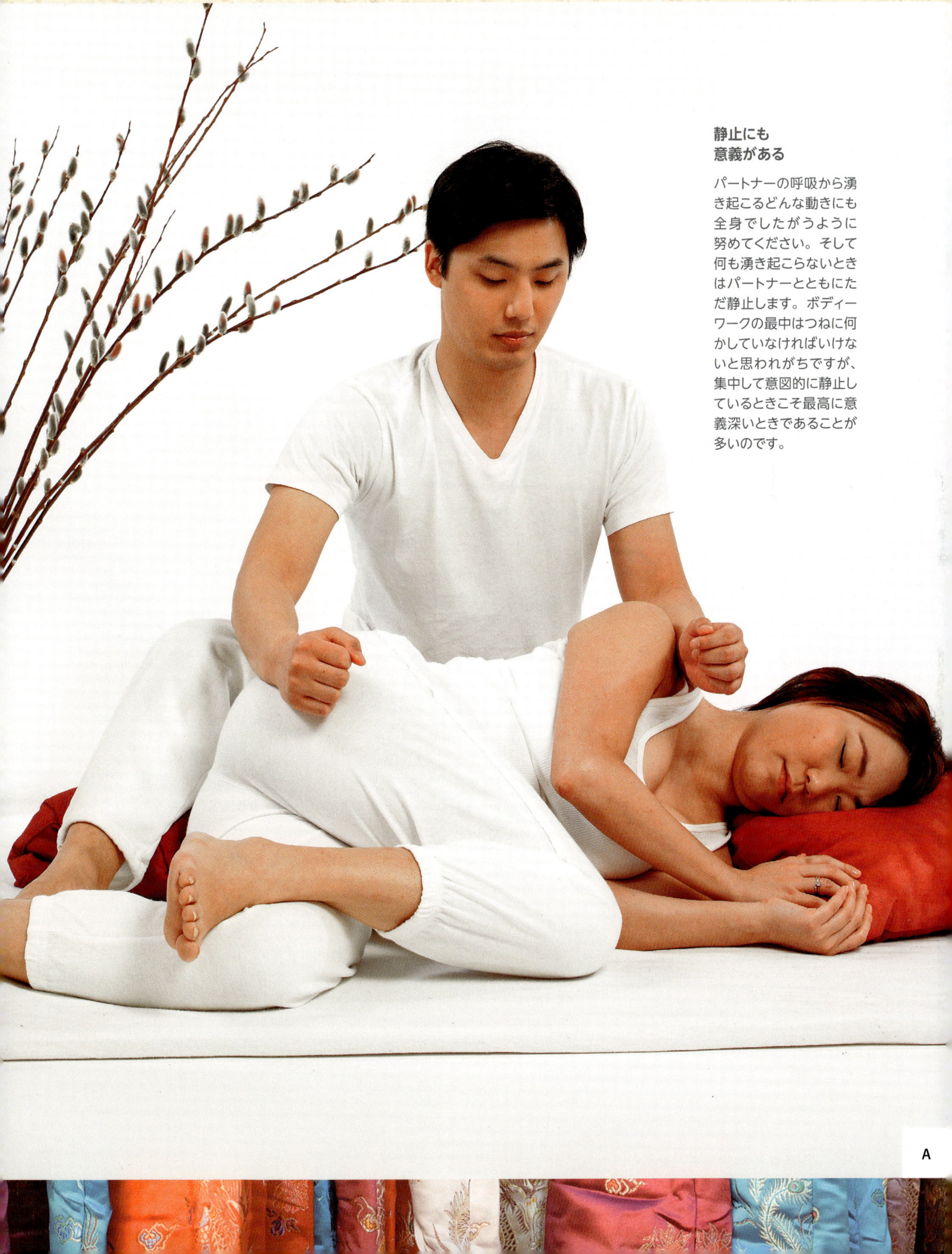

静止にも意義がある

パートナーの呼吸から湧き起こるどんな動きにも全身でしたがうように努めてください。そして何も湧き起こらないときはパートナーとともにただ静止します。ボディーワークの最中はつねに何かしていなければいけないと思われがちですが、集中して意図的に静止しているときこそ最高に意義深いときであることが多いのです。

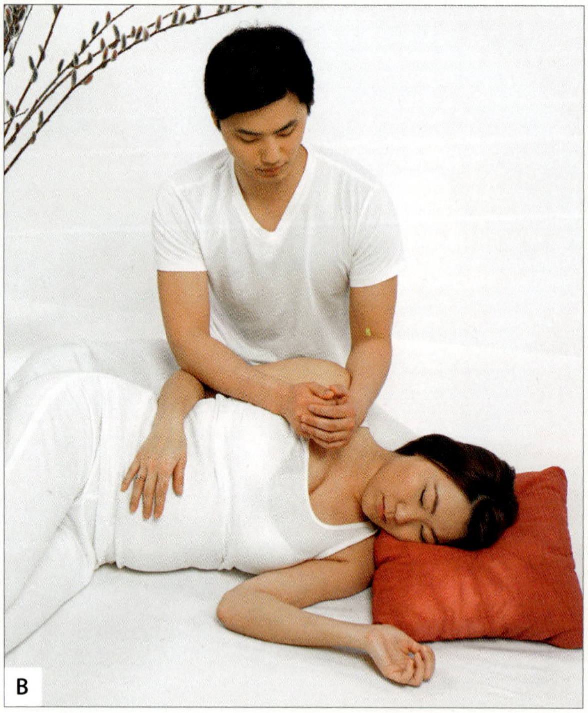

B

「転移」した緊張をとる

腰の側面の筋肉の緊張が原因で腰の後ろに不快を感じることがあります。そのような場合、下の「胴をねじる」動作で腰の側面が伸ばされると腰の後ろが楽になります。同様の現象は肩周りでも起こり、脇の下の後ろ側の複数の筋肉の縮みが原因で肩の動きが悪くなることがあります。その場合はパートナーの手をパートナーの後頭部に当て、肘をゆっくりと(前後への動きを大きくして)回すと効果的です。ただしこの動作はパートナーが過去に肩を脱臼したことがある場合は行わないでください。

3. 肩を回し、首を伸ばす

上半身に引き寄せられるのを感じたら、腰周りで動かしていた前腕を肩の近くに持ってきて両手を組み、両前腕で肩を挟みます。それから導かれる感覚にしたがって肩を持ち上げたり回したりしてください（写真B)。この肩回しにより少しずつ肩の可動域が広がっていくだけでなく、首の側面が伸びていくことに気づくでしょう。首はとても凝りやすく、首の凝りが前腕や手の痛みやしびれにつながることがあります。そのため、そうした症状もこのなめらかな肩回しにより改善することができます。

胴をねじる

パートナーの腕を少し後ろに引いて自分の太腿に乗せ、自分の一方の前腕をパートナーの胸筋の端（三角筋との境界付近）に、もう一方の前腕をパートナーの腰の後ろ側に当てて体重をかけていきます。このようにして一方では胸を広げ、一方では腰を伸ばしながら、自分の体のバランスがとれる位置を見つけてください。この動作によりパートナーの胴を優しくねじることができます。それから自分の両肩を自由に動かしながら両腕で交互に圧を加え、パートナーの胴の可動性を高めていきます。

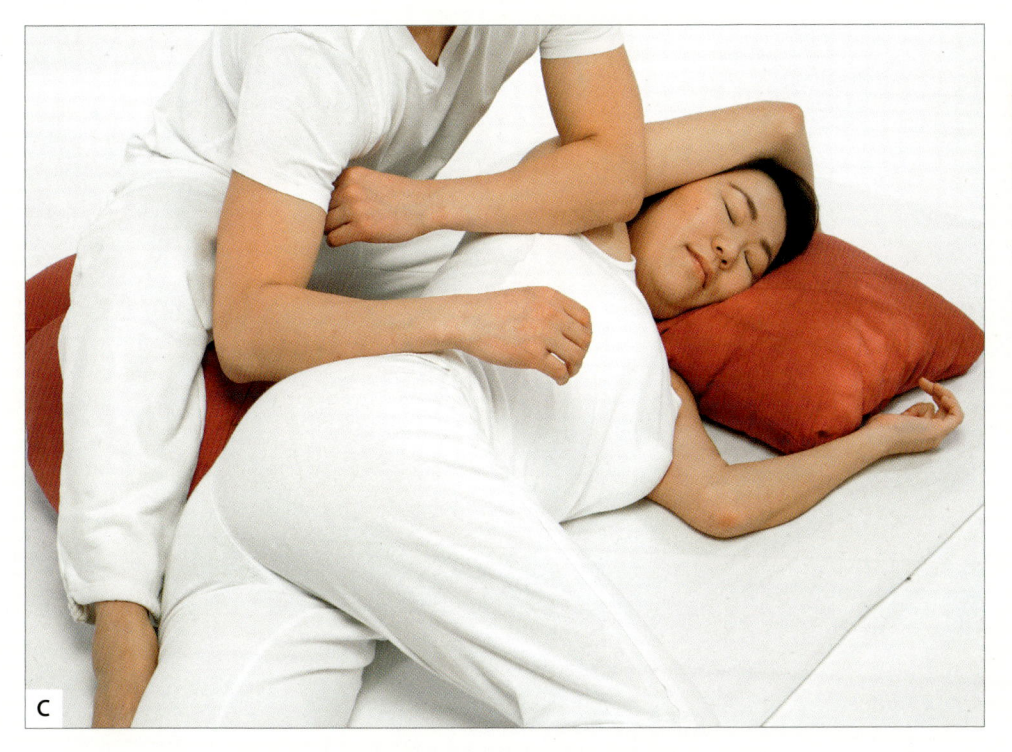

注意！
肩の怪我の経歴

パートナーに肩の脱臼の経歴がある場合は肩回しは避けたほうがいいでしょう。

肩甲骨沿いを親指で押す

一方の手の親指をパートナーの肩甲骨の内側縁に押し当てておき、反対の前腕でパートナーの肩を引き寄せることにより親指による圧を強めます。このように肩を引いて親指に押しつけると、親指で直接強く押すよりも受ける感じが穏やかで、パートナーをよりリラックスさせることできます。ただし自分の手首が緊張するようならこの方法はやめてください。肩甲骨の内側縁に沿う筋肉がほぐれると上背部全体の不快が和らぎ、姿勢も改善されます。

押しながら引いて体を広げる

一方の前腕をパートナーの腰に戻し、腰を前に押しながら、もう一方の前腕で肩を引き寄せて胸を広げます。こうすることにより胸を広げるだけでなく腰も広げることができます。「押しながら引く」動作には体をバランスよく広げる効果があるのです（写真C）。

4. 胸と頭部をつなぐ

引き続き一方の前腕でパートナーの胸を広げておき、反対の手をパートナーの胸の中心に当てます。この状態で、パートナーとつながるために呼吸を合わせ、直感がこれでよいと告げるまで静止します。それから肩に当てていた前腕を離し、その手をパートナーの頬に当ててください。この動作には胸と頭部をつなぐ意味があります。両手をこの2箇所に当てた状態で数呼吸の間静止したら、頬に当てていた手を少しずらしてこめかみに当て、さらに数呼吸の間静止します。続いてその手の付け根を後頭骨下端に当て、同様に数呼吸の間静止します。こうして一方の手を頭部のあちこちに移動させる間、胸に当てた手はずっとそのままにしておいてください。

施術中は姿勢よく

施術のときは自分自身がよい姿勢を保ちましょう。肩を丸めたり大きくうつむいたり首を前に突き出したりすることは避けてください。姿勢の悪さは凝りや不快感のもとです。肩の力を抜き、パートナーの胸を広げるだけでなく自分の胸もしっかりと広げるようにしましょう。

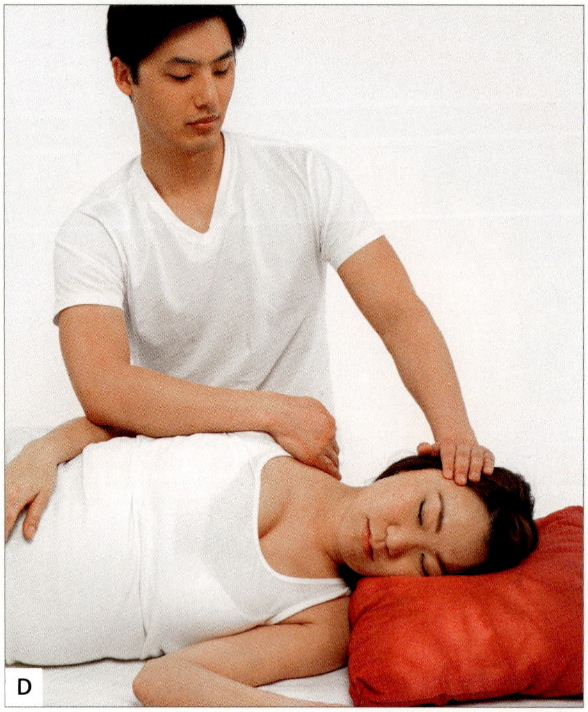

D

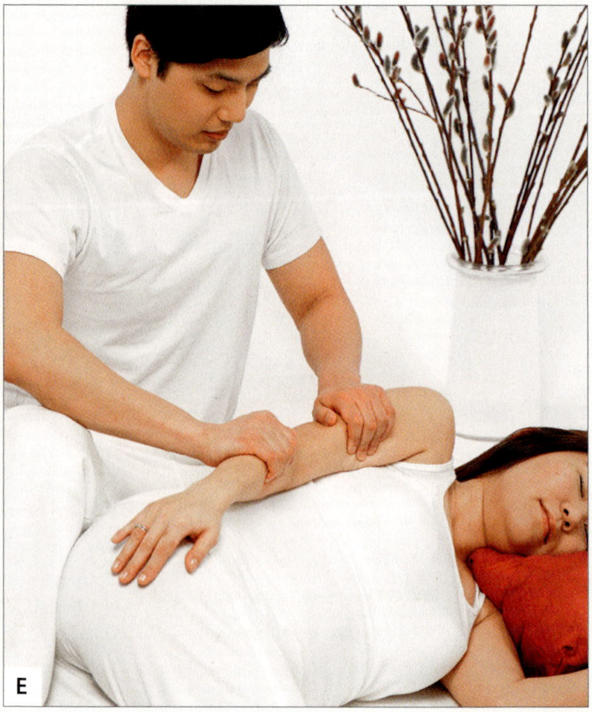

E

さらに首を伸ばす

パートナーの胸に当てていた手を肩に移し、肩を優しく下（足の方向）に引いて首をストレッチさせます（写真D）。この状態をしばらく保つことにより、しっかりと首を伸ばすことができ、先に行った肩回しによる手、腕、首への効果を高めることができます。もう一方の手のひらで首から肩までの数箇所を押して、首の側面がどれくらいほぐれたかを確認してみましょう。

さらに肩を回す

今度は両手のひらをそれぞれ肩の前側と後ろ側に（先に両前腕を当てたように）当てて肩を回します。肩が緩むにつれてしだいに大きく回すようにしてください。回す方向に決まりはありませんが、肩を後ろへ引くことに重点をおくと縮んだ胸筋を伸ばす効果が高くなります。また、パートナーが肩回しに少し抵抗するか逆に協力するのを感じたら、ときどき回す方向を変えて混乱させることにより完全に受け身になってもらってください。肩がポキポキ鳴ったとしてもパートナーが不快そうにしていなければ気にしなくてかまいません。

腕を絞り、持ち上げる

パートナーの腕と手を体の側面に沿わせ、片手でパートナーの上腕を押さえておき、息を吐くたびに反対の手でパートナーの腕を上腕から手首まで空気を絞り出すように押していきます（写真E）。手首まで押したら、息を吸いながら腕を持ち上げ、力が抜けていることを腕の重さで確認してから、腕をいろいろに動かしてみましょう。たとえば腕を自分の腹部に押しつけるか肩に乗せた状態で体を後ろに傾けてストレッチさせたりするといいかもしれません。

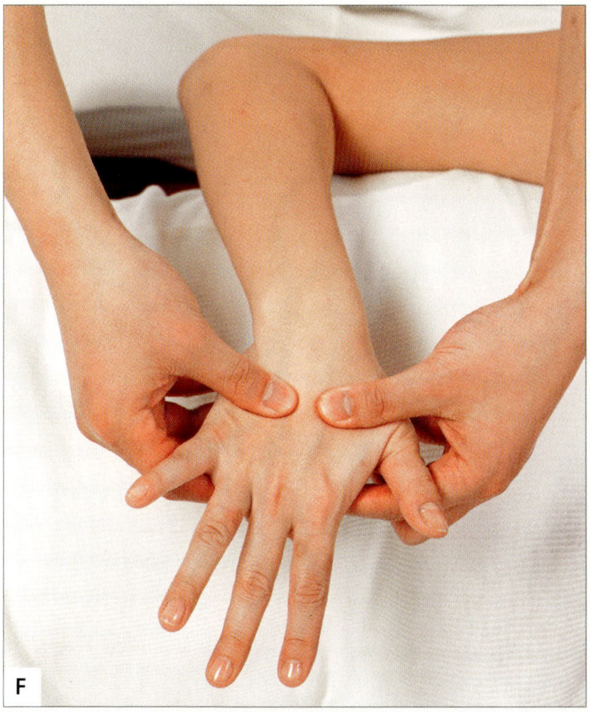

F

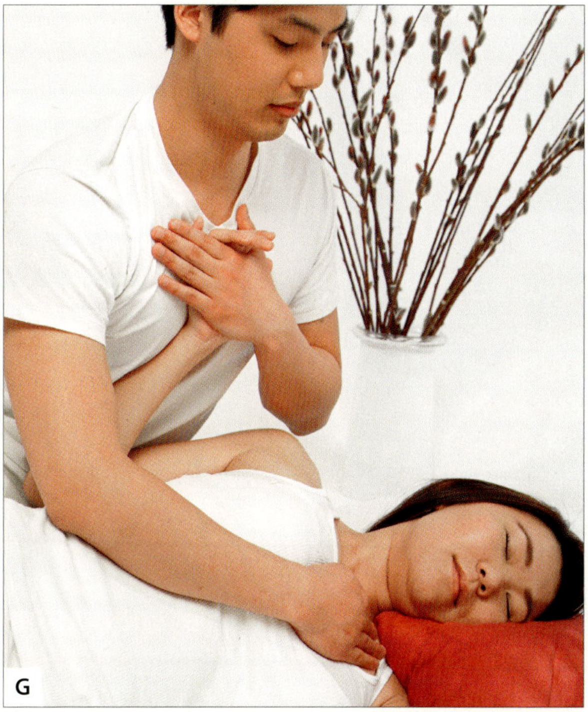

G

手と胸をつなぐ

両手でパートナーの手を持ち、まず手のひらをしっかりと広げては力を緩めて自然に閉じるのに任せてから（写真F）、手首を優しく回します。それから一方の手でパートナーの手の甲を自分の胸に当て、もう一方の手をパートナーの胸に当てます（写真G）。この状態でパートナーと呼吸を合わせてください。続いてパートナーの腕を頭の上に持ってきて上腕が耳の上に来るようにしておき、自分の両腕を交差させて一方を腰にもう一方を肩に当て、両腕を遠ざけるように動かして体の側面をストレッチさせます。それからパートナーの手をパートナーの体の後ろの自分の太腿の上かパートナーの体の前のマットの上に下ろしてください。

細かい動きからの解放

腕や手の緊張をとることで、キーボード操作などの手を酷使する作業で起こりやすい反復性ストレス障害の予防や改善ができます。

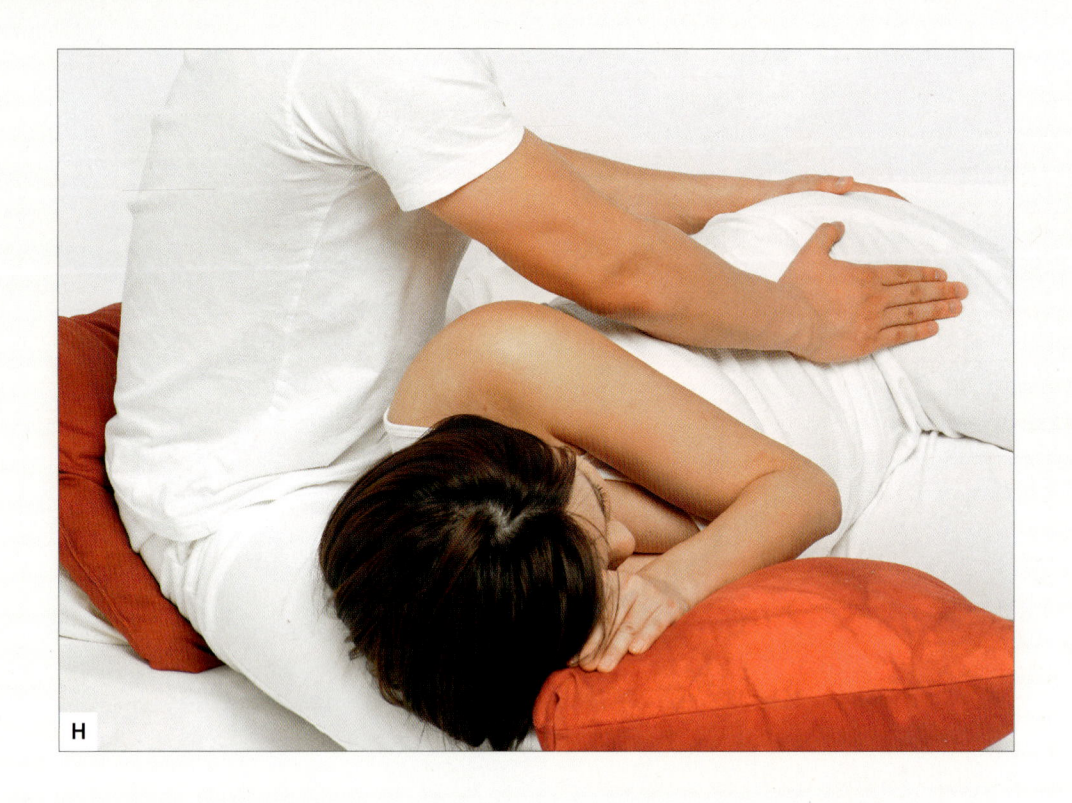

H

ハラを包んで揺らす

一方の手をパートナーの「ハラ」(臍の下、「丹田《たんでん》」とも呼ばれる)に当て、もう一方の手をパートナーの胸に当てて数呼吸の間静止します。それから胸に当てていた手を今度はハラに当て、ハラに当てていた手をハラの真裏の腰に当てます(写真H)。こうして両手でハラを包み、(そのような導きを感じれば)そこを前後に数回揺らします。この動作には、腹部に溜め込んでいた感情を解放する効果、ストレスによって悪化するさまざまな胃腸障害を和らげる効果、消化を助ける効果、体のエネルギーの中心であるこの部分のエネルギーの流れを促す効果があります。

腰、脚、足首を探る

一方の手をハラに当てたまま、もう一方の手で腰周りや臀部を探りながら、押したり揺らしたりします(写真I)。仙骨上の数箇所のくぼんだ部分や仙骨の周りは親指を使って押しましょう。それから腰を両手で挟んで前後に転がすように揺らし、少しずつ動作を遅くして静止してください。続いて一方の手で腰を押さえておき、もう一方の手か前腕を使って脚全体を付け根から下に向かって順々に押していきます。

それから両手をパートナーの脚に当て、自分の体を後ろに傾けながら脚を引き寄せ、快適なバランスを保つことのできる位置で止まります。このあと導かれるままに脚を動かしてください。たとえばパートナーの足をパートナーの前のマットにつけ、両手を使って膝を手前に引き寄せるよう導かれるかもしれません。あるいは、曲げた膝を頭側に押して優しい揺れをつくり、股関節周りや腰の後ろの緊張を和らげるよう導かれるかもしれません。また、パートナーの体の柔軟性が許せばパートナーの腕を自分の体の後ろに回し、両手のひら全体を使ってまずパートナーの太腿の前側と後ろ側の筋肉を、続いてふくらはぎの筋肉を絞るように押したりこねるように揉んだりしてもいいでしょう。

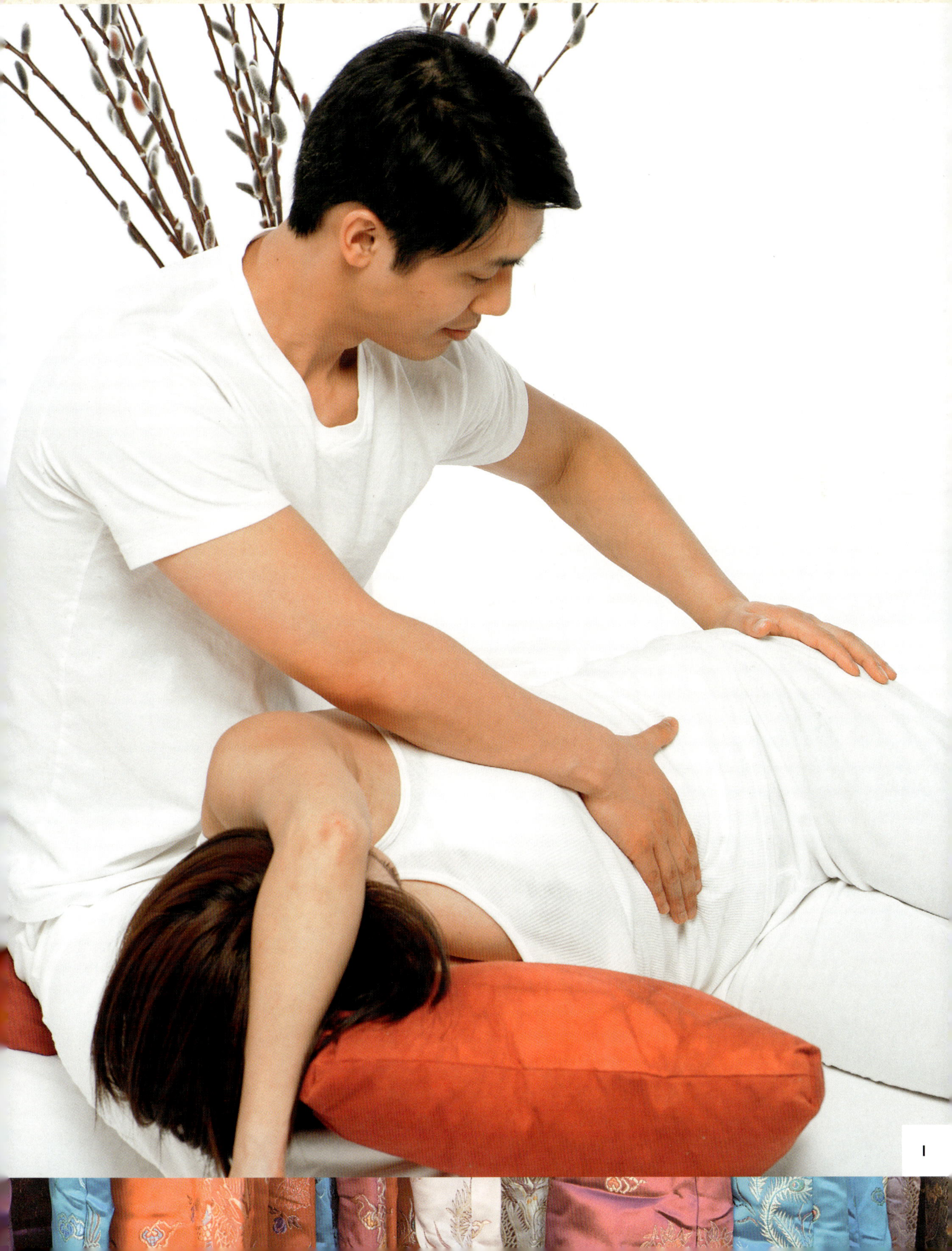

滑液「浴」を楽しむ

パートナーの膝を曲げて肩に近づけ、両手で脚を手前に引き寄せます（写真J）。この状態で脚に導かれるままに、たとえば片手でふくらはぎを下から持って脚を回したり、片手で足首を持ち上げて反対の手か前腕で太腿の後ろ側を押したりしてください。脚をマットに戻す前に、（手のひらに行ったのと同様の）足裏を広げては力を緩める動作、足首を回す動作、足のリンギング（ねじる動作）などをするように導かれるかもしれません。これらの動作には関節を滑液で潤して腰、膝、足首の可動性を高め、緊張を和らげて歩き方を優雅にする効果があります。

調子を合わせる

音叉を叩くと隣に置かれたもう一つの音叉も鳴り出すように、2人の人間が近くにいると神経系が同調します。これは多くの研究によって証明されている事実です。タンツはこの同調を有効利用して深いリラクセーションや心身の変化をもたらすものです。タンツでは受術者の体が施術者を、受術者の体の癖を修正する流れに導いていきます。施術者は体を動かしながら瞑想し、受術者の体との対話から生まれる動作に身を任せるのが理想です。

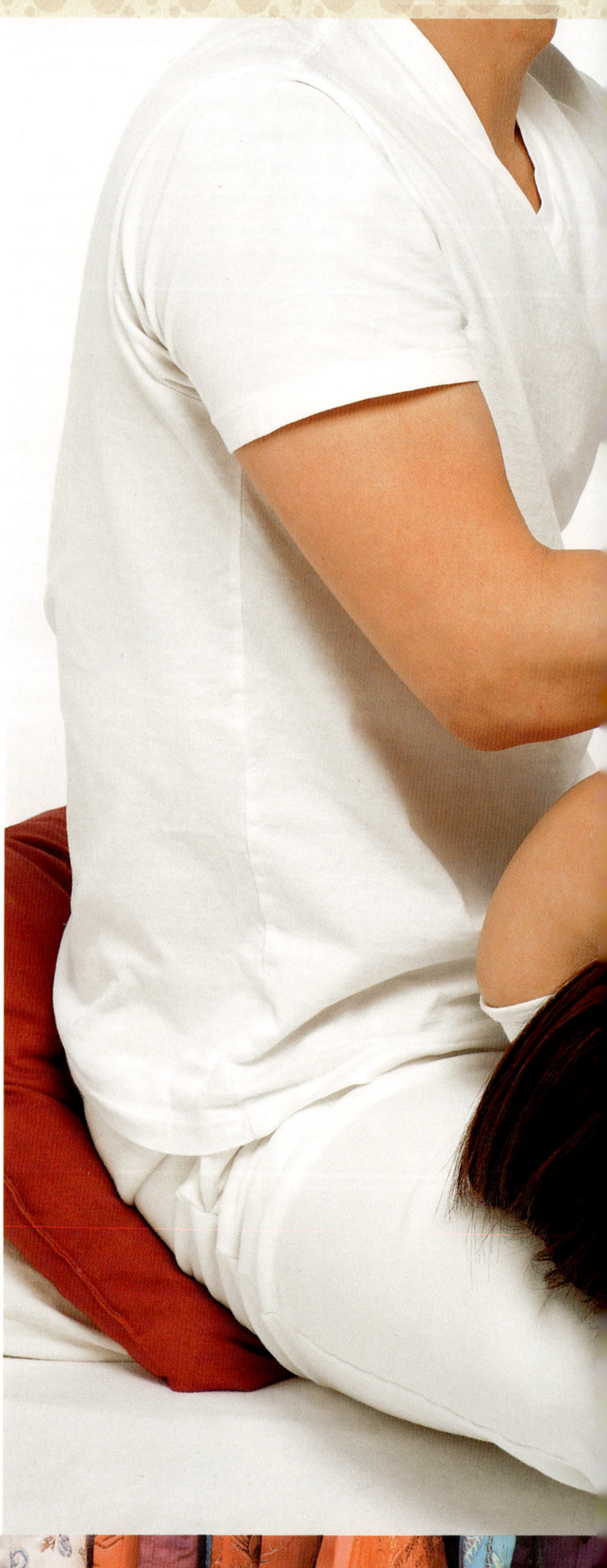

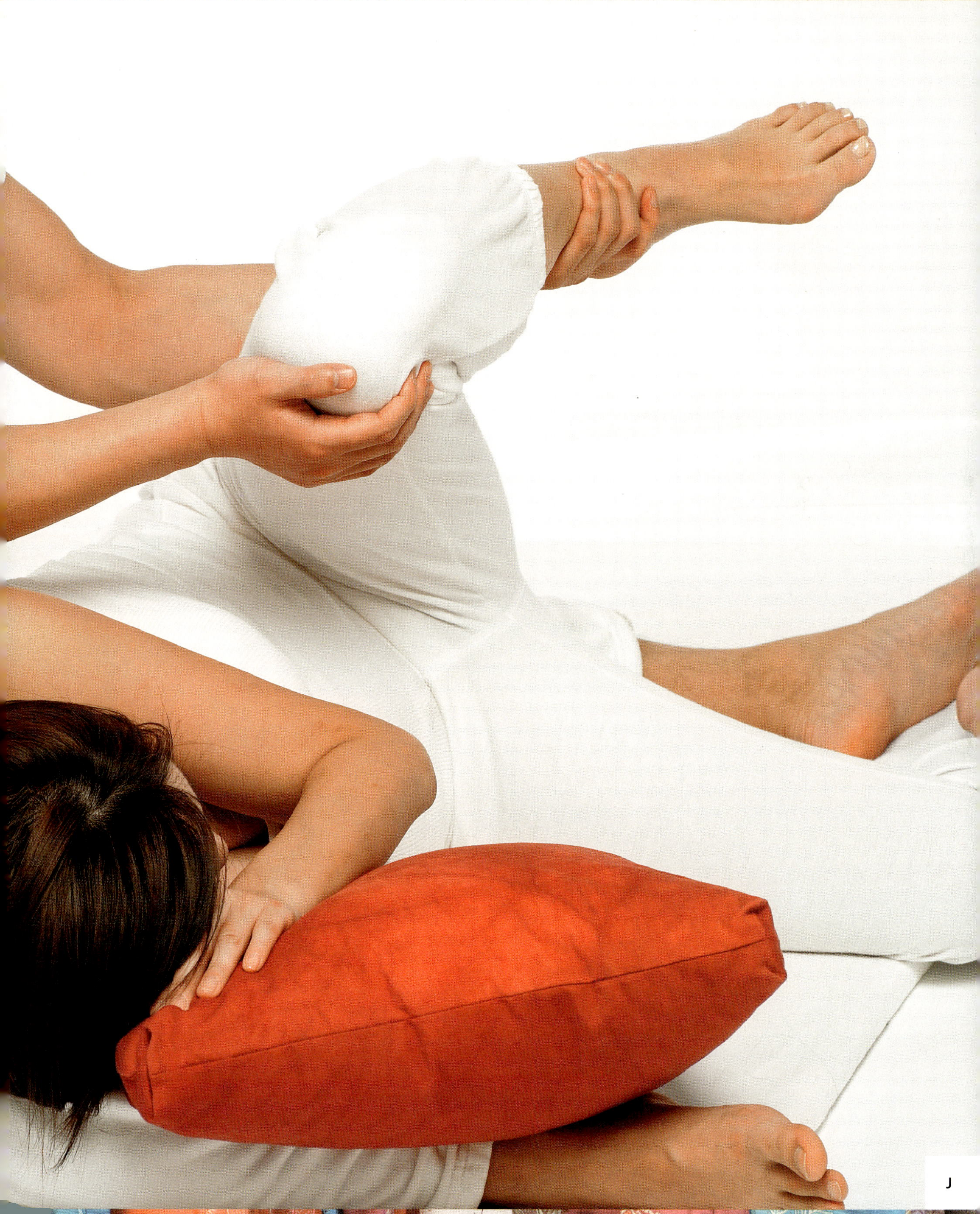

J

6. 胎児の姿勢に戻す

パートナーの脚を一度マットに下ろし、慎重に膝を曲げて足首を回したり足の反射区（p.106を参照）を押したり足をねじったりします。それから足を下に置いて足裏を自分の足裏につけ、再び胎児の姿勢に戻します。続いて自分の両手をそれぞれパートナーのハラと胸に当て、数呼吸の間静止してください。このあと小休止または手順の締めくくりとして、自分の上体を前に倒して頭と胸をパートナーの腰から下に乗せ、脱力した両手でパートナーの脚を抱え込むなど、2人にとって心地のよい姿勢に導かれるかもしれません。時間の都合によってはこれで施術を終了してかまいません。直接的には体の片側にしか働きかけていませんが、反対側にも反射的に効果がもたらされています。

体の反対側にも働きかけたい場合、方法は2つあります。1つはパートナーに体の反対側を下にして同じく自分に背を向けて寝てもらい、同じ動作を繰り返す方法です。そしてもう1つはパートナーに自分のほうを向いてもらって前方からの手順を施す方法です。パートナーが恋人や夫や妻でない場合は後方からの手順を繰り返すほうが抵抗がないかもしれません。

タンツの効果

- 2人の絆を深める。
- 柔軟性を高める。
- リラクセーションを促してストレスを解放する。
- 強力に慈しみ、慰める。
- 神経系を自然な状態に戻す。
- 姿勢の癖を治す。
- 免疫系を強化する。

前方からの手順

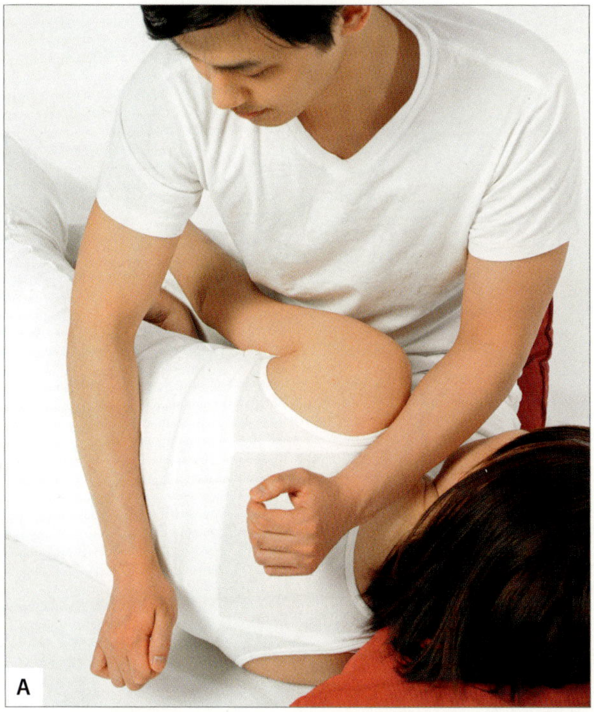
A

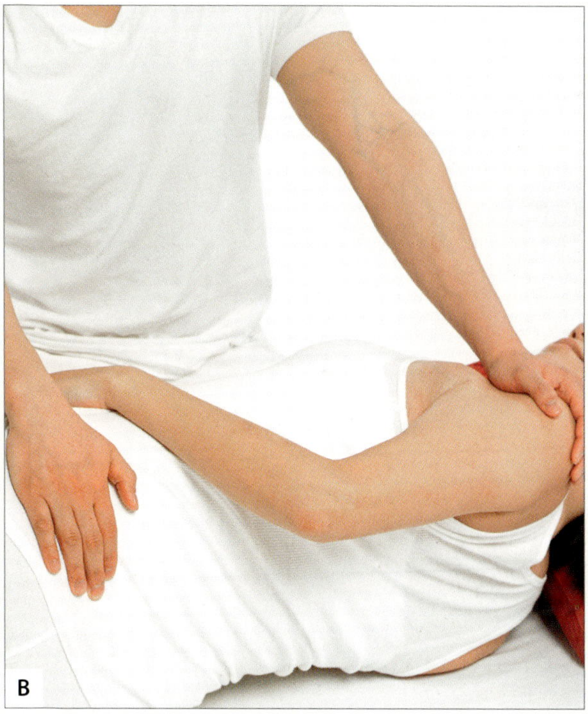
B

パートナーの前方から行うことのほとんどは後方から体の反対側に行ったことと同じです。パートナーに自分のほうを向いてもらう方法は2つあります。1つはパートナーにまず仰向けになってもらい、それからパートナーの両太腿の間に自分の一方の脚を置き、パートナーの体を自分に向けて回すかパートナーに自分で体を回してもらい、パートナーの頭を自分のもう一方の太腿に乗せる方法、もう1つはパートナーにまず上半身を起こして自分から遠い側の膝を立てて膝を両手で持ってもらい、それから両手でパートナーの背中と首を支えながら自分のほうに向けて寝かせて頭を自分の太腿に乗せる方法です。どちらの場合もこのあとパートナー自身で調整してより楽な姿勢をとってもらってください。また姿勢を楽にするために必要であれば、膝の間などどこにでもクッションを当てるようにしてください。自分の膝の下にもクッションを1-2枚当てるといいでしょう。2人の姿勢が整ったら、一方の前腕をパートナーの肩に、もう一方の前腕を腰に優しく当てます。

1. 肩、腰、背中を探る

パートナーの呼吸に伴って自分の両腕が開いたり閉じたりするのにしばらく任せておきます。両前腕が動きを誘われるのを感じたら、両前腕を転がしてパートナーの肩周りと腰周りを探ります（写真A）。続いて腰の側にある前腕をゆっくりと腰の後ろ、中背部、上背部へと転がしていってから、腰の後ろに戻し、手を使って腰を引き寄せながら、もう一方の手で胸の上部（三角筋との境界付近）を押します（写真B）。それから両前腕で肩を挟み、肩をゆっくりと回しながら動きを探ります。パートナーの腕が体の後ろに落ちていたら肘の下に枕を当てるといいかもしれません。続いて一方の手の親指で肩甲骨の内側縁を一定の間隔で押していくか、親指を筋肉から離さずに押し伸ばしていき、もう一方の手か前腕で肩を押して揺らして

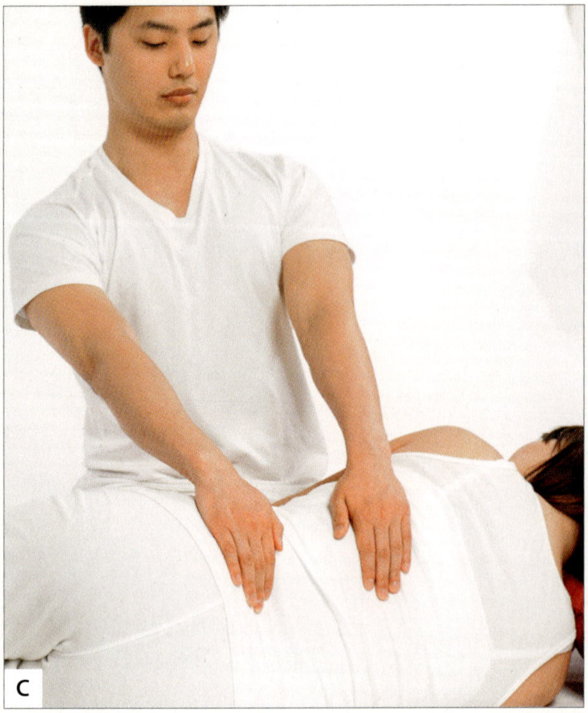

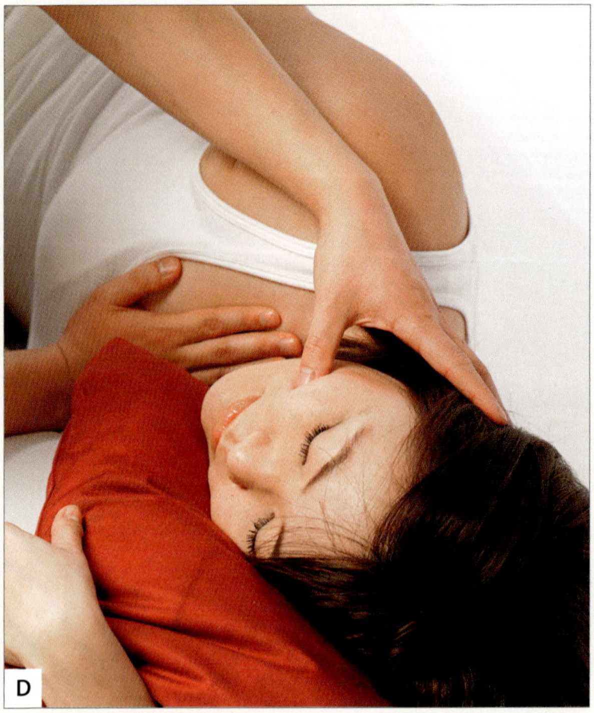

親指による圧を強めます。それから再び腰を引き寄せながら肩を押し、体をねじった状態を数呼吸の間保ってください。

2. 背中を揺らし、胸と腰をつなぐ

両手をパートナーの背中に、四指の先が脊柱の手前に来るように当て、パートナーの体を手前に引き寄せます。この動作をまず両手を肩甲骨の近くに当てて行い、両手の位置を少しずつ腰のほうにずらしながら繰り返してください（写真C）。息を吐くたびに体を後ろに傾けてパートナーの体を引き寄せ、息を吸うたびに戻るようにします。この動作で背中を行ったり来たりしながら、両手の間隔を広げたり狭めたりしてください。それから一方の手が仙骨に触れたら、仙骨上の数箇所のくぼんだ部分を押してから仙骨全体を手のひらで覆い、もう一方の手をパートナーの胸に当てて数呼吸の間静止し、胸と腰をつなぎます。

3. 胸と頭部をつなぐ

一方の手を胸に当てたまま、息を吐くたびにもう一方の手でパートナーの顔を押していきます。まず目と目の間を押し、それから頬骨の下に沿って押していき、最後に眉の外側を押してください（押すポイントについて詳しくは8章を参照）。それからその手を頬に当て、そこから後頭部に向かってさすっては1-2呼吸の間静止する動作を頬の2-3箇所で繰り返します（写真D）。

首と肩を揉みほぐす

頬をさすっていた手でそのまま後頭部を支えておき、もう一方の手を胸から首に移し、首の筋肉を探りながら揉みほぐしていきます。その手が肩に達したら、肩を腰の方向に押して首の側面をストレッチさせた状態を数呼吸の間保ちます（写真E）。それから肩を揉んだり押したりして凝ったところを探り、続いて少し時間をかけて肩と上腕と首を押したり絞ったりしながらほぐしてください（p. 168の写真F）。

肩の緊張を緩める

多くの人が車を運転したり重い物を持ったり高すぎる位置に置いたキーボードを操作したりなどの原因で肩に緊張を抱えています。この緊張を緩めるために、両手を使って肩をねじったり胸を広げたりしてみましょう。

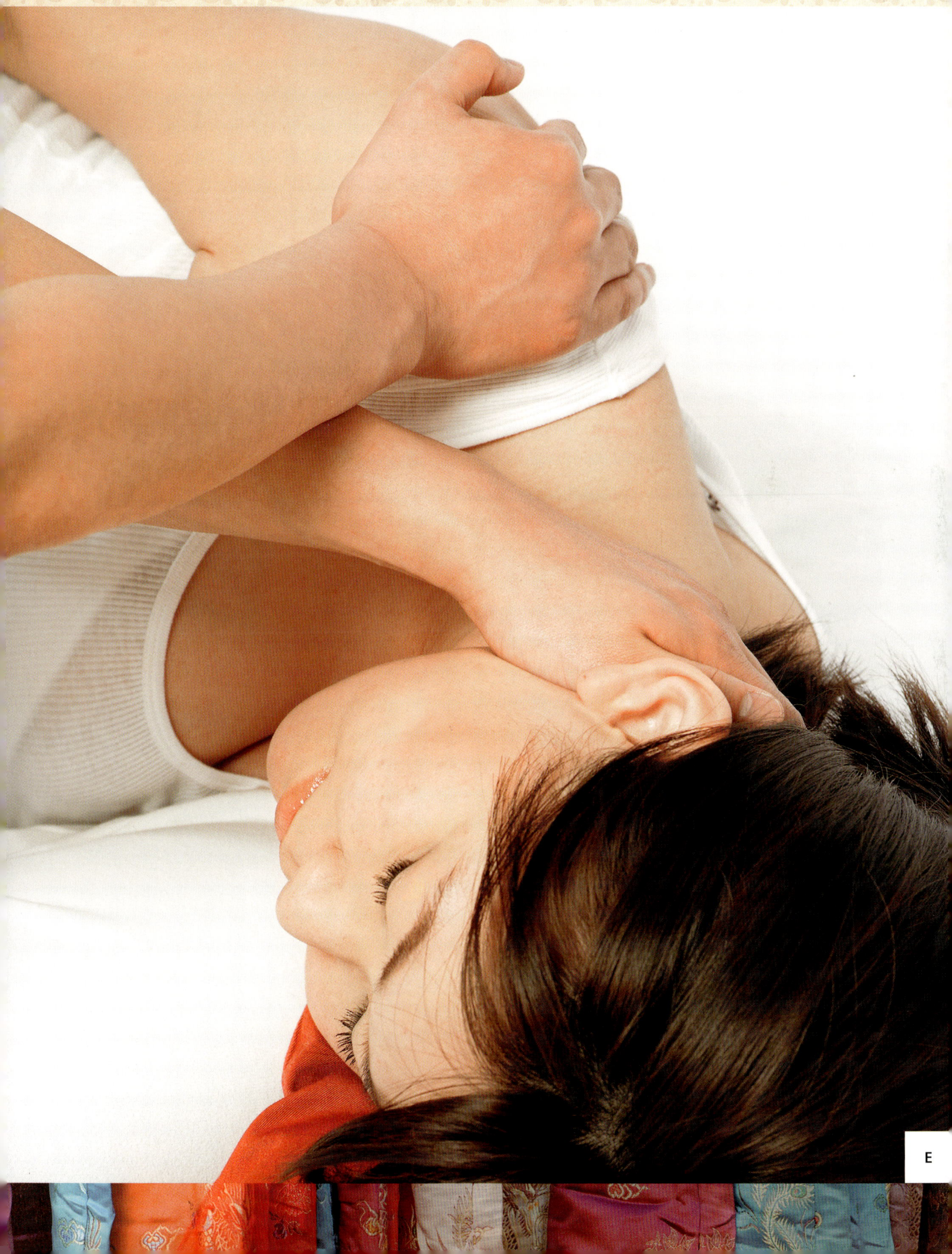

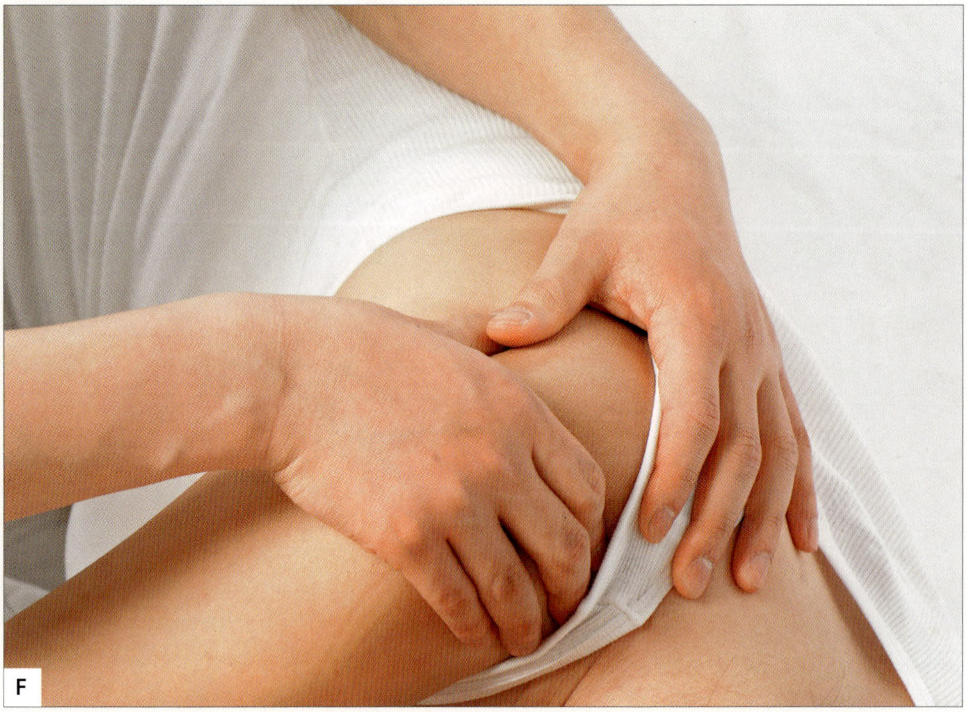
F

4. 腕、手首、手を揉みほぐす

パートナーの腕を体の側面に置いて腕のマッサージを始めます。両手を上腕から手首まで移動させながら、息を吐くたびに腕を絞っていきましょう。腕から息を絞り出すイメージで行ってください（写真G）。それから腕を持ち上げて次の動きを探っていきます。一方の手を肩の後ろに当て、もう一方の手で手首を持って肩や手首を回したり、パートナーの手首の甲側を腰の側面に当てて肘を前後に動かしたりしてみましょう。続いて手のひらや手の甲をさすって多数の小さな筋肉をほぐします。これらの筋肉はキーボード操作や楽器演奏や書く作業などの細かい反復的な動きのせいでたいてい疲れがたまっています。

上腕を絞り、肩に乗せる

パートナーの腕を頭の上に持ってきて手の甲をマットにつけ、息を吐くたびに上腕の後ろ側の筋肉（上腕三頭筋）を絞ります。それから腕を頭の上に置いたまま、自分の両腕を交差させてパートナーの体の側面をストレッチさせ、数呼吸の間静止します。続いてパートナーの腕を自分の肩に乗せ、肩の前側や上腕や胸の筋肉を揉みほぐします。腕を肩に乗せたまま自分の上体をねじれば、上肢帯（上肢を支える骨格）全体をストレッチさせることができます。

手と手をつなぐ

パートナーの腕を肩から下ろして自分の脚に乗せ、手のひらや指をストレッチさせたり手首を回したりします。それからパートナーの手のひらを自分の胸に、自分の手のひらをパートナーの胸に当て、パートナーのもう一方の手のひらをパートナーの胸に当てた自分の手の上に、自分のもう一方の手のひらをパートナーのハラに当てます。この状態で数呼吸の間静止してください。これはつながる効果の高いコンタクト・ホールドです。

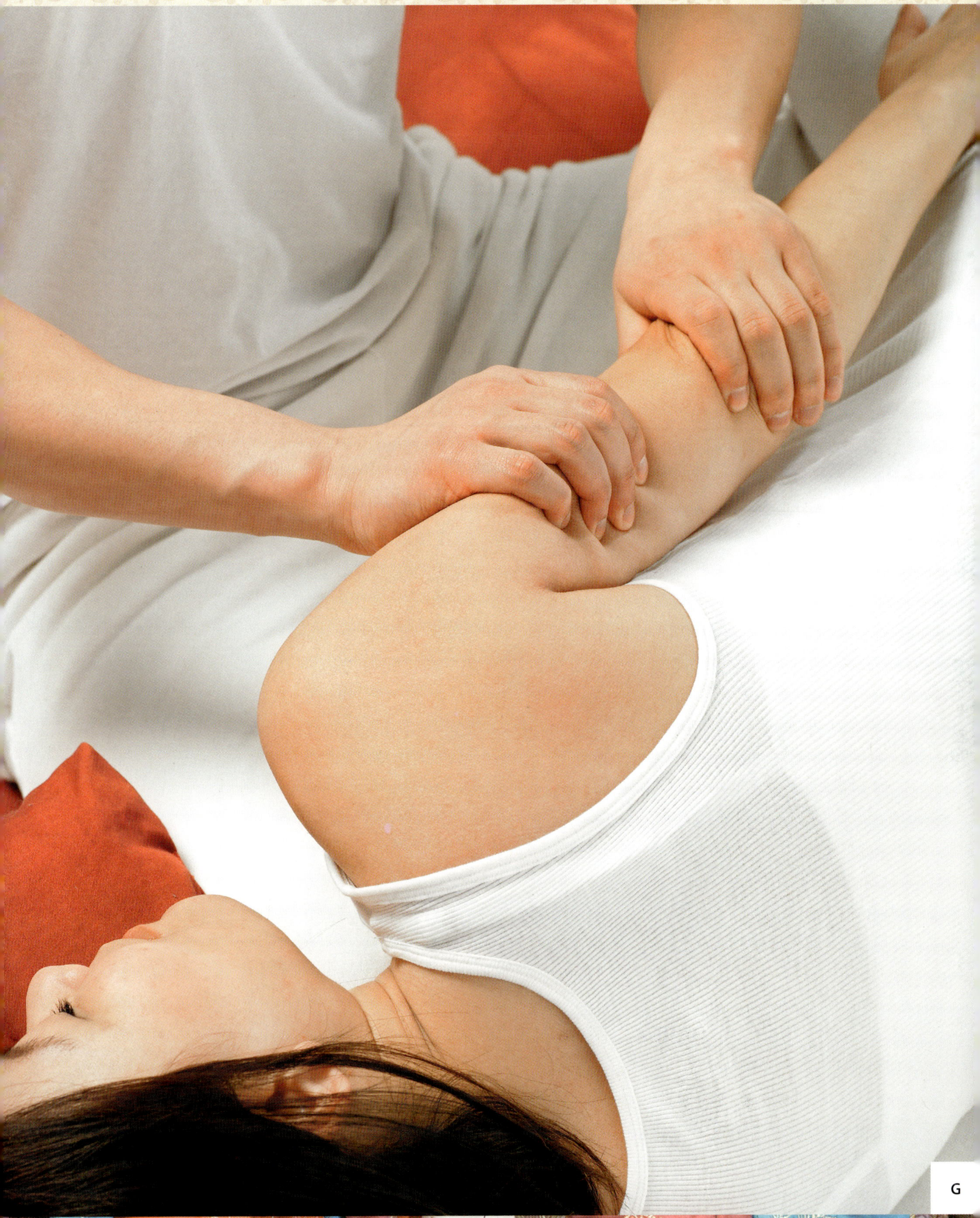

G

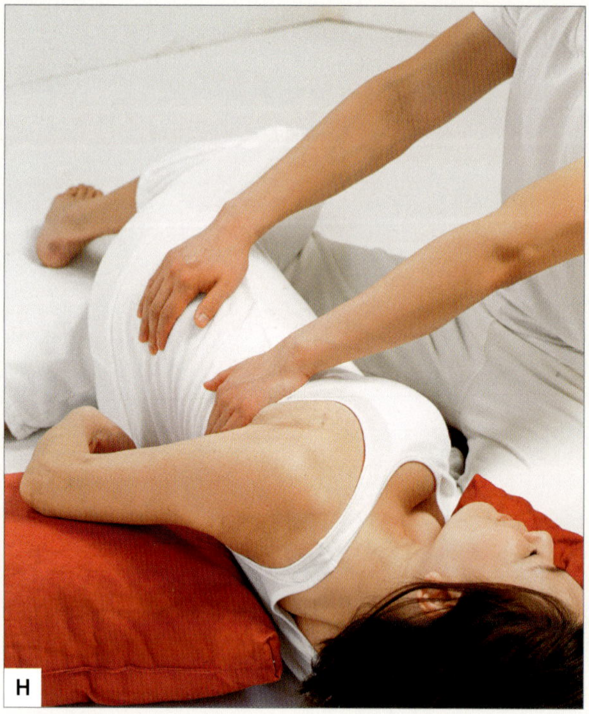

H

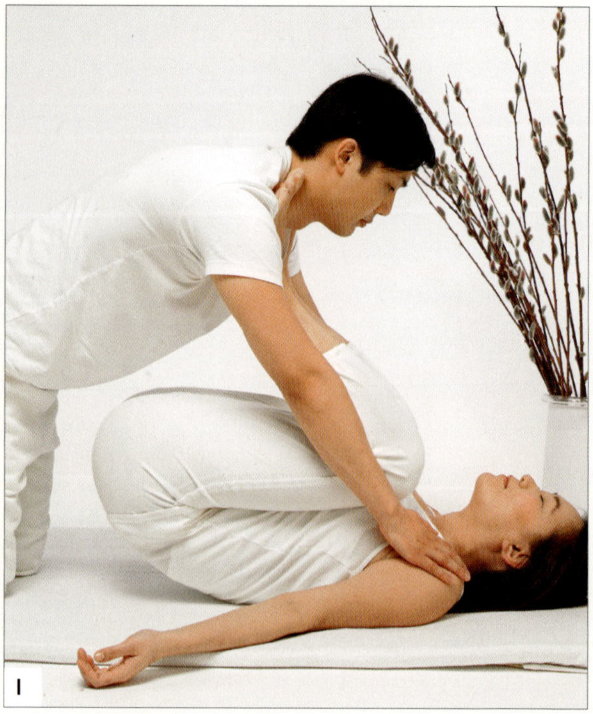

I

5. 背中、脚、腰を伸ばす

ここでさらに、パートナーの腕を背中の後ろのクッションの上に置いた状態で、自分の両手を脊柱の手前に揃えて当ててパートナーの体を手前に引いて揺らし、続いて両手の間隔を空けて（一方の手を腰に当てて）同じように揺らしてもいいでしょう（写真H）。また、両前腕を転がしてパートナーの腰や太腿を伸ばしたり、手を使って仙骨周りを押したりしてもいいでしょう。さらにパートナーの足に手が届けば、足を持って膝を曲げ、足やふくらはぎを揉んだりねじったり押したりしてもいいでしょう。

6. 締めくくりのストレッチとコンプレッション

パートナーの体を転がして仰臥位にし、使っていたクッションをすべて取り去ります。それからパートナーの足側にひざまずき、パートナーの両膝を曲げて胸に近づけ、自分の胸をパートナーの足に乗せて静かに体重をかけ、両手をパートナーの両肩に当てます（写真I）。次に体重を後ろにずらしながらパートナーの脚を伸ばしてしゃがみ、脚を少し引っ張ってマットに下ろします。続いて両手のひらを両足の土踏まずに押し当ててしばらく静止してから、両手を腰に移動させ、両手のひらで腰の両側を押して骨盤を広げてください（写真J）。それから一方の手をパートナーのハラに当てて数呼吸の間静止し、続いてパートナーの頭側に移動してパートナーの両腕を頭上に伸ばし、自分の体を後ろに傾けて両腕を引っ張ります。

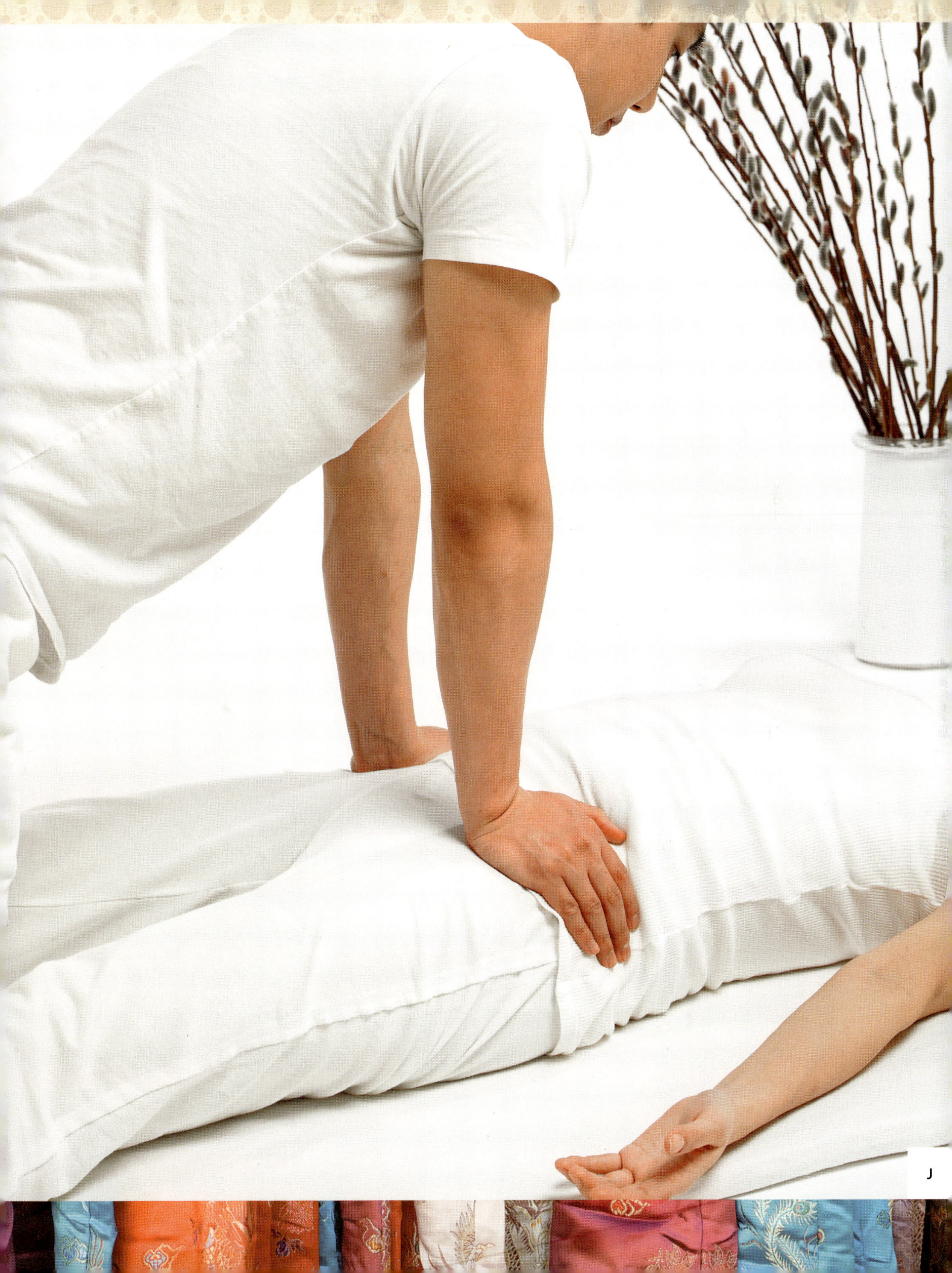

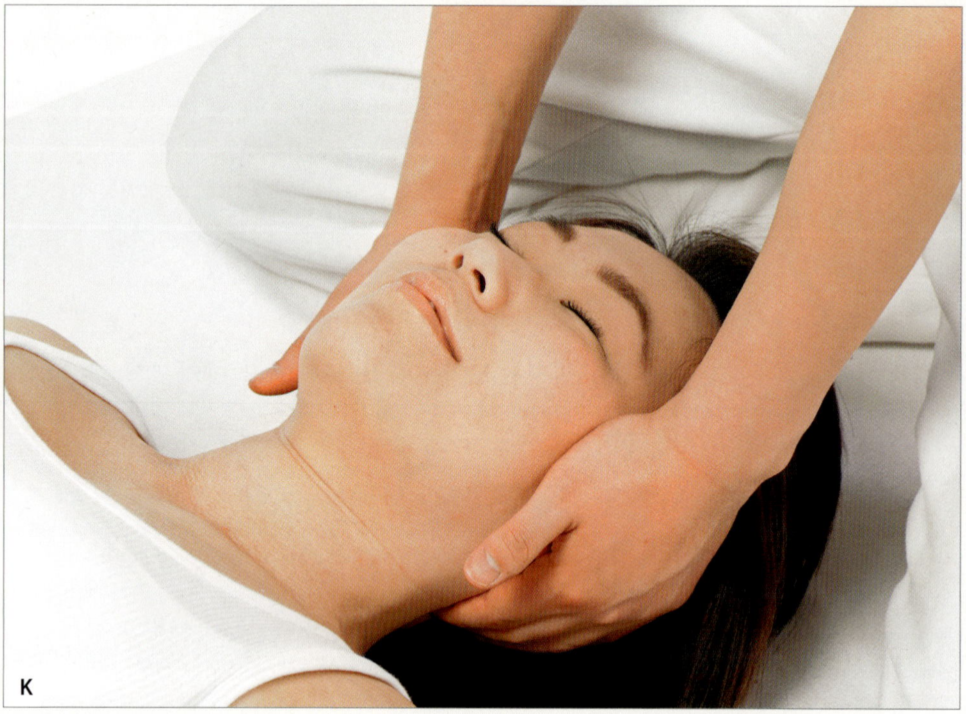
K

7. 両手を顔と胸で休ませる

パートナーの頭側に座り、両手の四指の先を後頭骨下端で向かい合わせて後頭部を支え、自分の体を後ろに傾けて首を引っ張り、数呼吸の間またはパートナーがため息をつくまで静止します（写真K）。このストレッチには首を伸ばし、しつこく残っている緊張を解放する効果があります。続いて両手をくぼませて目の上にかざし（目に圧を加えないように!）、顔の大部分を覆って光を遮った状態で数呼吸の間静止します。それから一方の手を額に、一方の手を胸に、どちらも四指を足に向けて当て、数呼吸の間静止して頭部と胸をつなぎます（写真L）。それからパートナーが息を吸い終わるタイミングで両手を静かに体から離し、パートナーの頭側で座ったまま静止し、体の接触がなくなっても2人のつながりが残っていることを感じながら、パートナーが施術から現実に戻る時間を与えてください。

タンツをもっと知りたい人のために

ここで解説した手順を含むタンツのさまざまな手順はハロルド・ダールの著書『Tantsu A Yoga of the Heart』や彼のDVDで紹介されています。タンツの講座についての情報はwww.tantsu.com（英文）にあります。

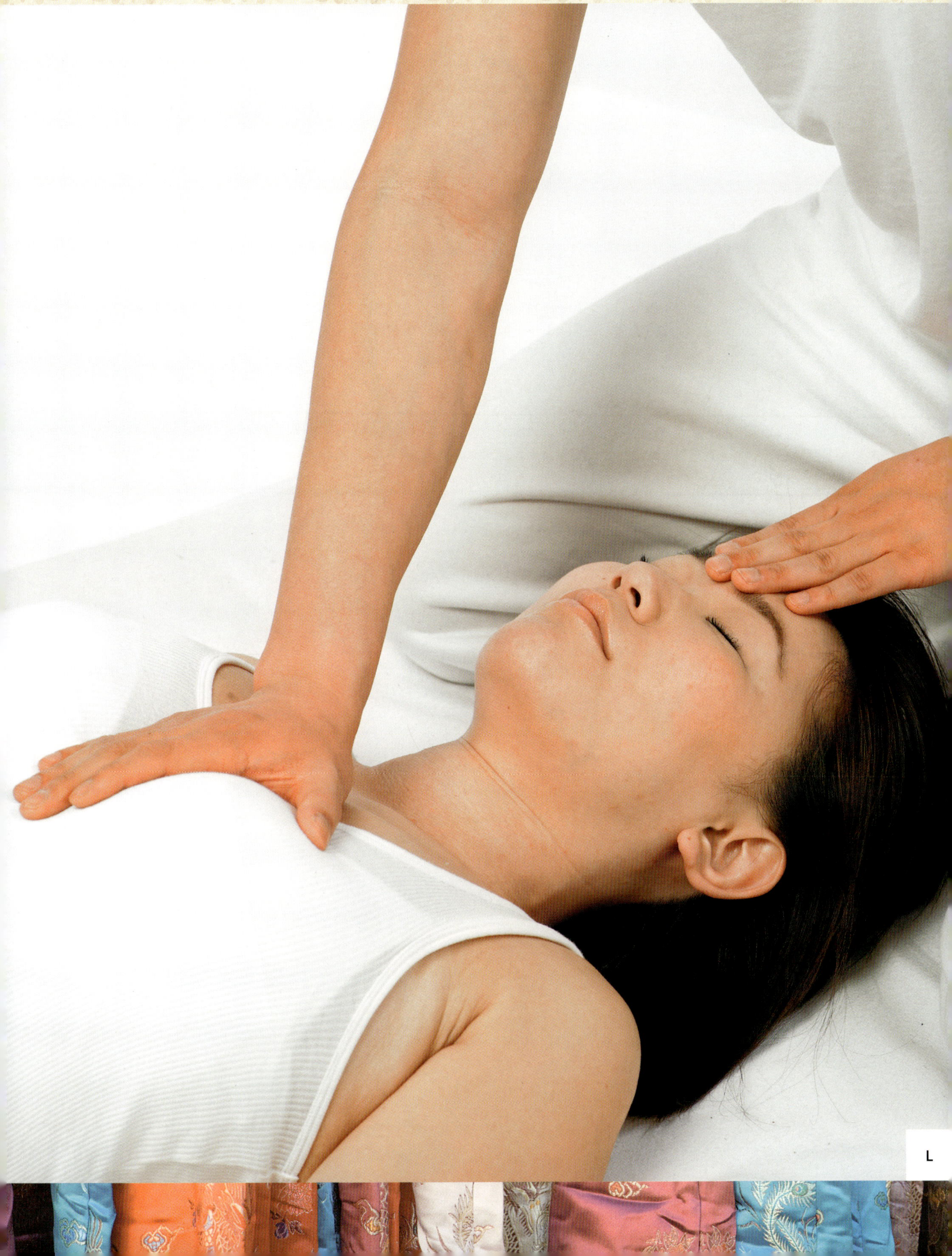

L

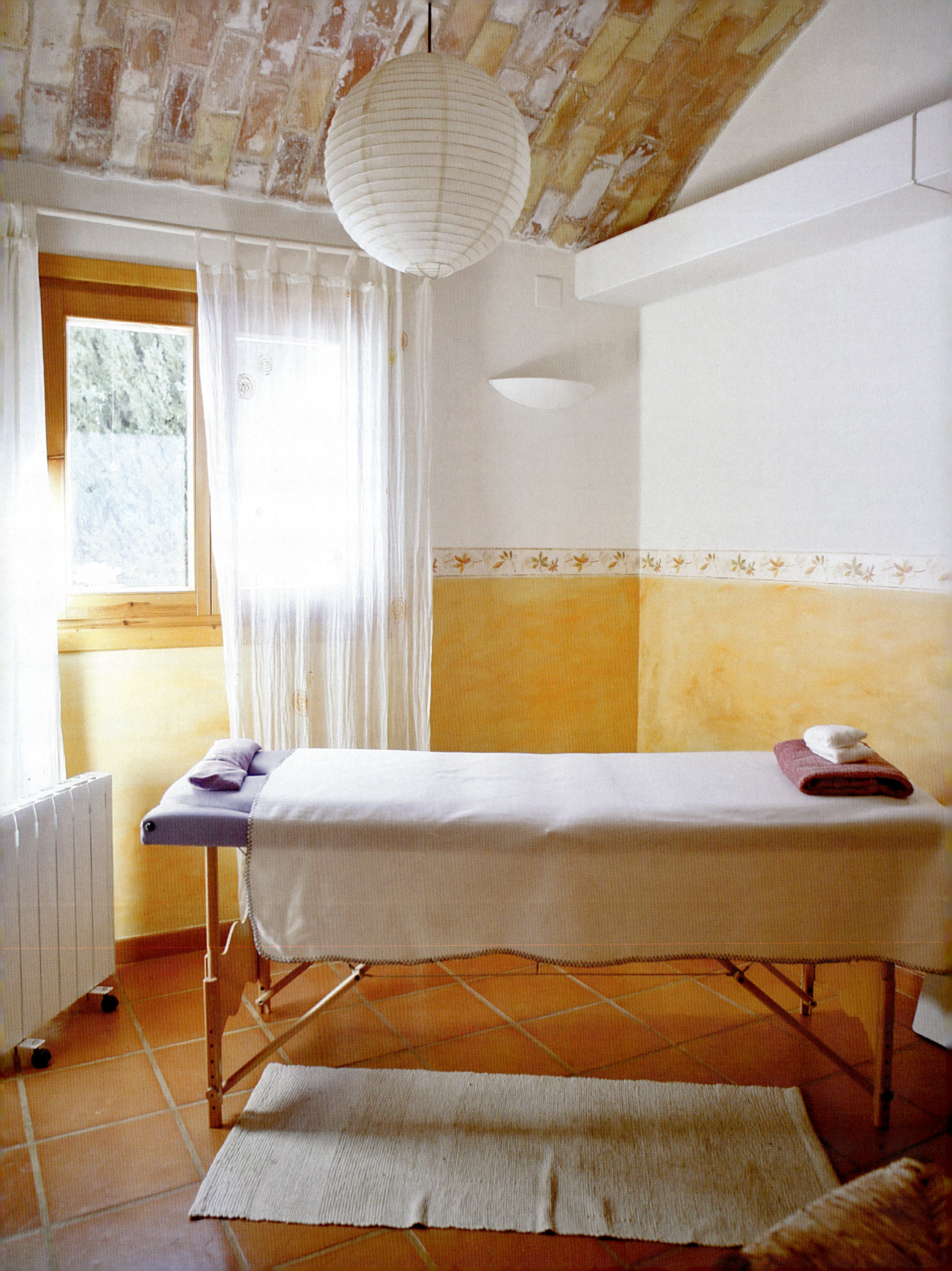

第７章

心と体の障害を取り除くポラリティ

ポラリティは心と体のバランスを回復させるホリスティックなアプローチです。このアプローチの基盤には、人間の体にはプラス（陽）とマイナス（陰）の「極」があるという考え方があり、この考え方がポラリティ（「極性」の意）という名前の由来になっています。ポラリティの考え方によれば、体の上部がプラスで下部がマイナス、体の右側がプラスで左側がマイナスです。また、施術者は基本的に、右手（プラス）で受術者の左半身（マイナス）に、左手（マイナス）で右半身（マイナス）に働きかけ、左手で頭（プラス）に、右手で足（マイナス）に働きかけます。

両手をこすってエネルギーを放射させる

エネルギーの感触をつかむため、まず両手を強めにこすり合わせ、それから両手を15cmほど離してください。両手の感覚に集中するために目は閉じたほうがいいでしょう。それからゆっくりと両手のひらを近づけながら、感触の変化を感じてください。両手の間の空気がしだいに「濃く」なる感じ、うずくような、温かいような、互いに引き寄せ合うような感じがしてくるでしょう。両手を近づけたり引き離したりしているとエネルギーの感触をつかみやすくなります。また、両手を真っ直ぐに向かい合わせた状態から少しずらしたり戻したりしてみると、両手がつながる感じを「プラグが入る」感じとして味わうことができるでしょう。

エネルギーを感じるためのエクササイズをパートナーとともに行う方法もあります。2人で互いの手のひらを近づけたり遠ざけたりしてから、どんな感覚を味わったかについて話し合ってみてください。また、1人がまず相手のエネルギーに強く集中し、それから集中をやめて全く別のことを考えてから再び集中する方法もあります。この方法では受け手が相手の集中の途切れを感じとることができます。

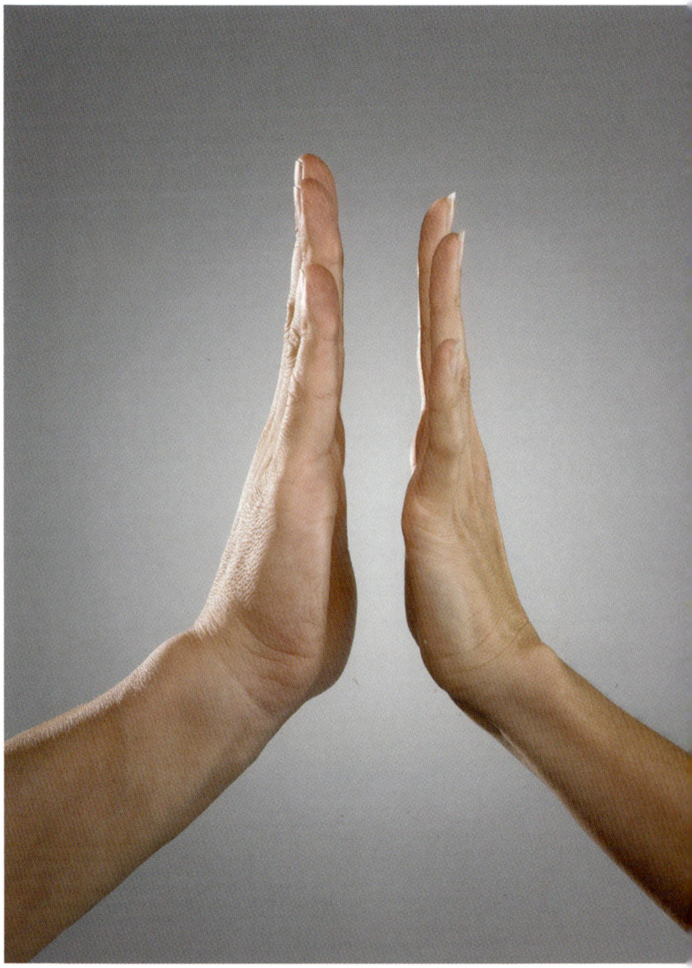

ポラリティの基本的な考え方

- 病気とは生命エネルギーの乱れである。
- あらゆる生命は動的なエネルギーの現れであり、
  体はエネルギーで構成されている。
  エネルギーが自由に流れていれば体は存続でき、また繁栄もできる。
- 最高の健康状態とは生命のあらゆる局面がよい関係を保っている状態である。
- 質の高い健康法とは心・体・魂すべてに働きかける方法である。
- 生命エネルギーは揺らす動作により刺激される。

ポラリティの準備

受術者には衣服を身につけたまま靴と靴下を脱ぎ、金属製のアクセサリーを外してもらいます。また、受術者に椅子に座ってもらって行うことも、マッサージベッドやマットに横になってもらって行うこともできます。マットを使う場合、施術者は膝をつく姿勢にならなければなりませんが、比較的短時間の施術なので、膝にかかる負担も大きくはないでしょう。しかし体があまり柔軟でない人は、太腿とふくらはぎの間に枕を挟んで行ってください。頭や首や顔に働きかけるときはあぐらを組むといいかもしれません。

ポラリティでは、受術者が軽く催眠術にかかったような状態（意識の覚醒度が少し低下した状態）に入ることがあります。これは日々のストレスが心身にもたらした影響を「浄化」するための重要な状態です。施術を始める前にパートナーの体をよく観察し、体が発しているさまざまな情報（筋肉の緊張状態や関節の硬さなど）をある程度読みとっておくと、施術を始めてから、新たなエネルギーの投入を歓迎する部位を判断するのに役立ちます。

ポラリティの圧と動作

- 圧はとくに指示のない限り、優しく軽く、手の重みだけで加える。
- 動作の前に両手を強めにこすり合わせてエネルギーを充電し、動作のあとは両手を水を振り落とすように振って静止エネルギーを振り落とす。
- 各姿勢は1-2分または受術者のリラックス状態がこれ以上深まらず安定したと感じるまで保つ。
- 揺らす動作は初めは小さく行い、少しずつ大きくしていく。揺らすときはただ押し、パートナーの体に自然に戻らせることによりリズムをつくる。また、腕の力で揺らすのでなく、体全体を動かして（体重を移動させて）揺らすようにする。
- 受術者の体から何かを感じとることに集中し、体を「修正」しようとするのでなく、体をありのままに受け入れる。
- 施術者の緊張は受術者の体に伝染するので、施術者自身が心身をリラックスさせて行う。
- リラクセーションを誘い、促すようにする。体の一部にリラクセーションを拒まれたとしても失望しない。

ポラリティの手順

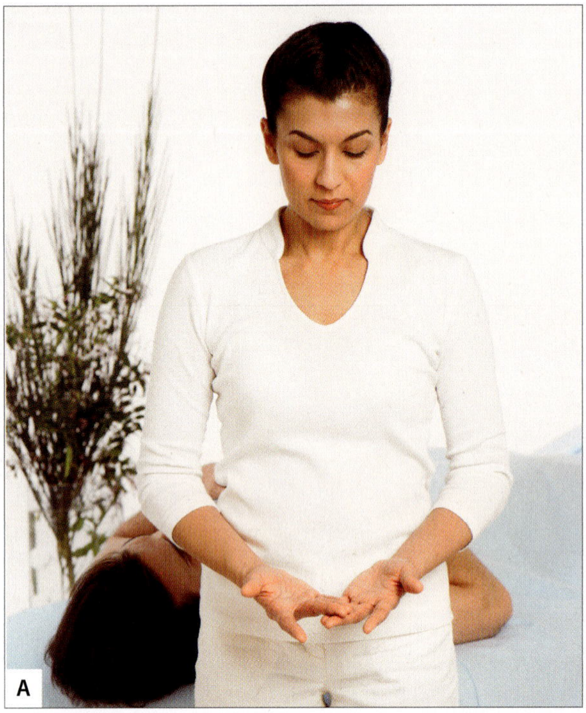
A

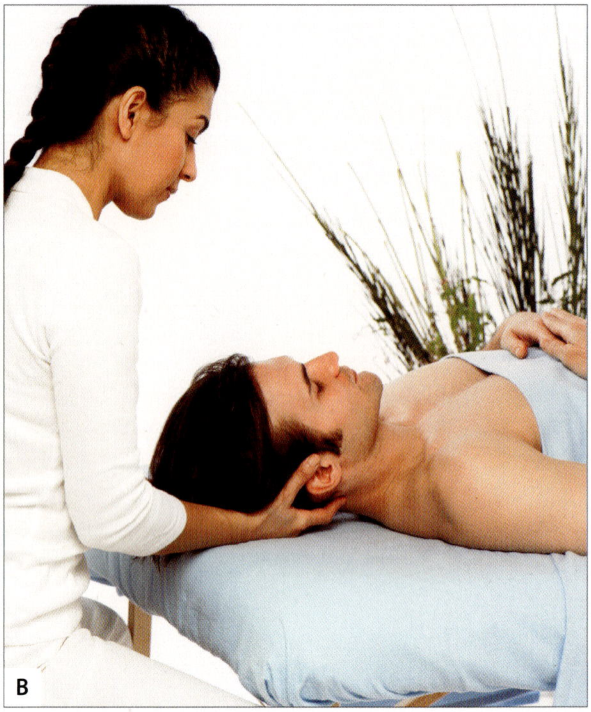
B

ポラリティの施術は頭部から始めて頭部で終ります。所要時間は30分から45分くらいです。ここに示すのは、この通りに行わなければならないというものではなく、一般に効果が高いと考えられている手順です。

1. 頭を包み、首を伸ばす

パートナーにマッサージベッドの上で仰臥位になってもらい、自分はベッドの頭側に置いた椅子に座ります。椅子は肩をリラックスさせた状態で前腕をベッドに置くことができる高さにしてください。まず両手の中指と薬指と小指を重ねて「クレイドル（揺りかご）」をつくり（写真A）、両手の人差し指を後頭骨下端の両端（耳のすぐ後ろ）に当てます（写真B）。この状態で2分ほど静止し、パートナーの呼吸が深まるのを待ちます。

続いて右手を首の下に残したまま、左手を額に当て、両手をゆっくりと手前に引いて首の伸びを誘います。頭を上に持ち上げず、右手の甲をベッドにつけたまま行ってください（写真C）。このストレッチにより首の解放を招き入れる感覚をつくり、頭痛や頸痛につながりやすい首の緊張を和らげることができます。

2. 腹部を揺らす

パートナーの右の側方に移動し、右手をゆっくりとパートナーの腹部（臍の下）に当てます。施術中はつねにそうですが、このときもパートナーの緊張や呼吸の変化を「聴きとる」ことに集中してください。頻繁に何かを聴きとることのできる部位は、もっとリラックスして健康な状態に移行する余地のある部位です。腹部はエネルギーにとくに敏感な部位なので反応を慎重に聴きとってください。

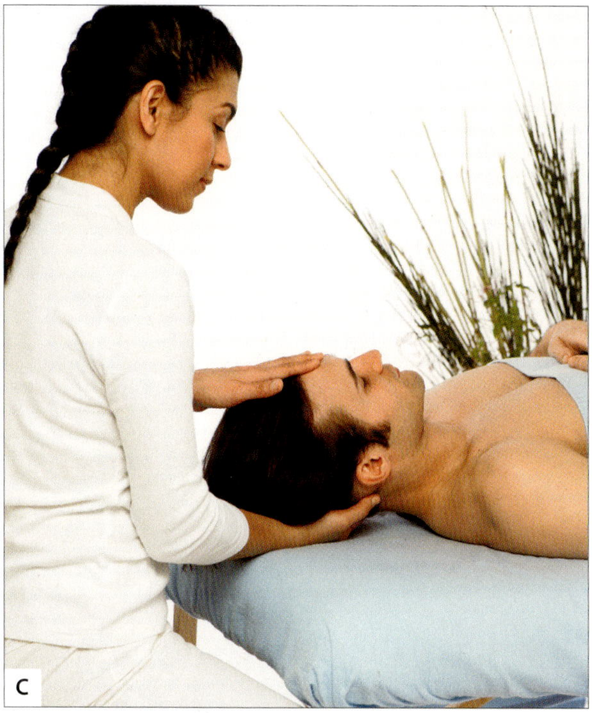
C

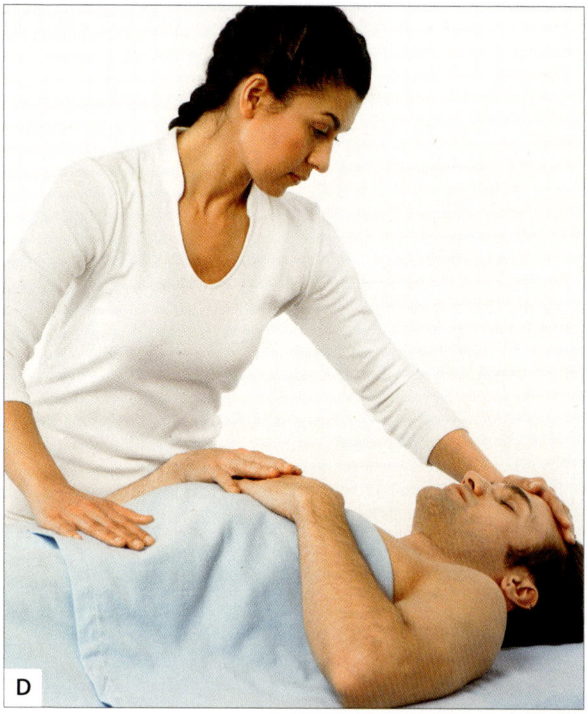
D

右手を腹部に当てたまま、左手を静かに額に当てます(写真D)。この状態で、両手にエネルギーのつながりを感じるかどうかに注意してください。それから赤ん坊を優しく揺らすように腹部を揺らし始めます。押しては体を自然に戻らせることによりリズムをつくり、少しずつ揺れを大きくしていきます。この動作をしばらく続けながら、パートナーの体からゆっくりと緊張が抜けていくのを感じてください。エネルギーが自由に動き出し、顔色がよくなり、呼吸が深まるのに気づくかもしれません。

どの部位の施術でもそうですが、このときもリラックス状態がそれ以上深まらず安定したと感じた時点で終わりにします。この動作により腹部の緊張が解放されると、過敏性腸症候群やクローン病、消化不良、吐き気、便秘、胃酸の逆流などの症状が改善されます。また、この動

注意！
執着しない

ポラリティはリラックスして思いやりを持って行わなければなりません。受術者に対してネガティブな感情を持っているとき、体調が悪いとき、疲れているとき、ぼんやりして集中力がなくなっているとき、気持ちが苛立っているときは決して行わないでください。そのようなときは生命エネルギーのよい運び手になれないからです。また、エネルギーは一般に中性と言われていますが、病気の人や要求の多い人、ネガティブな感情を表に出している人を施術すると、「悪いエネルギー」を受けとって心身に不調をきたしてしまう人がいます。しかし多くの場合、受術者を「治すこと」に執着しなければ、ネガティブな感情や症状に影響されることはありません。

臀部を持ち上げて骨盤を広げる

パートナーの足を見て、つま先が大きく外を向いているようなら、両手をそれぞれウエストの下と臀部の下に入れ、臀部を手前に引きながら持ち上げます。それから両手を臀部の下と太腿の下にずらし、同じ動作を繰り返します（写真E）。この動作により骨盤に開放感を与えるとともに、脚の向きが矯正されてつま先が上を向くようになります。パートナーの体の反対側からも同じ動作を繰り返してください。

この動作には骨盤後部にゆとりがあったことを体に思い出させ、体が骨盤後部に無意識に抱えていた強い感情（幼児期に叩かれたことや何度も尻もちをついたことにより生じた潜在的な感情）を解放する効果があります。ポラリティにはバランスのとれたエネルギーを送り込むことにより溜まっていたネガティブな感情を散らす力があるのです。

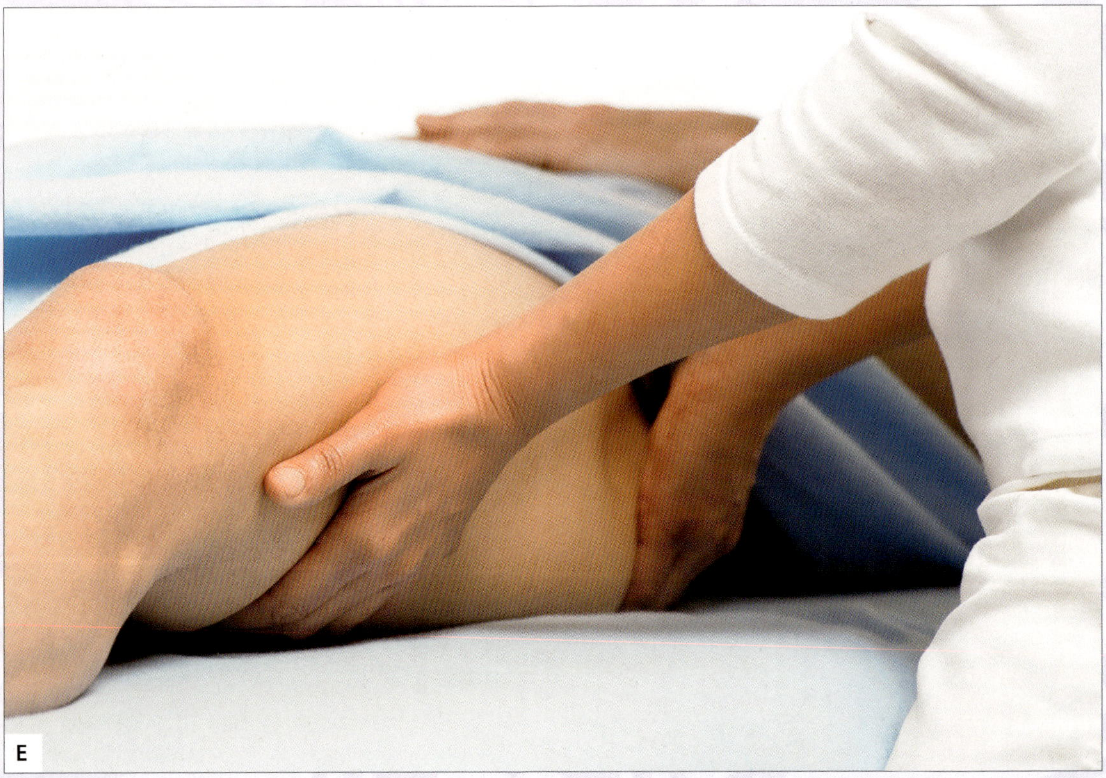

E

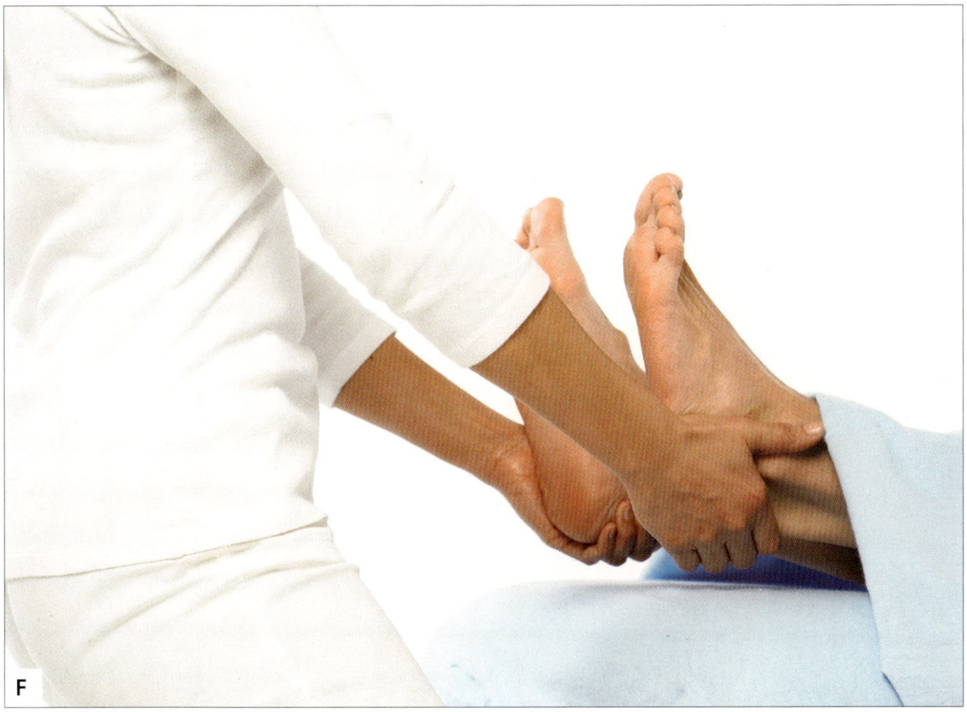
F

作により腹部のエネルギーバランスが整うので、腹部に溜め込んでいる不安などの感情が和らぐこともあります。

3. 脚を引いてエネルギーの道を開く

ベッドの足側に椅子を持って移動します。それから両手を使い、パートナーの右脚を太腿からつま先までを数回さすり下ろします。一度さすり下ろすたびに両手を振ってエネルギーを振い落としてください。左脚にも同様に行います。これはエネルギーを「拭きとる」動作で、脚をこのあとに行うもっと刺激の強い動作に備えさせる効果と、いつも強い重みに耐えている脚の関節を緩める効果があります。

それから両手でパートナーの両足のかかとを持ちます。アキレス腱に圧がかからないようにかかとの広い範囲に手を当てるようにしてください。それからゆっくりと体を後ろに傾け、脚をベッドから少し持ち上げながら引っ張ります（写真F）。腕の力だけで引っ張るのでなく体全体を使うようにしてください。この動作により股関節や膝関節が緩み、膝を通るエネルギーの道が開かれ、関節の音が鳴る症状や硬さ、不快が軽減します。

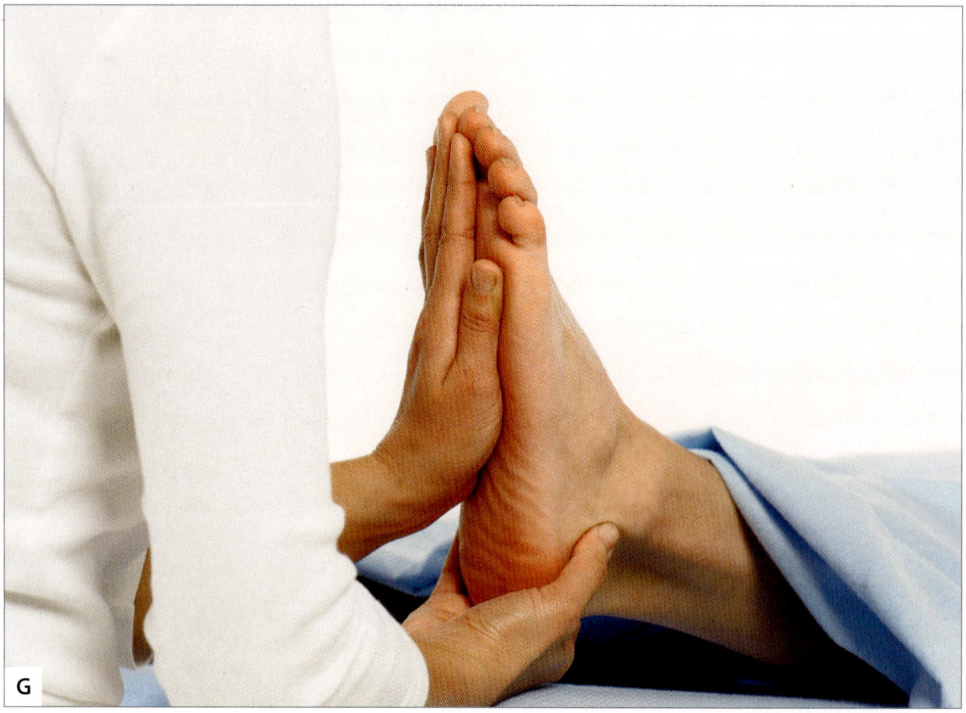

G

4. 足、脚、骨盤を目覚めさせる

椅子に座り、両手の間にパートナーの足を片方ずつ（まず右足を、次に左足を）挟んでしっかりと揺らし、両足を目覚めさせます。それから右手で右足のかかとを下から支え、左の手のひらで足裏上部を膝に向かって押し（背屈）、続いて足の甲を下に向けて押しながら（底屈）体を後ろに傾けて少し牽引をかけます。それから右手でかかとを支えたまま左手で足首を回します。この足首回しで足首の柔軟性が増してエネルギーの流れがよくなります。それから再び背屈を何度か行いながら、右手の親指で内くるぶしの周りを前から下へ、下から後ろへと円を描きながら押していきます（写真G。写真はあとで同様に行う左足の施術）。

続いて左右の手の役割を逆にし、右手で背屈を行います。左手ではかかとを支えながら親指で外くるぶしの周りを押していってください。これらの動作にはかかと自体の不快を和らげる効果と反射区刺激による下半身への効果（4章を参照）、女性の月経痛を和らげる効果があります。

足の指を引っ張る

左手で右足の甲を押さえておき、右手で各指を親指から順にゆっくりと引っ張ります。この動作で指の関節に閉じ込められていたエネルギーが解放されると音が鳴ることがあります。しかし音を鳴らすことが目的ではないので優しく引っ張ってください。どの指にもそれぞれのエネルギーの通る道があります。

ここまでの足の手順を左足にも同様に行ってください。それから両手の10本の指の先をそれぞれパートナーの両足の10本の指の先に当て、各指から伝わるエネルギーが均一かどうかを確認し、ほかの指に比べて「目覚め方」

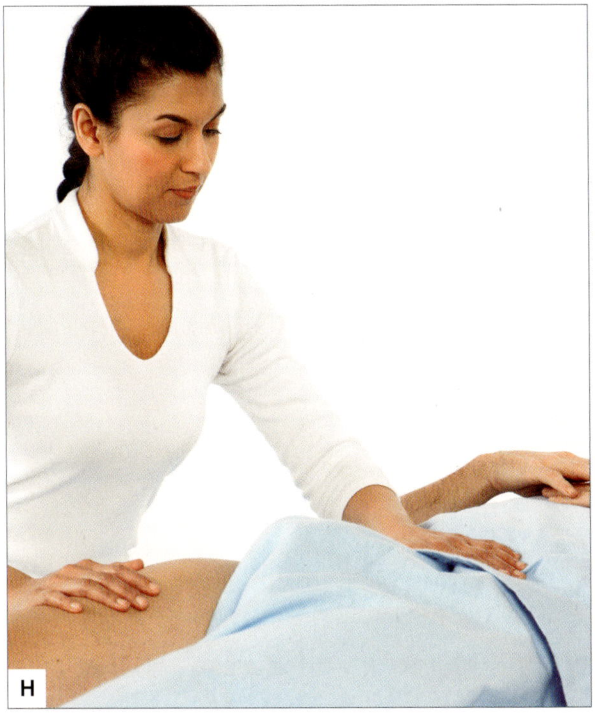

H

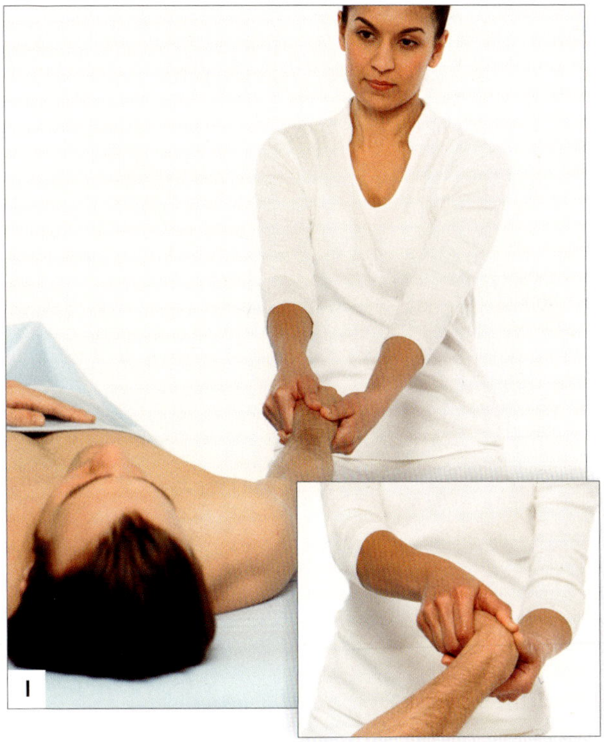

I

が足りないと感じる指があれば、その指をもう一度引っ張っておきましょう。最後に両手を両足に軽く当てて数分間静止したら足の手順は終了です。これで日常酷使されている足のエネルギーを活性化し、生命エネルギーの上への流れを促すことができました。足のエネルギーのバランスがよくなると土踏まずが強化され、足の痛みだけでなく、足の痛みがもとで起こる脚全体や腰や背中の痛みが和らぎます。

脚と骨盤を揺らす

パートナーの右の側方で腰を正面に見て立ち、右手を膝の少し上に、左手を下腹部に当て、ゆっくりと脚を揺らしていきます。全身を使って押しては脚が自然に戻るのに任せてください（写真H）。流れるようなリズムで1分ほど揺らしたら、両手の位置をそのままにしてしばらく静止します。揺らす前とのエネルギーの質の変化を感じてください。

5. 腕、手、指、肩を動かす

パートナーの右の手首を両手の親指と人差し指で（親指を甲側に当てて）持ちます。それから肘をベッドから少し持ち上げ、自分の体を後ろに傾けながら腕を優しく牽引します（写真I）。続いてパートナーの手首を曲げた状態で、流れるような動作で手首をパートナーの肩に近づけたり手前に引き寄せたりします。少しずつ横への動きや回す動きも加えながら1分ほど続けてください（挿入写真）。この動作には手首と肘と肩を柔軟にする効果があります。こうした手と腕と肩を統合する動作を含むポラリティの施術を定期的に受けることで、手の酷使により起こる反復性ストレス障害の予防ができます。

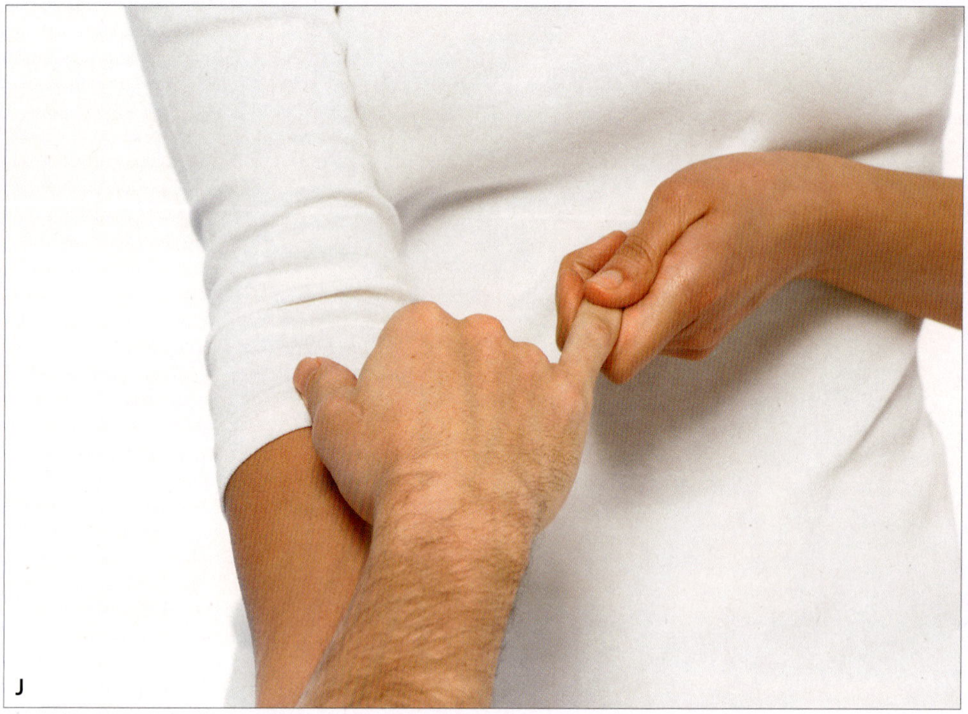

J

手の指を引っ張り、静止する

そのままパートナーの右手を持ってしばらく静止してから、自分の右手の親指と人差し指でパートナーの手の親指と人差し指の股の部分を挟み、左手でパートナーの肘を持って親指を肘の内側のしわの2.5cmほど下に当てます。この状態で、両手を当てた2箇所をゆっくりと交互に1分ほど押してから再びしばらく静止します。続いてパートナーの肘を持って腕をベッドから持ち上げたまま、指を1本ずつ静かに引っ張り、手と指に溜まった緊張を解放します（写真J）。それからパートナーの頭側に体を向け、自分の左の手のひらを上に向けてパートナーの肘を軽く持ち、親指を肘の内側のしわの少し上に当てます。右手はパートナーの左の肋骨の下に当ててください。

6. 胴を揺らす

それから両手を交互に動かし始めます。左手の親指では腕を上向きに小さくさすり、右手では胴を自分から遠ざかる方向に押して揺らしてください（写真K）。続いて右手を上腹部に、左手の親指を鎖骨の外側の端のすぐ下に当てます。それから両手を使って胴を揺らしながら、左手の親指を体の内側と外側に交互に動かしてください。この動作には胸を広げ、パートナーに息を吸い込む余地が広がった感覚を与える効果があります。

続いて右手を左の腰に当て、左手で右の肩を揺らします。リズミカルに1分ほど揺らしたら、両手の位置をそのままにしてさらに1分ほど静止してください。

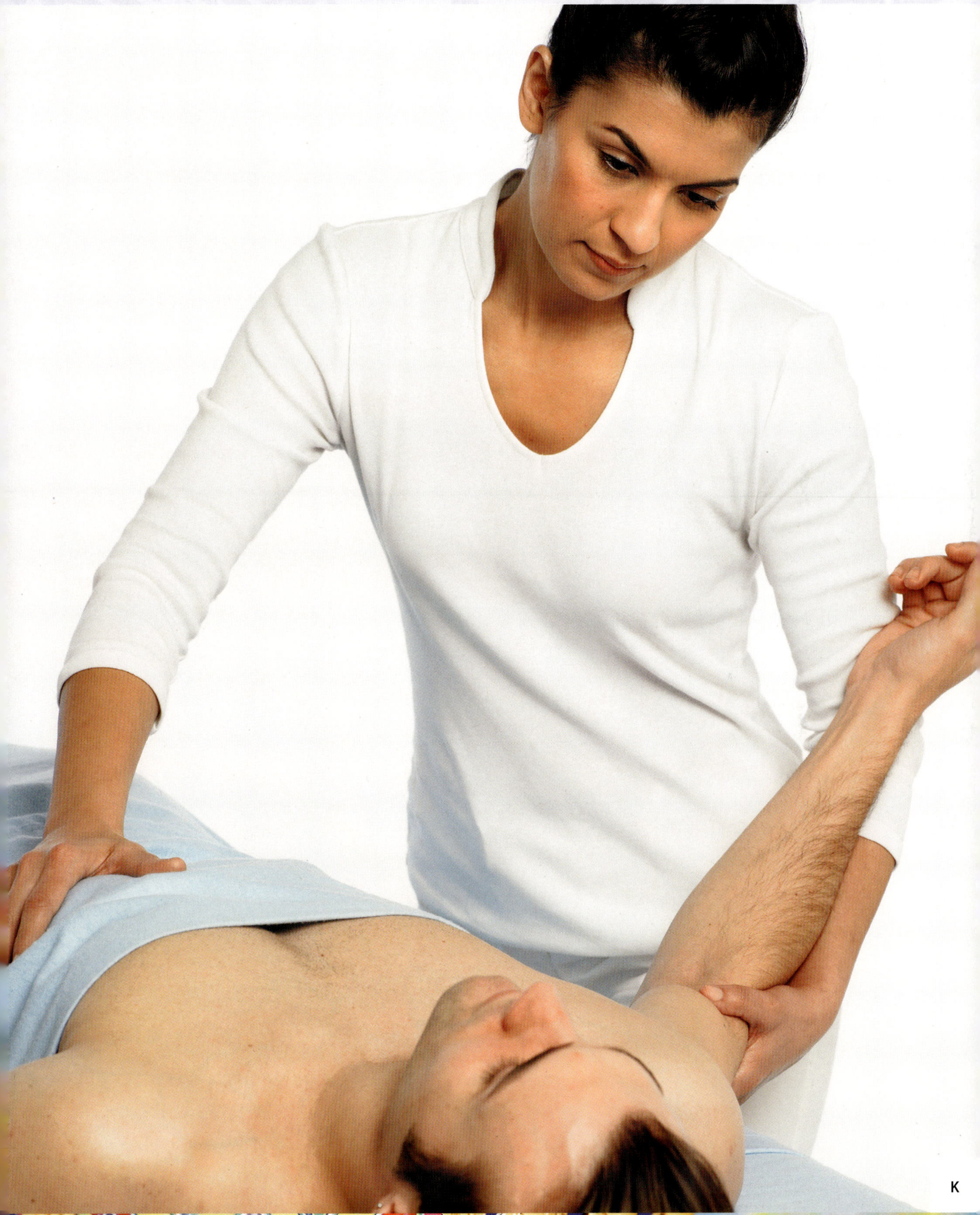

K

エネルギーと呼吸を感じとる

左手をパートナーの右手に、右手をパートナーの右足に当て、静止してただパートナーのエネルギーと呼吸を感じることに集中します。それからパートナーの左の側方に移動し、脚と骨盤を揺らす動作からこの静止までの手順を体の左側にも行います。

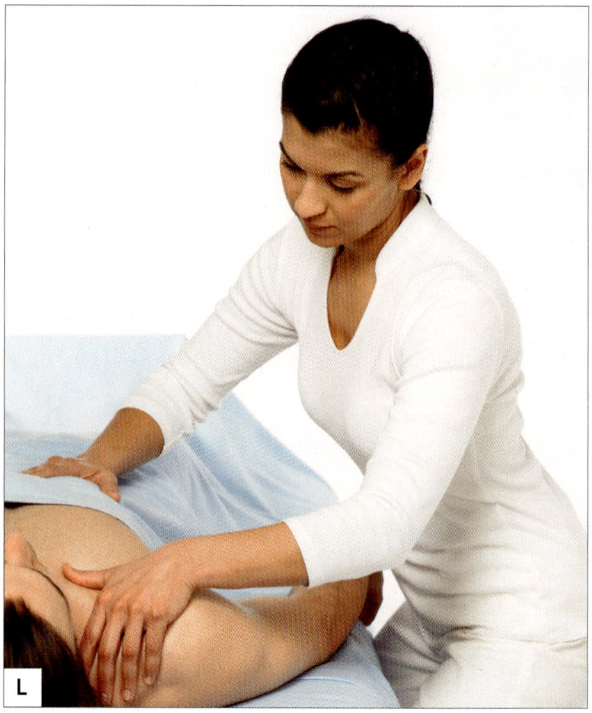

ポラリティの効果

- 全身がエネルギーで満たされる感覚をもたらす。
- 筋肉の緊張をとる。
- 副交感神経系の再生と修復を促す。
- 心拍数を減らす。
- 呼吸を遅く、深くする。
- 血圧を下げる。
- 痛みを和らげる。
- 血行を促す。
- エンドルフィンの産生を促す。
- エネルギーのバランスを整えて治癒を促進する。
- 消化機能を改善する。
- ホルモンの産生量を正常化する。

涙が流れることも

胸も腹部と同様に感情を溜め込みやすい部位であり（「胸の痛み」や「胸が張り裂ける」 などの表現があるほどです）、溜め込まれた感情が涙の形で解放されやすい部位でもあります。愛情あふれる宇宙のエネルギーを胸（とおそらくその組織）に送り込むことが感情面の深い癒しになることがあります（写真LとM）。

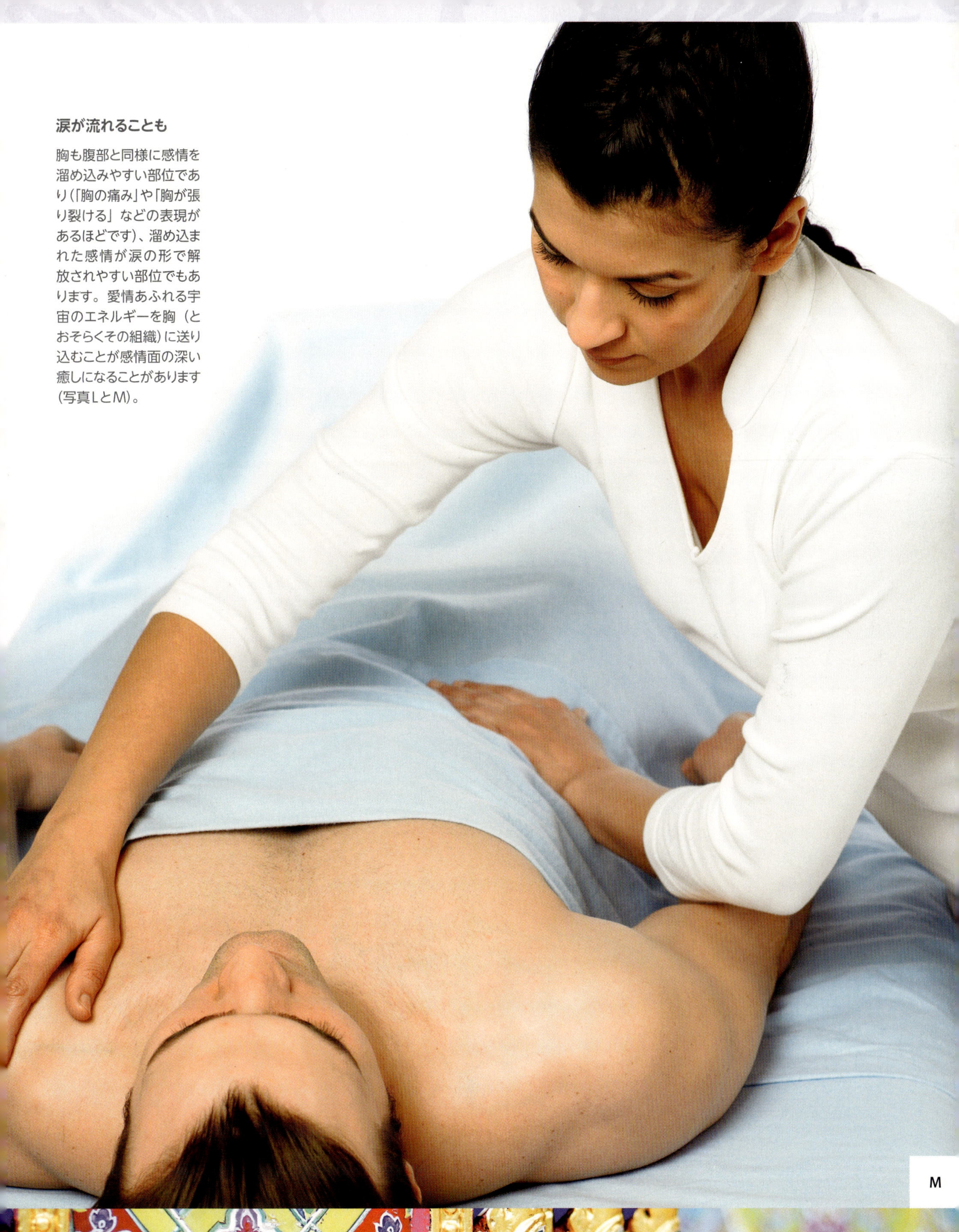

M

7. 頭、首、顔に手を当てる

ベッドの頭側に座り、パートナーの首を右に45度回し、右手を優しく額に当てます。それから左手の中指をほかの指で押さえて安定させ、後頭骨下端の外側の端(施術の初めに人差し指を当てた部分) を押します (写真N)。この状態を2分弱保ったら反対側にも同様に行ってください。この動作には首の側面を気持ちよく伸ばして頭部のエネルギーを穏やかにすることにより頭痛を和らげる効果があります。また、腕神経叢《わんしんけいそう》(腕と手につながる神経と血管の束) のスペースを広げて前腕のしつこいしびれやうずき、痛みを改善する効果もあります。

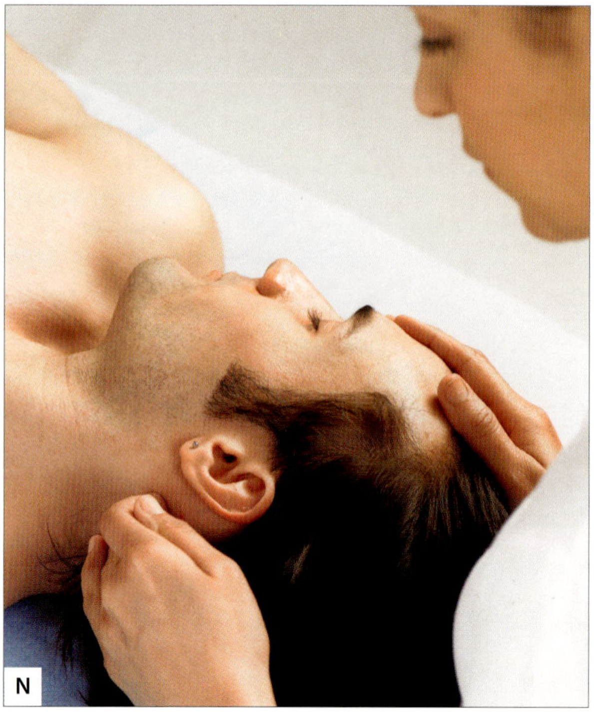
N

パートナーの首を正面に戻し、両手の人差し指を揃えて額の中心の眉より少し上 (第3の目)に当て、中指、薬指、小指を少しずつ離して額に並べます。こうして四指でそれぞれのポイントを押しながら、両手の親指で頭頂 (前頭骨と頭頂骨の間あたり) を押します。この状態を2分ほど保ちながら、頭部のエネルギーの脈動に左右差がないか確認してください。この動作には魂を穏やかにし、緊張型頭痛や鼻づまりによる頭痛を和らげる効果があります。パートナーに鼻づまりがある場合は両目それぞれの中心から真っ直ぐに下りた頬骨の下のポイントを押すと効果的です。

脊柱に手を当てる(オプション)

ここで脊柱に手を当てる手順を加えてもいいでしょう。まずパートナーに伏臥位になってもらい、顔にフェイスクレイドル (伏臥位用の枕) を当ててもらいます。それからパートナーの左側方に立って右手を仙骨に、左手を上背部に当てます (写真O)。それから仙骨を押して揺らす動作を2分ほど続けます。押しては自然に戻らせて自然なリズムをつくってください。このオプションの動作には、脊柱と骨盤の柔軟性を高めて背中や腰の痛みを和らげる効果、脊柱のエネルギーの流れを促して姿勢を改善する効果があります。

それからパートナーに仰臥位に戻ってもらい、左手をパートナーの額に当て、右手を胸の上に(当てるのでなく) かざします。胸には強い感情がこもっていることを思い出し、その感情を自分の思いやりのエネルギーにつなぐことをイメージしてください。この姿勢を最低2分は保ちます。それからゆっくりと両手を離し、パートナーを数分間休ませてください。パートナーに座る準備が整ったら、ベッドの端に座って足を椅子に乗せてもらいます。

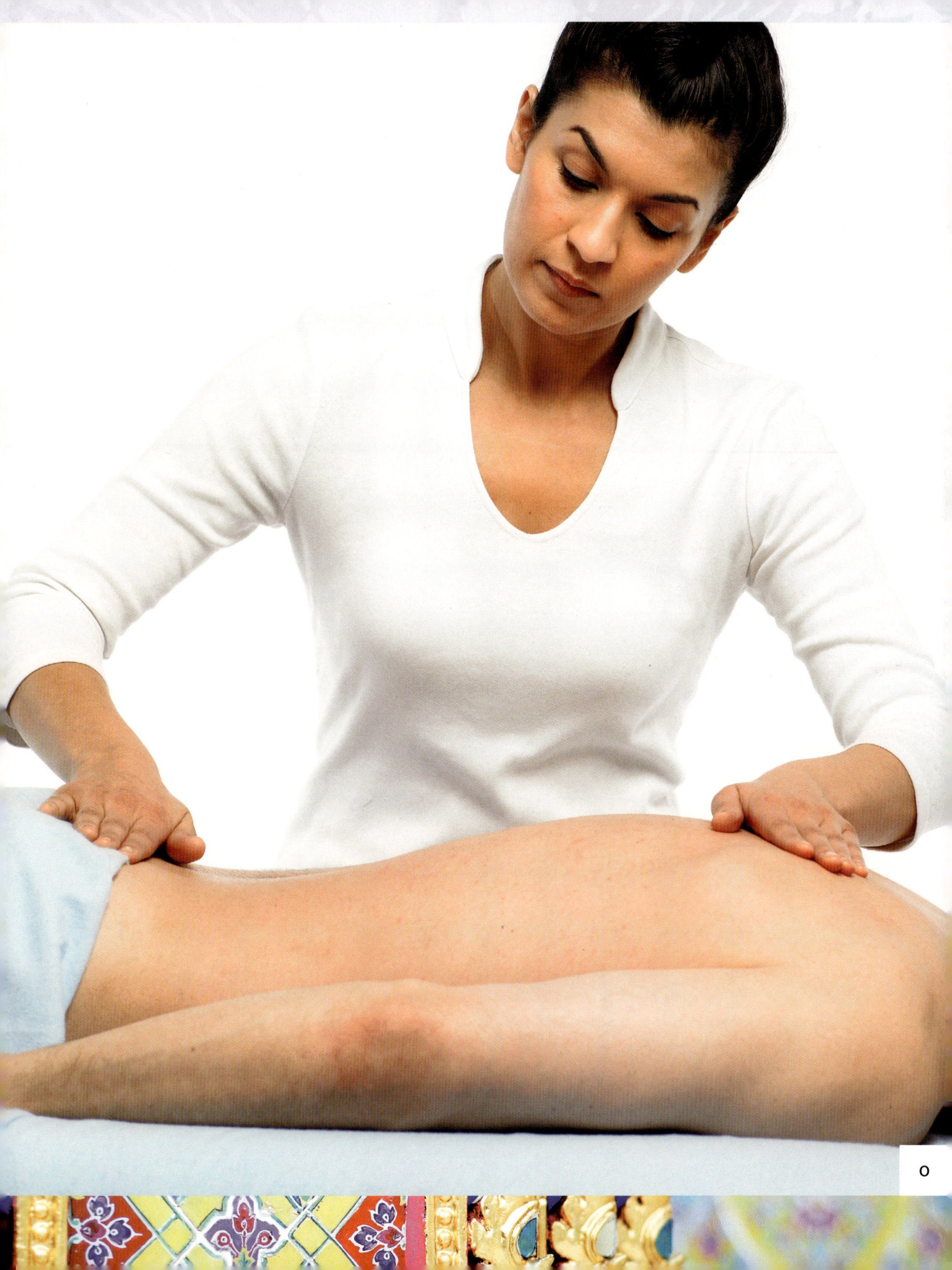

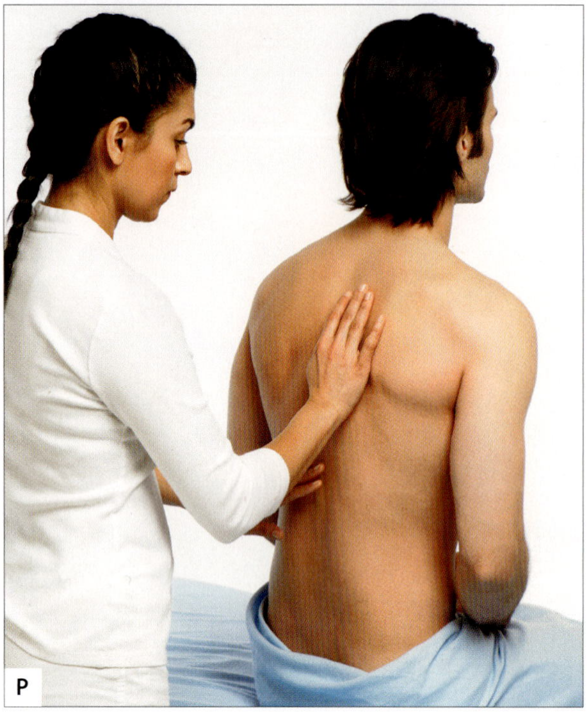

P

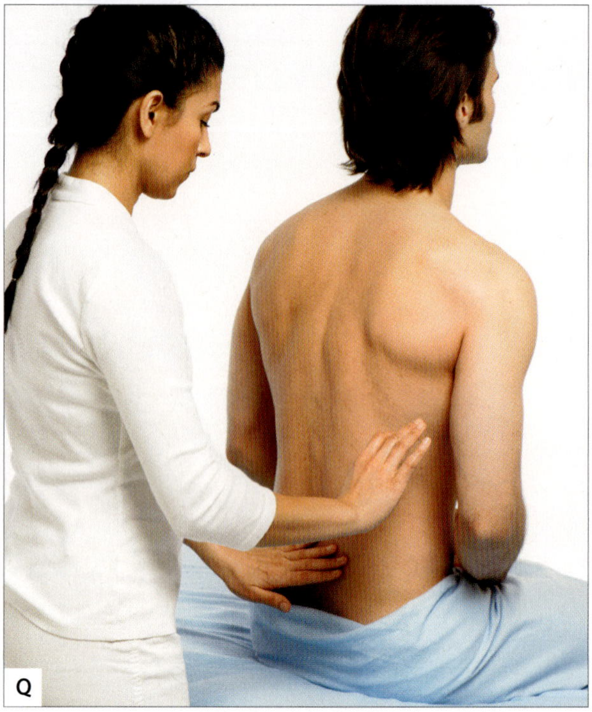

Q

最後の拭きとり

両手をそれぞれパートナーの左右の肩先に当て、そこから肩の後ろを中心に向かってさすり、肩甲骨の間で両手を交差させます（写真P）。続いて背中を下に向かってさすり（写真Q）、腰に達したら両手を分けて腰の外側に向かってさすります（写真R）。この動作を10回ほど繰り返してください。1回終えるごとに両手からエネルギーを振るい落とし、毎回少しずつ圧を弱めていくようにします。

それからパートナーの正面に移動し、パートナーに両手を太腿の上に置いてもらい、まず頭頂から首、肩、腕を通って手の指先まで、続いて頭頂から脚に下りて足までさすっていきます。この腕をさする動作と脚をさする動作を交互に10回ほど繰り返してください。この動作により静的なエネルギーの場が開き、パートナーは深く癒されている感覚を覚えます。

ポラリティは何らかの結果を目指して行うべきものではありません。ただリラックスして心を開き、思いやりを込めて両手をパートナーの体に当ててください。そしてエネルギーの障害や過不足がどこにあるかを感じることに集中していれば、宇宙のエネルギーが自然に自分の体に集まり、パートナーに伝わっていきます。緊張や努力は必要ありません。エネルギーバランスを整えるために体が必要としているものは、パートナーが自分で体の中に取り込んでいくからです。体の偉大な知恵を信じ、リラックスして実践してください。

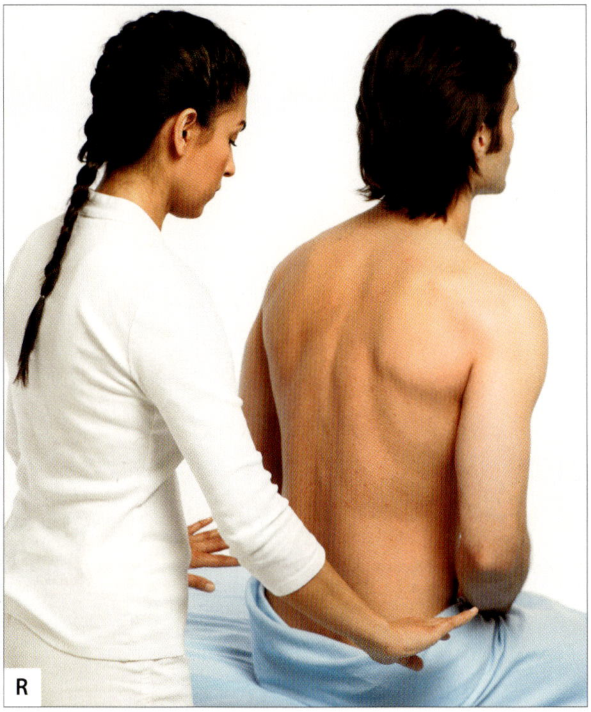

コップ1杯の水

施術が終わったらパートナーにコップ1杯の水を飲んでもらいましょう。施術後にパートナーが車の運転や機械操作をしなければならない場合は心が現実に戻って安定するまでそばについていてあげてください。しかしできればパートナーには施術後はしばらく何もせず、ただリラックスしてもらいたいものです。

スウェーデン式マッサージにポラリティを取り入れる

ポラリティはスウェーデン式マッサージに取り入れやすく、実際、多くのマッサージセラピストが頻繁に取り入れています。スウェーデン式マッサージを行っているときに体のどこかにエネルギーが滞っているのを感じたら、ポラリティの動作を取り入れてみてください。ポラリティの動作は穏やかで優しいので、ほかのマッサージの強めのストロークの合間の休息にもなります。

心と魂にもたらす効果

ポラリティはエネルギーを扱うことにより心と体を区別なく癒します。ポラリティを受けると心身が広がる感じを覚えたり、施術者とつながる感じ、あるいは宇宙や高次のパワーとつながる感じを味わったりすることがあります。施術者もこの奇跡を受術者とともに存分に楽しんでください。奇跡の担い手は施術者ではなくエネルギーであり、施術者はエネルギーの運び手に過ぎません。ポラリティの最中に受術者の意識の表層に、その人の過去や現在の問題がふつふつと現れてくることがあります。そのようなときはパートナーが気持ちを口に出すのを聞いてあげてください。心を開き、すべてを受け入れ、できればパートナーが口にしたことをそのまま言い返してあげるといいでしょう。なぜなら受術者は意識の覚醒度が少し低下していることがあるので、自分の言葉を聞き直すことで思いを整理しやすくなるかもしれないからです。そして受術者が言いたいことをすべて言い終えてから次の手順に進んでください。一方、受術者が施術中に感じたことを話したがらない場合もあります。その場合は無理に聞き出してはいけません。どちらの場合も受術者の気持ちを尊重してください。

内側からの癒し

癒しは内側から起こります。ポラリティは、施術者と受術者が協力して、受術者の内側で癒しが始まるよう働きかけるものです。

ポラリティの実践を重ねると、誰でもエネルギーそのものに、そして人の体内でのエネルギーの動きに敏感になってきます。受術者は緊張した組織がほぐれ始めると、予期せぬ感情に襲われることがあり、自分の人生を語らずにいられなくなることもあります。そんなとき施術者にできることは、施術を続けながら、受術者の思いや感情に耳を傾け、聞いたことをそのまま口にすることです。そうすることで受術者の抑圧が解かれていくプロセスを促すことができるのです。言葉によるコミュニケーションは、受術者自身が癒しのプロセスに気づくのを助ける意図で行われるべきであり、決して受術者に指示を与えるようなことを言うべきではありません。また、受術者が言葉を止めたときはいつでもそのまま自然に無言のボディーワークに戻るようにしてください。

とはいえ、受術者の多くはポラリティの最中にもっと単純に幸福の高まりを感じるだけです。そして施術者もエネルギーを伝える役割を通して、幸せな気分を味わうことができるのです。

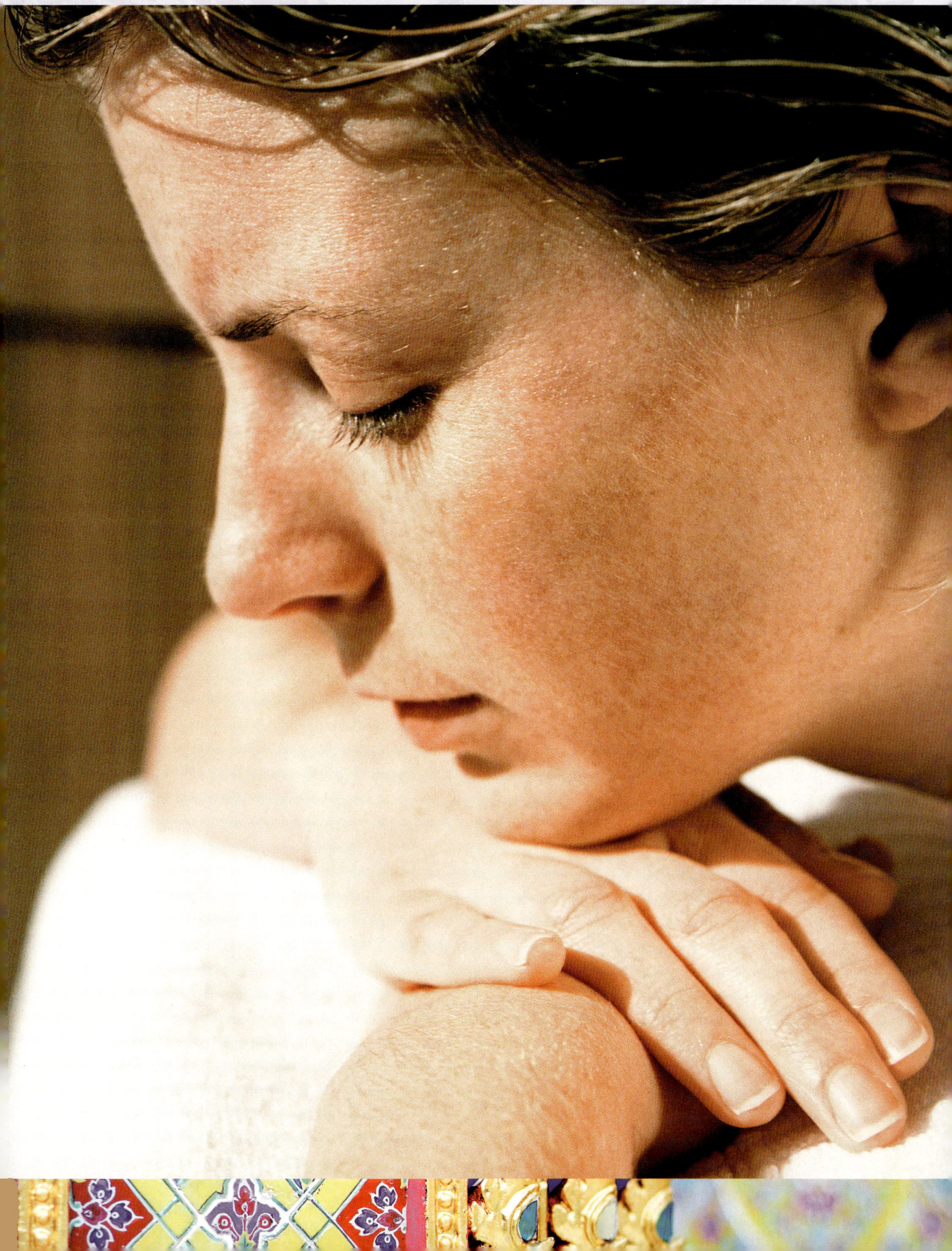

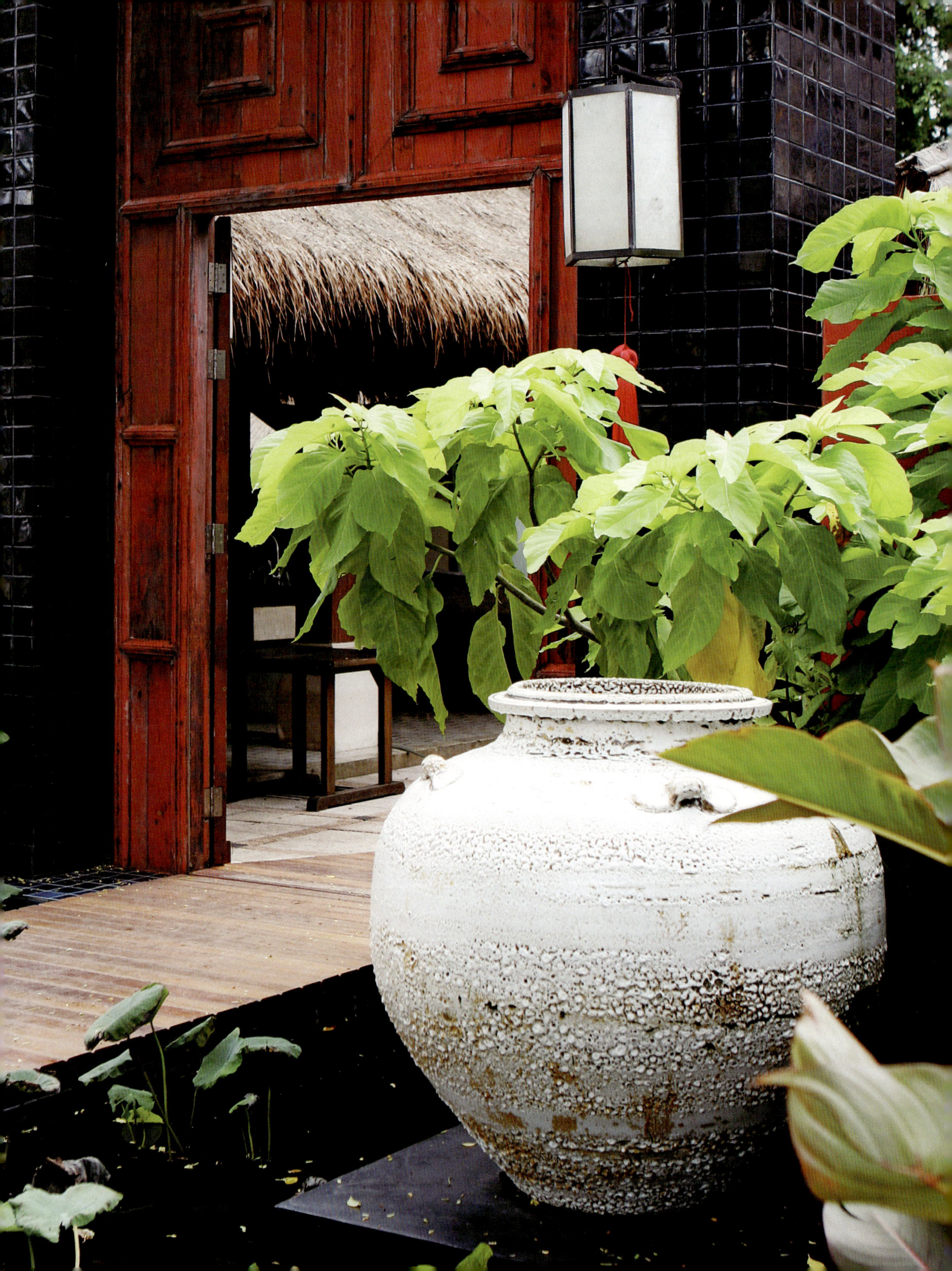

第8章

経絡を刺激する指圧

指圧のさまざまな形が登場したのは1940年以降のことですが、その起源ははるか昔にさかのぼります。伝統的な指圧では、体内の各器官と結びついた「経絡」というエネルギーの通り道を親指や四指で押すことにより治癒を促進します。

経絡を押す

指圧では、鍼《はり》療法や中国のアクプレッシャー［体を押す療法全般のこと。日本発祥の指圧と区別してこう呼ぶ］と同様に経絡上のポイントを刺激します。しかし、指を鍼の代わりに使って正確なポイントを刺激するだけでなく、手のひらや前腕、肘、膝、足などを使ってより広い範囲を刺激することもあります。また、計14経の経絡に働きかけるために、体を経絡に沿って伸ばすこともあります。

肝経
消化のトラブル
生殖器の／性的なトラブル
静脈瘤
痛風／巻き爪／真菌など

膵／脾経
腹痛
月経痛

胃経
肺／気管支のトラブル
消化のトラブル
太腿／膝の痛み

肺経
肩の痛み
皮膚のトラブル
手根管症候群

大腸経
鼻血
単純ヘルペス
テニス肘
関節炎

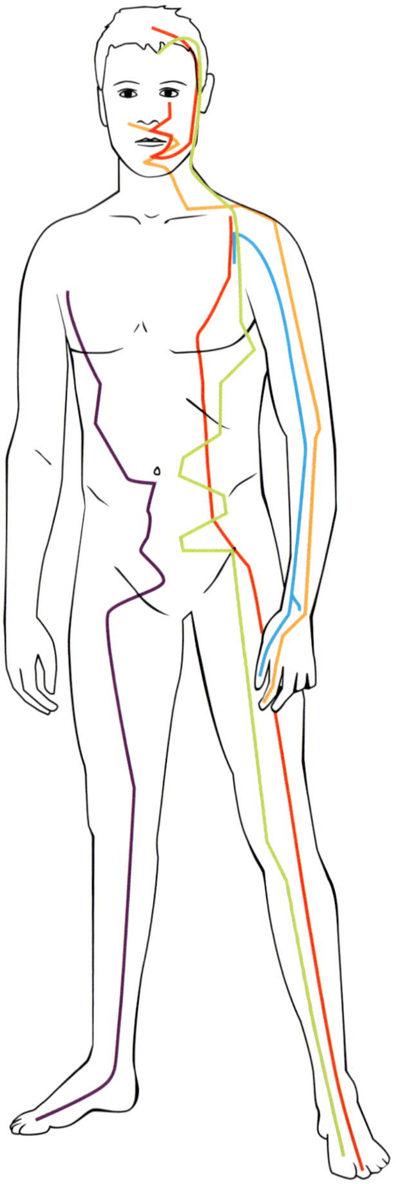

膀胱経

脊柱沿いの痛みと凝り
痔
坐骨神経痛
ふくらはぎの緊張

三焦経

肩 痛
腕と手首の痛み
関節炎／いぼ

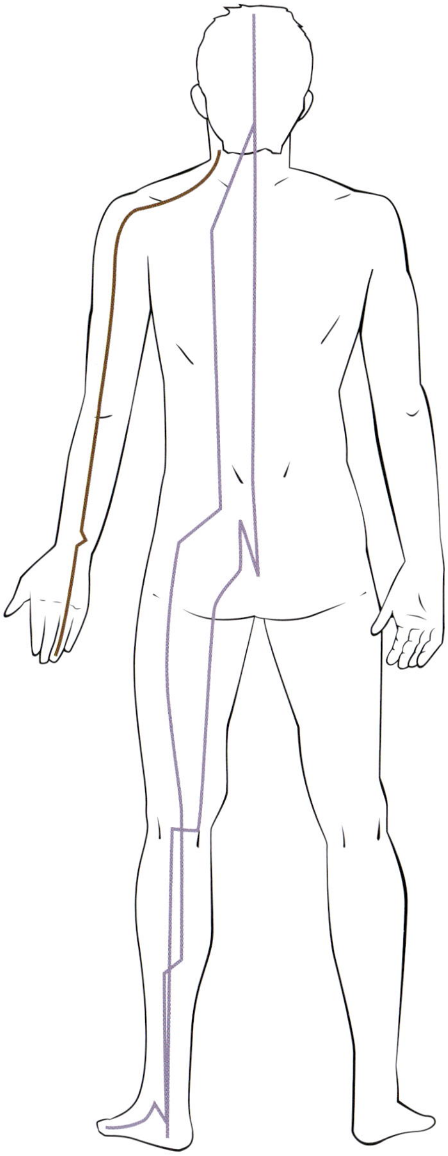

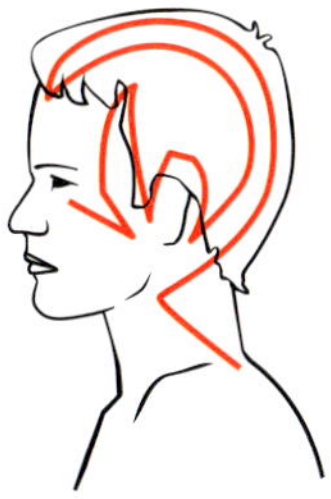

偏頭痛
視力／聴力低下
首の緊張

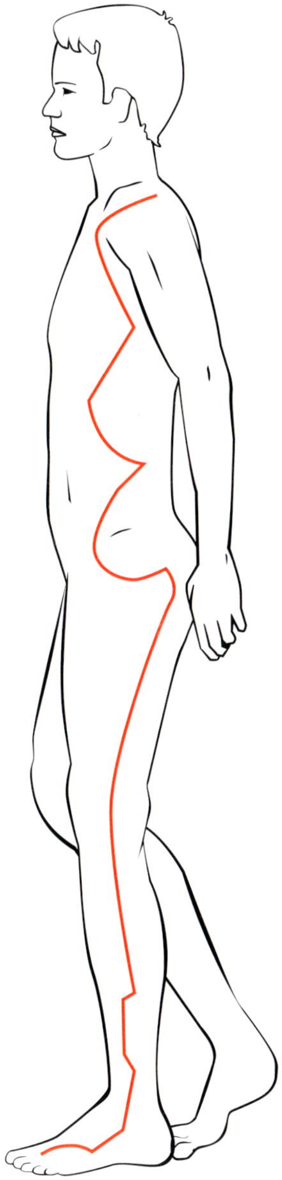

胆 経

肩 痛
喘 息
腰の関節炎

圧を加える練習

リラックスして楽な姿勢で両手と両膝を床につき、膝を腰幅に開きます。それから意識的に体重を移動させて前後に動きながら、少しずつ円を描く動きを加えていきます。腹部の重心（ハラ）から動くことを強く意識してください。ハラを使って体重を体の中心から両手に移動させ、両手に体重を乗せるたびに数秒間静止して床に（床での練習の次はパートナーの体に）垂直の圧を伝えます。

次に一方の手をパートナーの上背部に、もう一方の手を仙骨に当てて、体重を前に移動させて数秒間静止します。この押して揺らす動作を繰り返し、圧が快適かどうかをパートナーに尋ねてください。筋力に頼らずに体重を使うほうが受術者がリラックスしやすいだけでなく、施術者自身も疲れません。

指圧の準備

- 衣服はゆったりとした快適なもの、気の流れを妨げない天然素材のものを身につけます。また、指圧を始める前に自分の心を落ち着かせ、パートナーに意識を集中できるようにしておきましょう。
- 中綿入りの1.2×2m以上の硬いマットに清潔なシーツを掛け、しわにならないように下に折り込んでおきます。マットの各辺から90cm以内には家具などを置かないようにしましょう。補助的に使うクッションもいくつか用意しておきます。また、エネルギーの流れをよくするために、温かく静かで、整理整頓されて清潔な環境をつくりましょう。
- 受術者には直前の食事は控えてもらいましょう。

指圧の圧と押し続ける時間

経絡上のポイントを押すときは、とくに指示のないかぎり、押したときに手首を自然な角度に保つことのできる指に体重を乗せ、3-5秒間または1呼吸の間静止します。指先でなく指の腹を使い、ごく軽い圧から強すぎない程度の圧を加えてください。手のひらで押したいけれど手のひらで押すには手首をそり返さなければならない（手の甲を前腕に直角にしなければならない）部位では、手首に負担をかけないためにこぶしを軽く握って押してもかまいません。

親指で押すのがつらくなってきたときは、親指を寝かせ、その上からもう一方の手で圧を加えるようにします。こうすると両手で２箇所を同時に押すことはできなくなりますが、自分の手を守ることは施術の効率を上げることよりずっと大切です。また、プロの指圧ではかなり強い圧が用いられることもありますが、指圧で重要なのは「気」の操作であり、気の操作には必ずしも強い圧は必要ありません。圧を強くすることより圧を丁寧にゆっくりと浸透させることを重視してください。

経絡上を一定の間隔で押していくときの間隔はたいてい指幅１本分から2.5cmくらいですが、もっと広くすることもあります。一般に脚のように面積の広い部位では間隔を広くし、顔や首などでは狭くします。

手のひらで押すときは手のひら全体に体重を均等にかけるようにします。手のひらをC字にして腕や脚に圧を加える動作では、四指と手の付け根の両方で筋肉を押すことにより、腕や脚の両側の経絡を同時に刺激することができます。この動作はペトリサージュの絞る動作と似ていますが、手のひら全体でなく指と手の付け根で圧を加える点がペトリサージュと違います。

指圧の手順

指圧は本来診断と治療の結びついたものです。しかし指圧の理論を深く知らなくとも、また診断技術を身につけていなくとも、パートナーの気に集中する意志と気を感じる力を磨く意志があれば、基本の手順にしたがって指圧を行うことはできます。診断を行って個別の問題に働きかけることをしなくとも、基本の手順を75分ほどかけて一通り行うことにより、免疫系や自然治癒力を刺激して健康を増進し、病気の回復を促すことができるからです。指圧には潤滑剤や香りは用いません。音楽は呼吸や圧のリズムを妨げないものであれば用いてもかまいません。

1. 顔と頭を押す

パートナーにマットの上で仰臥位になってもらい、頭側に座るかひざまずき、両手の四指をそれぞれ顔の側面に当てます。それから両手の親指を使い、両眉の内側の端から髪の生え際までの左右各4-6箇所を、指幅1本分ほどの間隔を空けて押していきます。息を吐くたびに優しく体重をかけて押すようにしてください(写真A)。髪の生え際に達したら、そのまま続けて頭頂部も押していきます。これは膀胱経に沿う動作です。

両手の人差し指をそれぞれ鼻の上部の両側(眼精疲労のツボ)に当てて、鼻に向かって押します(写真B)。それから両眉の内側の端から外側に向かって耳の手前まで押していきます。耳の前の小さなくぼみは頭痛を和らげるツボです。続いて鼻の上部の両側から目の下の骨の縁に沿ってこめかみまで押していきます。これも膀胱経への刺激になります。

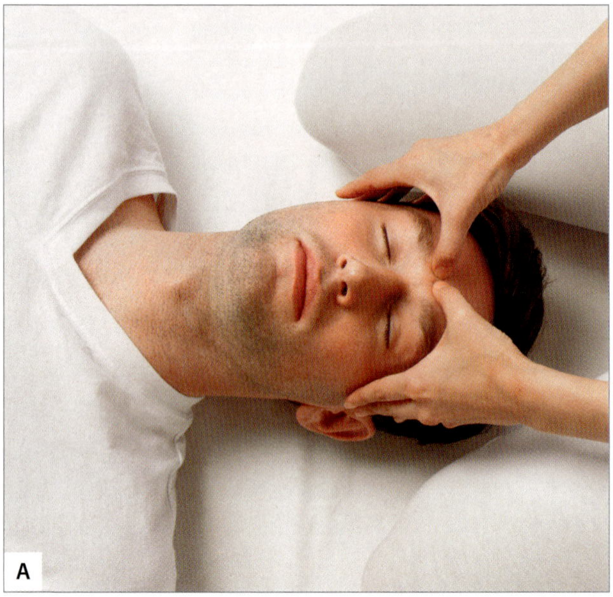
A

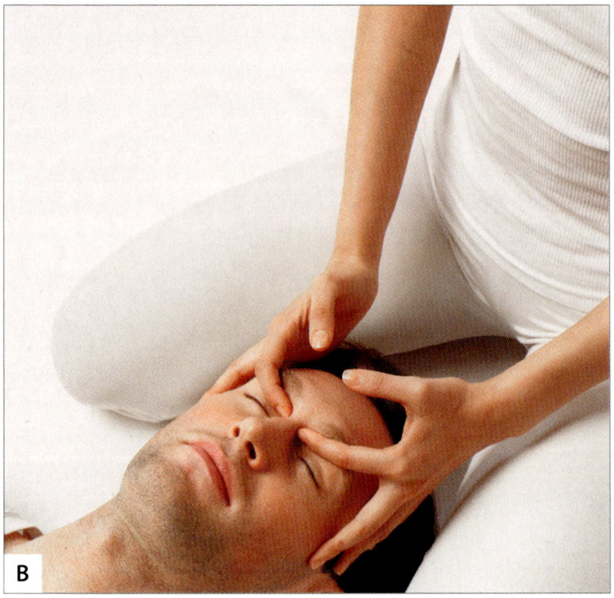
B

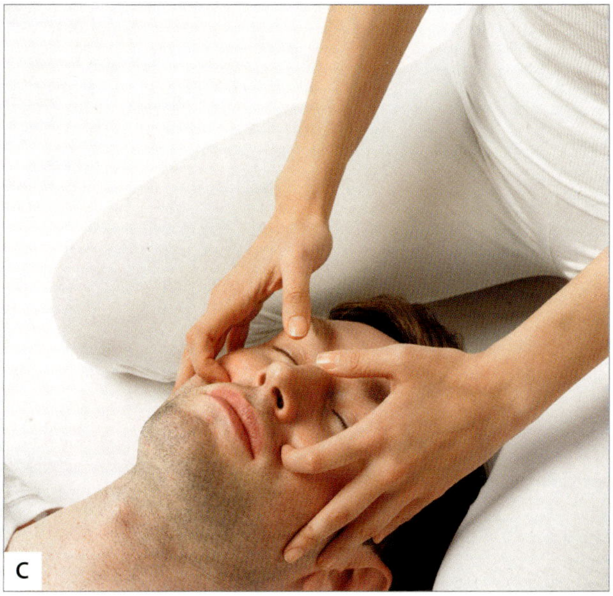

C

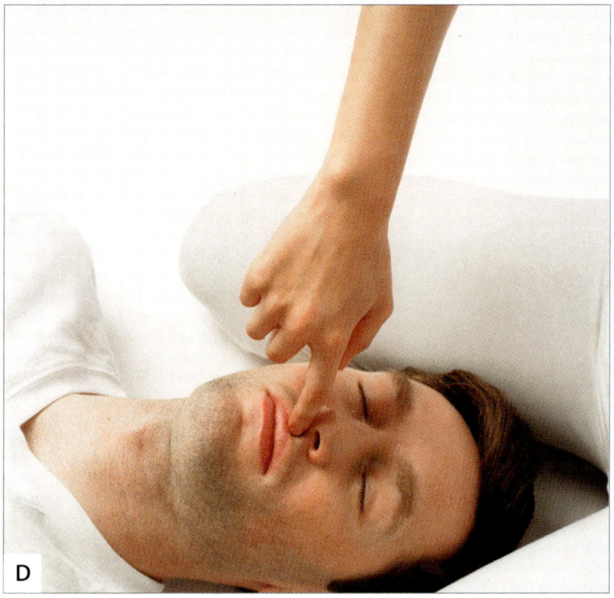

D

両手の人差し指をそれぞれ小鼻の脇に当て、そこから頬骨のすぐ下を耳の手前まで押していきます（写真C）。これは肝経と胃経への刺激になります。このライン上の目の中心の真下に当たる点は、胃経の「巨髎《こりょう》」というツボで、鼻の痛みや鼻づまりに効果があります。そうした症状がある場合はここを数呼吸の間押し続けてください。最後に耳の手前のくぼみ（先述）を押します。数呼吸の間押し続けると頭痛に効果があります。

片手の親指か人差し指で鼻の下（上唇の上）の部分を押します。ここは督脈《とくみゃく》という経絡上の「水溝《すいこう》」というツボで、痛みやめまいの緩和、意識の回復に効果があると言われています。

両手の指を使い、顎の両側面を顎先から下顎角《かがくかく》（えら）までつねっていきます。下顎角に達したら、咬筋を押すか強めにこすることにより胃経の「頬車《きょうしゃ》」というツボを刺激します。このツボはストレス、顎や歯の痛み、顎関節症に効くと言われています。

ホメオスタシスの向上

指圧により体全体に働きかけると神経系、循環系、腺組織などの機能が回復するとともに、ホメオスタシス（恒常性）が向上します。ホメオスタシスの向上は心と体の調和に、ひいては最高の健康状態につながります。

首を刺激する

片手を後頭部に当てて横を向かせて首をストレッチさせた状態で、反対の手で片側の肩の「肩井《けんせい》」（首の付け根と肩先の真ん中）を足の方向に押します（写真E）。これは胆経上のツボです。数呼吸の間押し続けたら、反対側にも同様に行います。

続いて両手の四指を首の付け根の脊柱の両側に当て、指先を上に向けては手前に向ける波のような動き（「おいでおいで」をするような動き）を繰り返しながら少しずつ手前に向かってきます。両手が後頭部の下に来たら、頭を静かにマットから持ち上げて顎を胸に近づけます。これは首の後ろの膀胱経を伸ばす動作です。続いて四指で後頭骨下端をしっかりと支え、自分の体を後ろに傾けて首と膀胱経を伸ばします。それから両手の甲をマットに下ろし、脊柱の両側に小さな円を描きながら首全体を縦に（後頭骨下端から首の付け根まで）行ったり来たりしてください。これも膀胱経に沿う動作です。

**注意！
ハードコンタクトの
上を手で覆わないで**

パートナーの目を休めたいときは、両手の四指を向かい合わせて両手のひらで目の上を覆い、数呼吸の間静止します。この静止はきわめて効果が高く、パートナーの目が瞼の下で激しく動いているのがわかる場合はとくに取り入れたい方法です。ただしパートナーがハードコンタクトレンズを使用していないか事前に確認し、使用している場合はこの手順は避けるか、外してもらってから行ってください。

指圧の効果

- 筋肉に深いリラクセーションをもたらす。
- 変形性関節炎の痛みを和らげる。
- ストレスと不安を和らげる。
- 体に溜まった毒素を解放する。
- エネルギー（気）のバランスを整えて全身の健康状態を改善する。
- 体の柔軟性を高める。
- 血液とリンパの流れを促す。
- 血圧を下げる。
- 月経前症候群（PMS）の症状を和らげる。
- 睡眠の質を高め、疲労を軽減する。
- 筋肉と関節の痛みを和らげる。
- 心と魂の気づきを深める。
- 消化を促す。
- うつを和らげる。
- 怪我の回復を促す。
- 喜びと幸福感をもたらす。

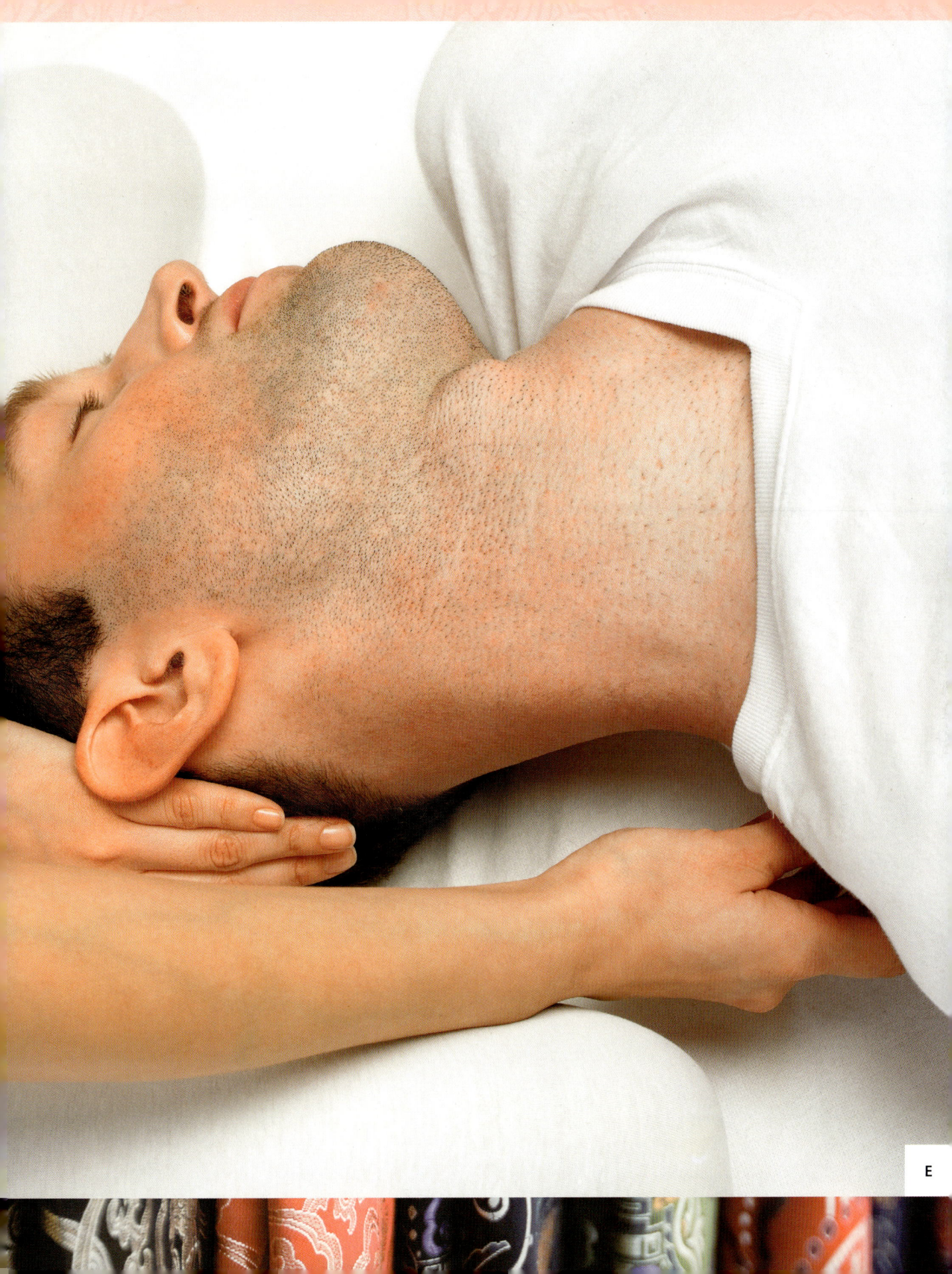

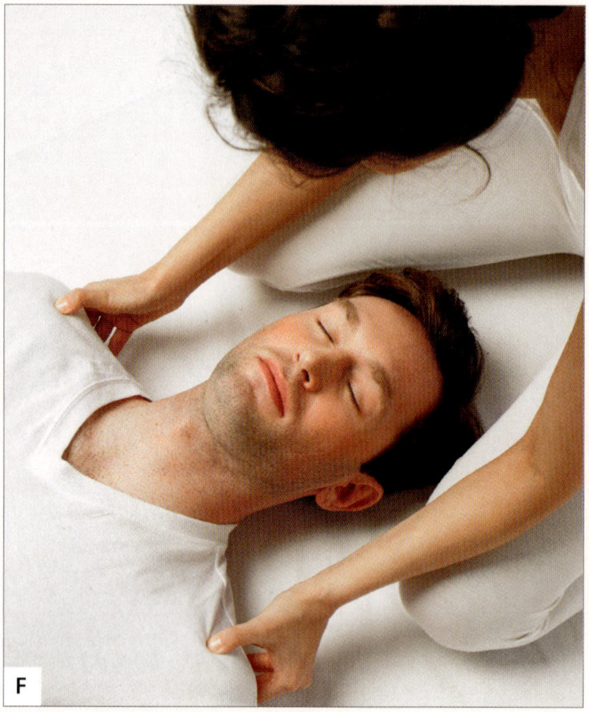

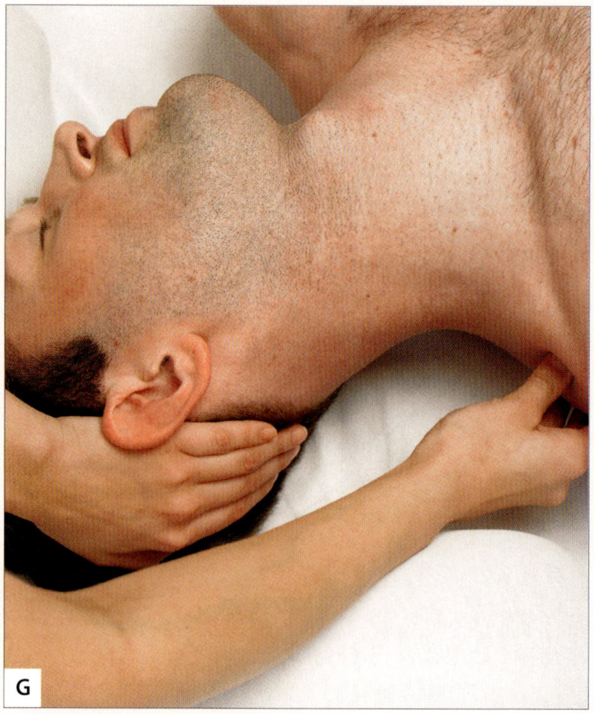

2. 肩、胸、腹部を押す

両手のひらを上に向けて肩の下に入れ、両腕をマットにつけた状態で、脊柱と肩甲骨の間を四指で上に押します。それから円を描くフリクションを行いながら肩甲骨の内側縁に沿って上に向かいます。

続いて首の付け根から肩先までの肩全体を、息を吐くごとに親指で押していきます。途中の「肩井《けんせい》」（首の付け根と肩先の真ん中）は長めに押してください。

それから首に戻ります。首は最初の状態よりほぐれて深く押せるようになっているはずです。親指か四指を使い、肩から後頭骨下端まで一定の間隔で押すか円を描くフリクションを行っていきましょう（写真G）。後頭骨下端に達したら、脊柱の脇の硬く太い筋から指幅１本分ほど外側のくぼみを数呼吸の間押し続けてください。ここは「風池《ふうち》」というツボで、興奮、緊張、疲れを和らげる効果があります。また、硬く太い筋のすぐ外側のくぼみは「天柱《てんちゅう》」というツボで、首の凝りや痛み、頭痛、不眠、高血圧に効果があります。ここも数呼吸の間押し続け、パートナーが深くリラックスしていくのを感じてください。

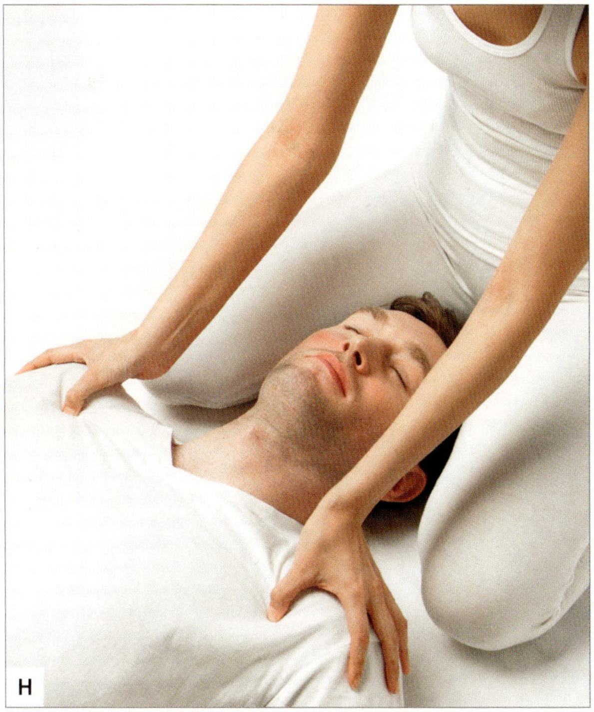

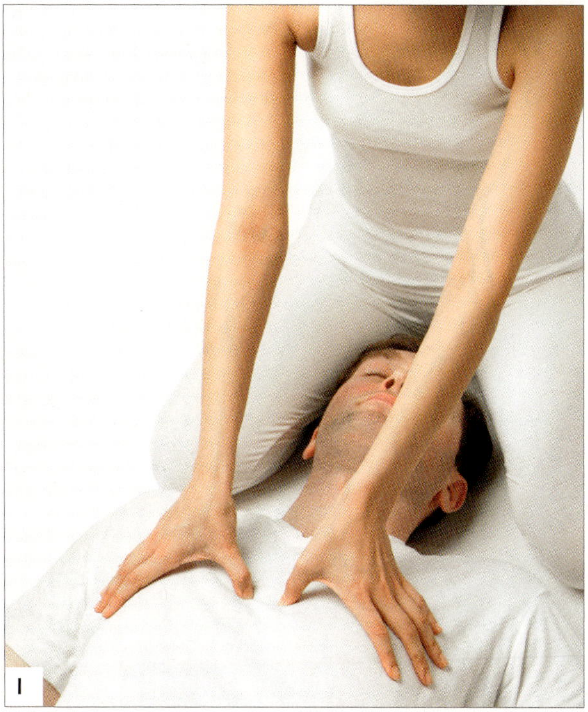

鎖骨と胸骨に沿って押す

今度は胸を押します。鎖骨のすぐ下の胸骨の両側から胸の上部を外側に向かって真っ直ぐ横に進みながら押していきましょう（写真H)。スタート地点は「兪府《ゆふ》」というツボで、不安を和らげ、しゃっくりを止める効果があると言われています。ここから外側に向かって押していく途中で胃経のツボを1つ通り、最後に肺経の「中府《ちゅうふ》」というツボ（鎖骨の外側端から下りたところ)に到達します。「中府」には肺を強化し、喘息の症状や、苛立ち、疲れを緩和する効果があると言われています。それから同じラインを胸の中心まで折り返し、続いて下に向かいながら胸骨沿いを優しく押していきます。これは腎経に沿う動作で、泌尿器系を強化する効果があると考えられています(写真I)。

注意！
指圧が禁忌の場合

以下のような人に指圧を行うことは避けてください。

- 感染性の皮膚病や発疹、皮膚の炎症、治っていない傷がある人。
- 手術や化学療法、放射線療法を受けてから1週間経っていない人。
- 骨が弱い人、脱臼をしたことがある人、最近骨折をした人、骨粗鬆症の人。
- 打撲、腫瘍、静脈瘤のある人、血栓のできやすい人、ヘルニアのある人。

また、主治医から指圧を受けることを許可されている妊娠中の女性に対しても、膝の下や肩の上、親指の股の部分に指で圧を加えることは避けてください。

肺経を刺激する

パートナーの側方にひざまずき、左右の肋骨の下に沿って内側から外側まで押していきます。くすぐったくしないように、息を吐きながらゆっくりと慎重に押すようにしてください（写真J）。この動作には肺経を刺激して呼吸器系を強化する効果があります。肋骨の下のライン上で乳頭の真下に当たるポイントは「腹哀《ふくあい》」と呼ばれる脾経のツボで、腹痛や吐き気、消化不良を緩和する効果があります、肋骨の外側の端に達したら、折り返して内側の端に戻ってください。

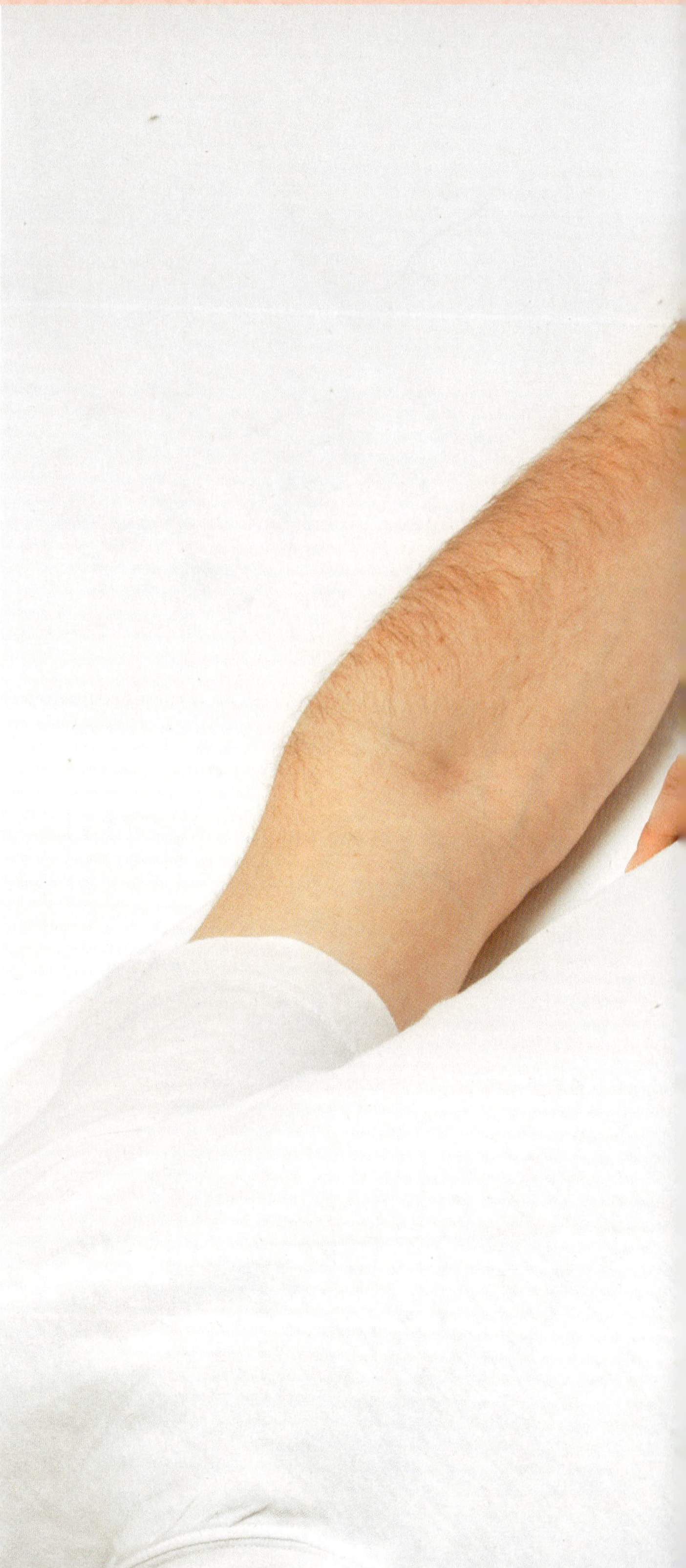

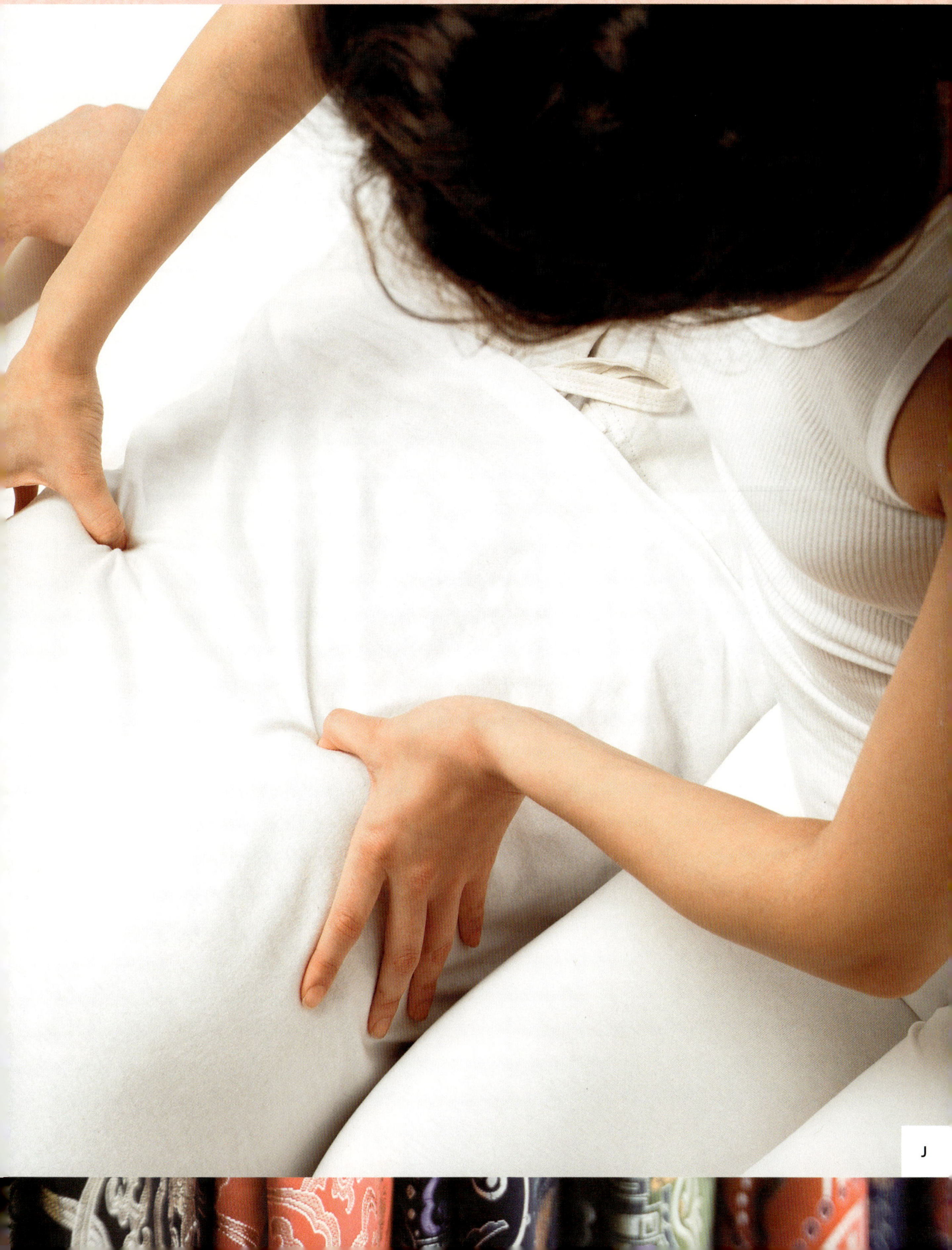

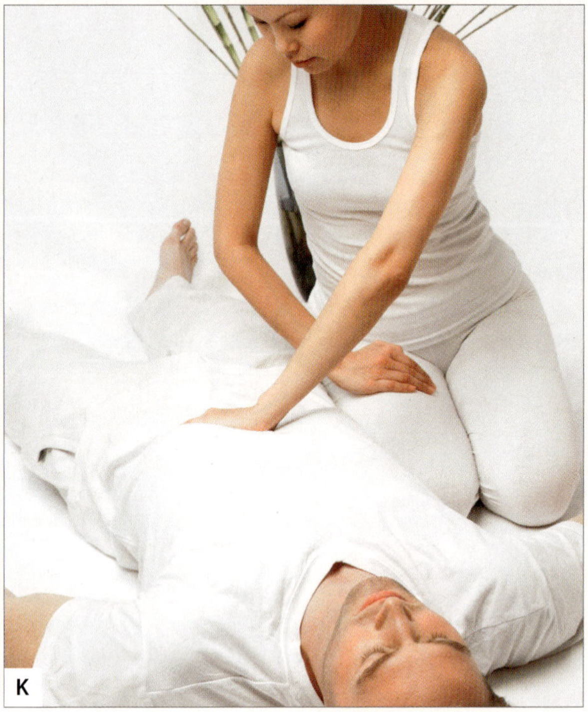

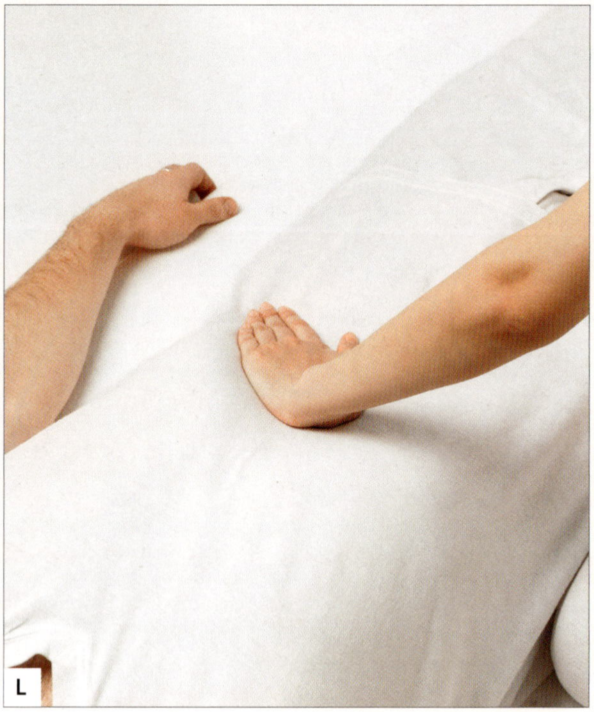

ハラを手のひらで押す

腹部は敏感なのでとくに慎重に施術してください。以下は手のひらで腹部の4隅と臍の下の計5箇所を時計回りに押していくことにより、エネルギーの中心である「ハラ」に働きかける手順です。ハラは体のすべての組織に関わるエネルギーが集結する場所なので、この手順には全身のエネルギーバランスを整える効果があると考えられます。

まず手のひらを右の肋骨の下に当て、パートナーが息を吸い終えるのを待ち、息を吐き始めたら手のひらに少し体重をかけていきます。それから3-4呼吸の間、息を吸っている間は圧を一定に保ち、吐いている間に少しずつ圧を強めてください。続いて手のひらを左の肋骨の下に移動させ、同じ動作を繰り返します（写真K）。次はそこから下に下りて骨盤（腸骨）の突き出た部分の内側で（写真L）、その次は右側の同じ部分で（写真M）、最後に臍のすぐ下で（写真N）同じ動作を繰り返してください。

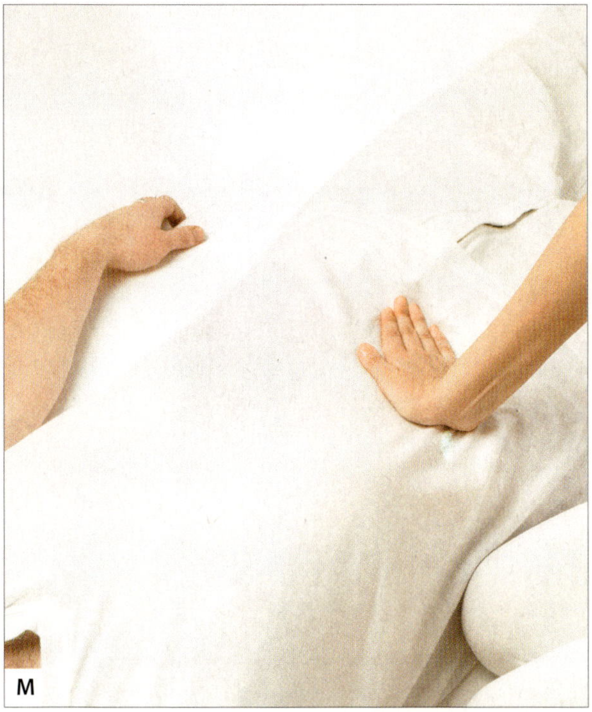
M

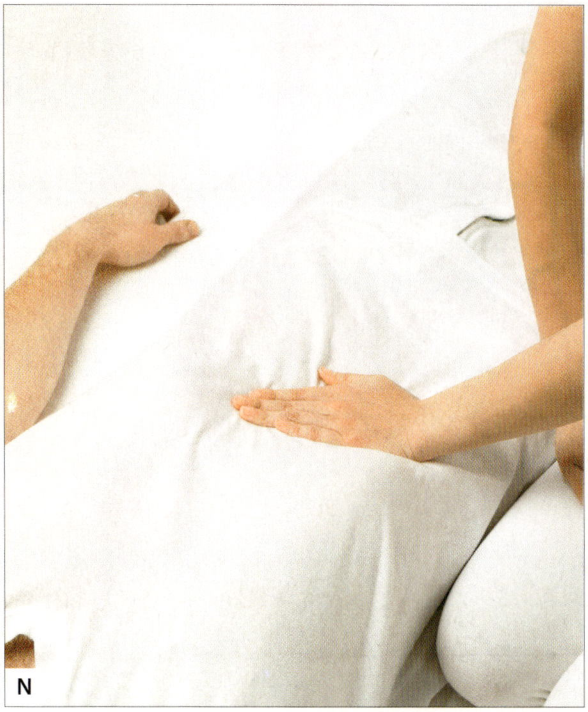
N

胸に圧を浸透させる

片手でパートナーの自分に近い側の手を持ち、肘を曲げて前腕をマットに垂直に立て、上腕をマットから少し浮かせます。この状態で、反対の手のひらを使い、胸の上部の自分に近い側の筋肉（胸筋）の1-2箇所を、1箇所につき数呼吸の時間をかけて少しずつ圧を強めながら押していきます。

注意！
強い脈を
感じたとき

施術中に強い脈を感じたときは、感じなくなるまで圧を弱めてください。

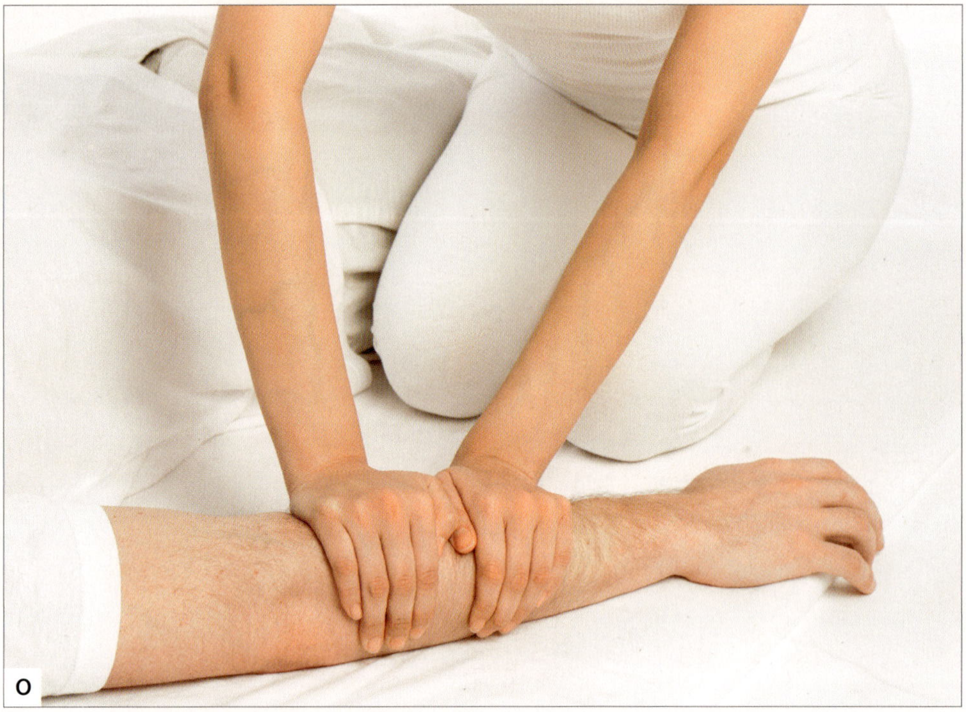
O

興味深いツボたち

- 手のひら側の手首のしわの小指側の端は「神門《しんもん》」という心経のツボで、不眠や過度の興奮を和らげ、心臓を強化して生命力を高めるのに役立ちます。
- 手のひらの中心と手のひら側の手首のしわの中央はそれぞれ「労宮《ろうきゅう》」「大陵《だいりょう》」という心包経《しんぽうけい》のツボで、どちらも解熱に役立ちます。
- 手のひら側の手首のしわから指幅3本分前腕を上がったところは「内関《ないかん》」という心包経のツボで、つわりや乗り物酔いなどさまざまなタイプの吐き気に効果があります。

3. 腕と手を押す

胸を押す動作に続いて上腕の筋肉（上腕二頭筋）を手のひらで押しながら肘に向かっていき、肘に達したら折り返して胸の中央に戻ります。続いて両手をC字にして同様に上腕を押すことにより、上腕二頭筋の両端にある２経を同時に刺激します。

それからパートナーの腕を体の側面から離し、今度は前腕を肘から手のひらまで手のひらで押していき、折り返して肘に戻ります。続いて前腕の橈骨《とうこつ》側（親指側）を肘から親指の先まで親指で押していき、手のひらで押しながら肘に戻ります。これは肺経に沿う動作です。次はラインを少しずらして人差し指の先まで押していき、手のひらで押しながら肘に戻ります。これは大腸経に沿う動作です。それからパートナーの手のひらを下に向け、両手で手のひらの両側を持ち、両側から交互に腕を引っ張ります。次に手のひらの両側を折ったり開いたりすることにより手のひらを縮めたり広げたりしてください。

パートナーの手のひらを下に向けて腕と手をマットに下ろし、両手のひらを使って手首から肩まで押していき、折り返して手首に戻ります（写真O）。次に両手の親指を使い、薬指から肩に向かって押していきます（写真P）。これは三焦経に沿う動作です。この経絡を刺激することにより、手首や肘や肩の痛み、腱炎やアレルギー症状、緊張を和らげることができると考えられています。

パートナーの反対側に移動し、胸に圧を浸透させる動作からここまでの手順を体の反対側にも行ってください。

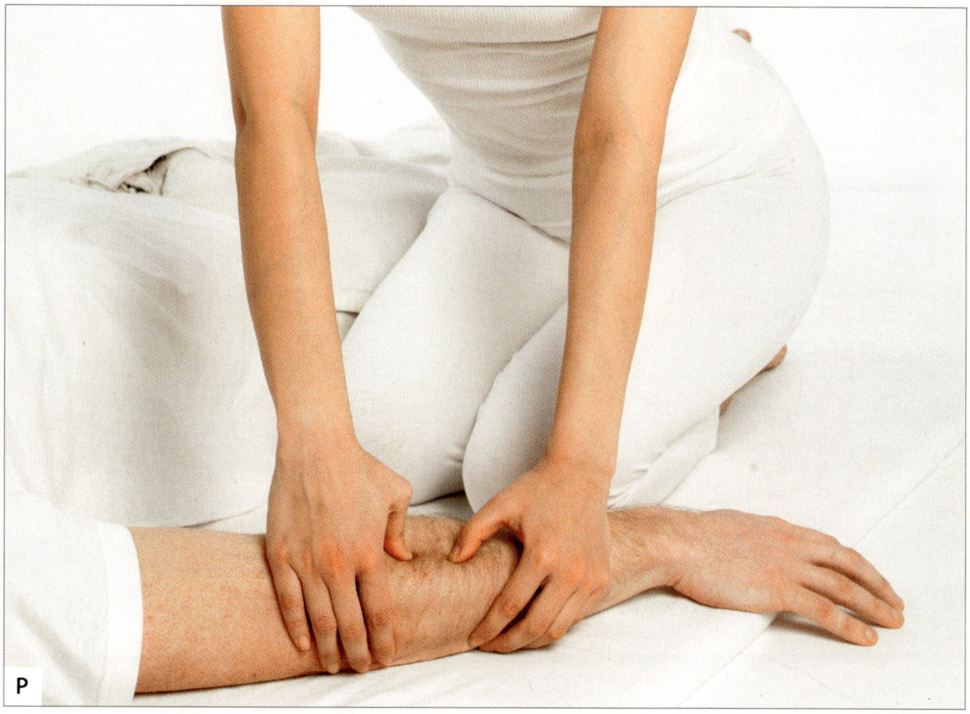

心身の健康のために

肺経、心包経、脾経、心経の広範囲を押すことにより、それぞれに関連のある組織のバランスが整い、不安や激しい感情が和らいで心臓の機能が回復し、生命力が高まります。

4. 足を刺激する

パートナーの足側に座るかひざまずき、足首の前面に円を描くフリクションを行ってから、背屈（足の裏の上部を頭側に押す動作）と底屈（足の甲をマット側に押す動作）を行います。

続いて前の手順で手に行ったように、両手で一方の足の両側を持ち、両側を折ったり開いたりすることにより足裏を縮めたり広げたりしてください。次に一方の手でかかとを支え、もう一方の手で足をつかんでまず足首をさまざまな角度に動かしてから、足の両側を交互に手前に寄せてください。それから足の甲を、タイ式ヨガマッサージで足の甲を押したのと同様の方法で押していきます（p.90を参照）。この動作により「太衝《たいしょう》」や「足臨泣《あしのりんきゅう》」などの重要なツボも刺激することができます。前者は肝経のツボで、第1指（親指）と第2指（人差し指）の骨の合流点の手前のくぼみにあり、二日酔いやうっ血の緩和に役立ちます。後者は肝経のツボで、第4指（薬指）と第5指（小指）の骨の合流点の手前のくぼみにあり、むくみをとり、坐骨神経痛や頭痛の緩和に役立ちます。反対の足にも同様の手順を行ってください。

排泄と再生

脚と足首の前面と両側面には胆経、肝経、腎経、脾経、胃経が通っています。そのため仰臥位の状態で足と脚に働きかけることで、排泄と再生に関わる複数の組織のエネルギーバランスを整えることができます。また、胆経への刺激には坐骨神経痛と頭痛を和らげる効果もあります。

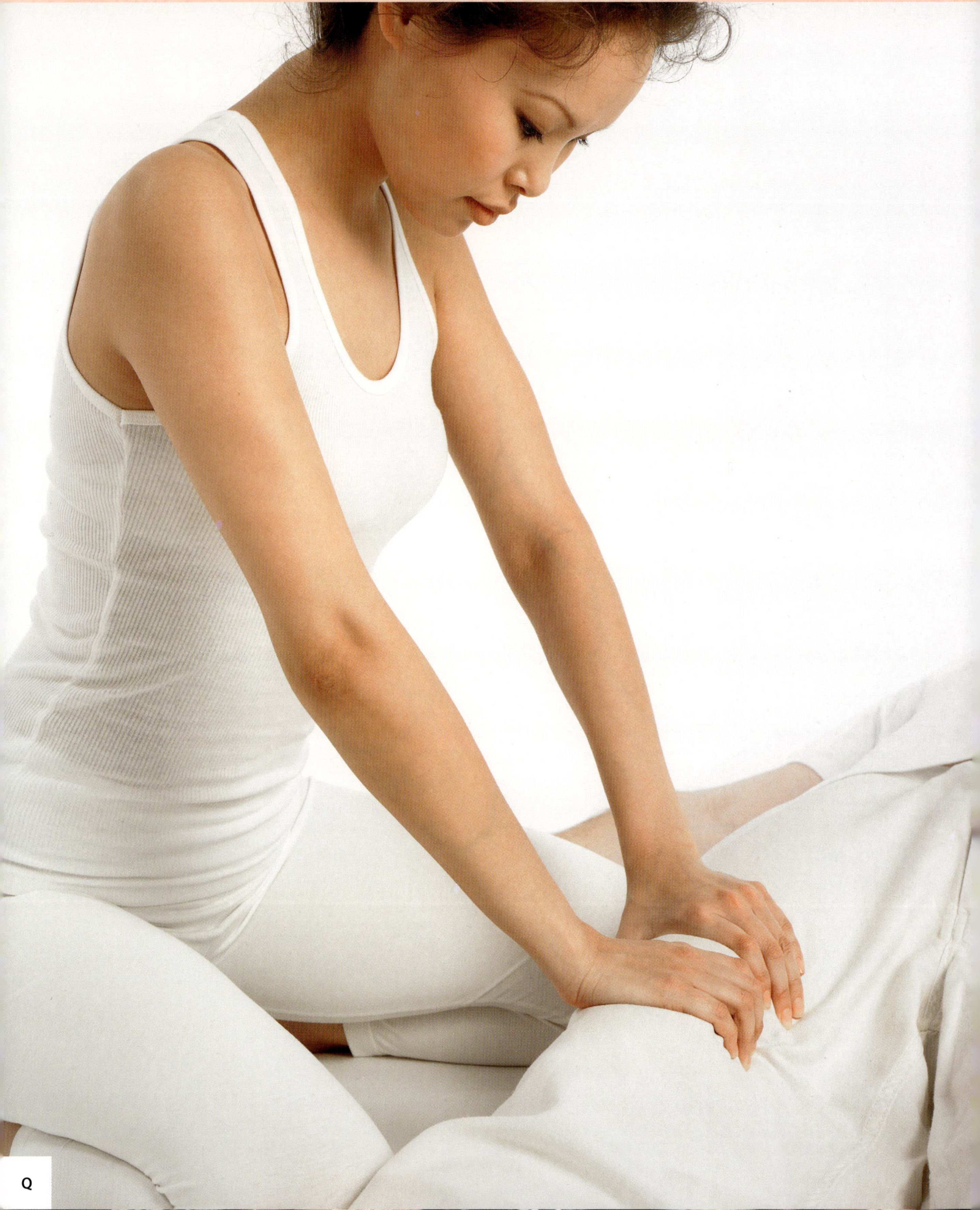
Q

5. 脚を手のひらと指で押す

パートナーの側方に移動し、自分に近い側の脚をまず手のひらで足首から太腿まで押していきます。続いて両手をC字にして親指を脚の外側の胆経上に、四指を前面の胃経上に当て、2経を同時に押していきます。体を前に傾けて押して脚を揺らす形で行ってください。これを足首から始め、膝で折り返して再び足首に戻ります。

それから手のひらで太腿を膝から順に押していき、鼠径部で折り返して膝に戻ります。続いて両手をC字にし、太腿の2経も、膝下に行ったのと同様の方法で刺激してください（写真Q）。次に膝を外側に向けて曲げ、足を反対の膝の近くに置きます。曲げた膝がマットにつかない場合は下にクッションを当ててください。この状態で、太腿の内側を手のひらで膝から順に押していき、鼠径部で折り返して膝に戻ります。内腿のとくに膝の近くは敏感なことが多いので慎重に行ってください（写真R）。

続いて膝を起こして反対側（内側）に軽く倒し、足が滑らないように自分の片膝で押さえ、手のひらで太腿の外側を反対の脚側に押して揺らします。この動作を手のひらの位置を膝の外側から腰の外側まで少しずつずらしながら繰り返してください。これは胆経に沿う動作です。自分の体を前に傾けて押し、力を緩めたら膝が完全に元の位置に戻る前に次の押しに入るようにしてください。こうして少しずつストレッチを強めていきます。これを行いながら太腿の外側を上から下まで親指で押していってもいいでしょう。この動作には腰の後ろを伸ばして腰痛を和らげる効果があります。

脚を引っ張る

パートナーの曲げていた膝を伸ばし、足側に移動します。それから一方の足を、両手をそれぞれ足首とかかとに当てて持ち、体重を後ろに移動させて脚全体を引っ張り、数呼吸の間静止します。これは脚と足を体重を支える負担から解放する効果の高い動作です。脚をマットに戻したら、反対の脚にも同様の手順を行ってください。

このあと、パートナーと自分の体の大きさの比率やパートナーの体の柔軟性によってできる場合とできない場合がありますが、もしできるなら、パートナーの両脚を引っ張りながら持ち上げて足裏を天井に向け、その状態を数呼吸の間保つ動作を加えてもいいでしょう。このストレッチにより膀胱経を伸ばし、ハムストリングの緊張を緩めることができます。

素晴らしいツボたち

膀胱経には足首の痛みや腰痛、坐骨神経痛などを和らげる効果のあるツボが並んでいます。たとえば、ふくらはぎ中央の「承山《しょうざん》」というツボは、こむら返りや腰痛、脚の痛みや腫れに効果があると言われており、膝裏の「委陽《いよう》」というツボは、腰と膝を強化して腰痛や膝のこわばりを和らげる効果があると言われています。

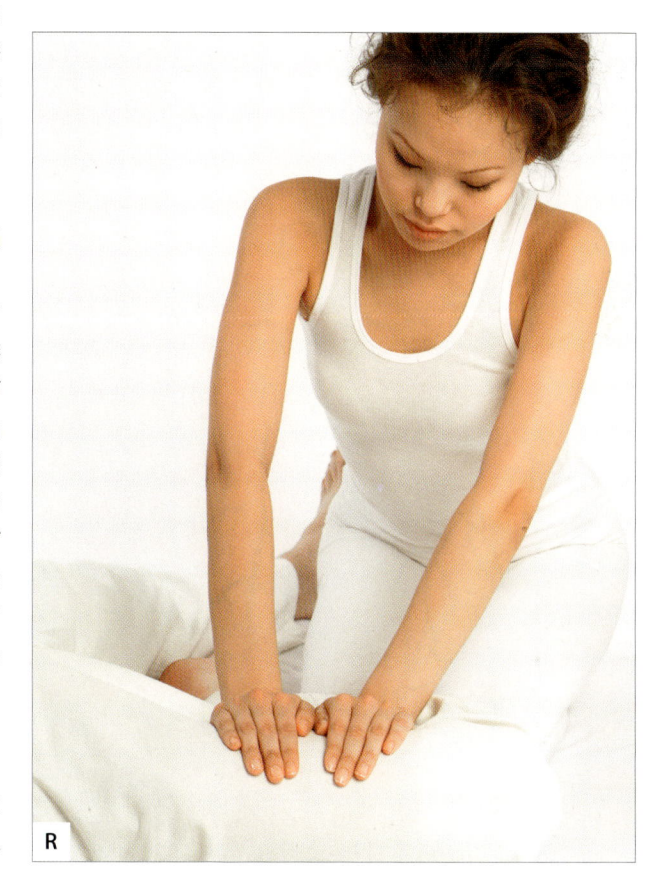

R

6. 背中と肩を刺激する

パートナーに伏臥位になってもらい、フェイスクレイドル（顔を置く枕）か巻いたタオルを使って顔を真下に向けてもらいます。胸の下にも枕を当てたほうが楽かもしれません。それから自分の片方の膝をパートナーの両脚の間につき、反対の膝は立てて足裏をパートナーの腰の横のマット上にしっかりとつけます。この姿勢で、両手のひらを交互に、または同時に使い、パートナーの脊柱の両側を腰から肩まで押していき、折り返して腰に戻ります。続いて今度は両親指を使い、脊柱の両側2.5cmほどの筋肉の厚いところを腰から肩まで押していき、折り返して腰に戻ります。同様に両親指で押していく動作を脊柱の両側7.5cmほどのところでも行ってください。

背中と臀部を手のひらと親指で押す

パートナーの側方に移動してひざまずき、両手のひらを交互に使い、背中の自分から遠い側を押して揺らします。この動作を両手の位置を腰から肩まで、続いて肩から腰まで移動させながら行ってください。次に同じく背中の自分から遠い側を今度は親指で押していきます。両手の親指を同時に使い、息を吐くたびに、脊柱の脇の筋肉の厚い部分をゆっくりと向こうへ押すようにしてください（写真S)。これも腰から肩まで、続いて肩から腰まで行います。このあとさらに両肘を交互に使って同じところを押してもいいでしょう。

次は体を前に傾けて両肩が両手の真上に来る姿勢になり、パートナーの自分から遠い側の臀部の筋肉を手のひらで押していきます。それから自分の片方の膝（パートナーの上半身に近い側の膝）をそのままついておき、反対の足をパートナーの体の向こう側に踏み出して足裏をマットにしっかりとつけます。この姿勢で、仙骨の中央上端から腰の自分から遠い側の端までのラインを親指で押していきます。この動作をラインを少しずつ下にずらしながら繰り返して臀部まで来たら、再び手のひらを使い、臀部を中央寄りの部分から向こうの端まで押していってください。

この姿勢がつらくなければこの姿勢のまま、腕の向きを脊柱と平行にし、脊柱の自分から遠い側の脇を手のひらで押していきましょう。それからパートナーの反対の側方に移動し、背中と臀部の手順を繰り返してください。

注意！
圧は少しずつ強める

腰には腰方形筋《ようほうけいきん》という腰痛のもとになりやすい敏感な筋肉があります。腰への圧は少しずつ慎重に強めていくようにしましょう。

イライラを
和らげるツボ

仙骨と腰の側面の中間で、臀部の中央付近にある「環跳《かんちょう》」という胆経のツボは、苛立ちやフラストレーションを和らげるのに役立ちます。

働きすぎの起立筋

脊柱と平行に走る筋肉群は脊柱起立筋と呼ばれ、私たちが立っているときも座っているときも背中を立てておくために働き続けています。そのためここを重点的にほぐすマッサージがしばしば必要になります。しかもここを通る経絡はほかの複数の経絡との交わりが多いので、脊柱起立筋は働きかける価値がとくに高い部位と言えます。

背中で
マルチタスキング

背中の施術は広範囲の膀胱経への刺激になりますが、膀胱経はほかの複数の経絡との交わりが多いので、背中をマッサージしているときは、複数の仕事を同時処理して泌尿器系や免疫系、循環系、呼吸器系、さらには消化機能や感情に働きかけていることになります。

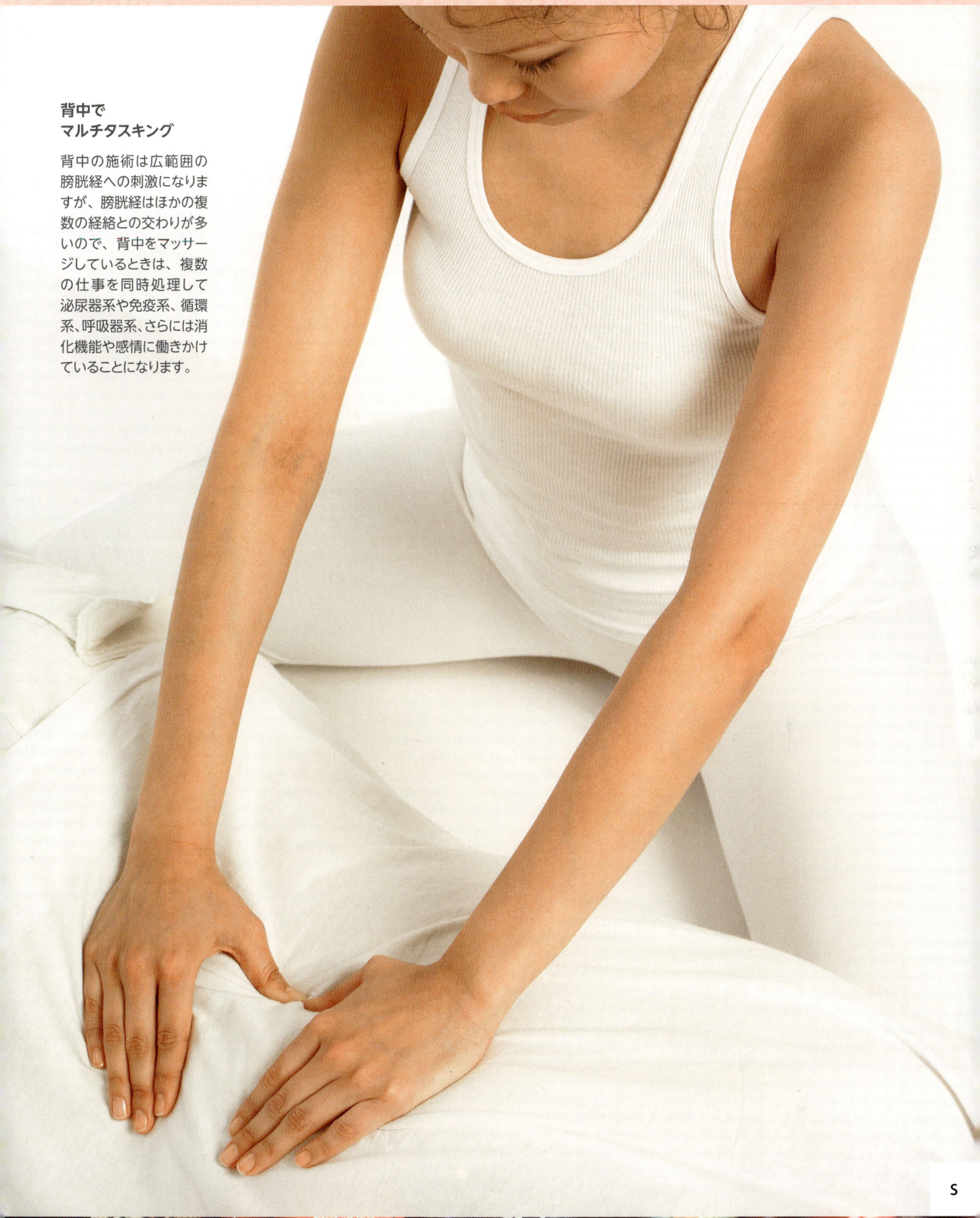

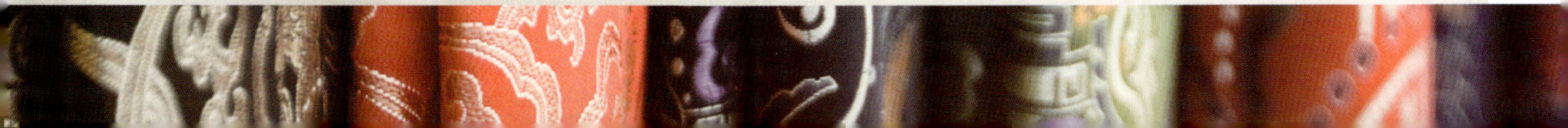

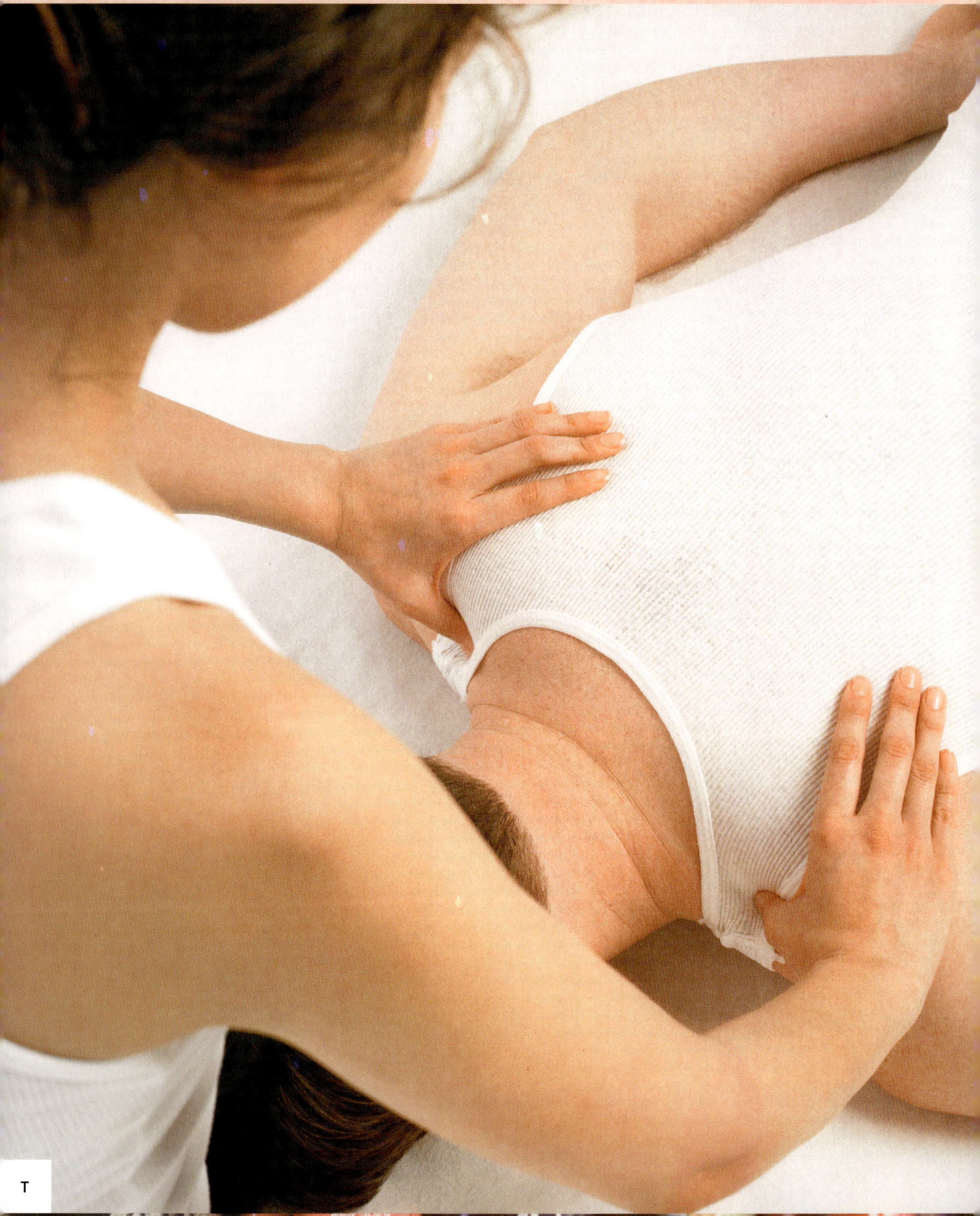

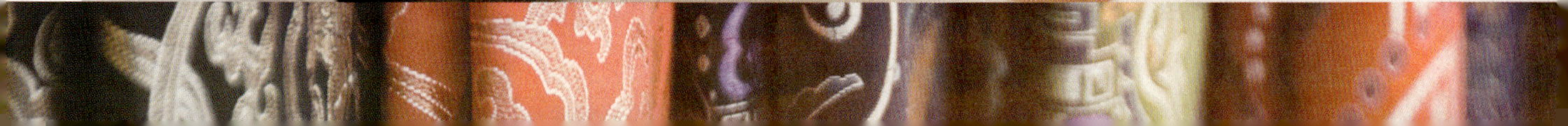

仙骨のツボを押す

両手の親指を使い、仙骨上の複数のツボ（少しくぼんだ部分）を順に押してはそのまま少し保ちます。仙骨上のツボには運動や月経や坐骨神経痛などさまざまな原因で起こる骨盤部の不快を和らげ、生殖器官を強化する効果があります。

肩のツボを押す

パートナーの頭側に膝を開いてひざまずき、肩甲骨の上縁に沿う筋肉を肩関節から首の付け根まで、体を前に傾けながら親指で押していきます（写真T）。この動作は片手で片方ずつ行い、反対の手は反対の肩に当てて休ませておくのが伝統的なやり方ですが、両手で両肩を同時に押してもかまいません。それから肩甲骨の中央を親指で押し、続いて脇の下の上のしわを手の側面で押します。これも片手で片側ずつ押しても、両手で両側を同時に押してもどちらでもかまいません。これらはすべて小腸経のツボを押す動作であり、首と肩の緊張と不快を和らげる効果があります。

上腕三頭筋から小指まで

パートナーの側方に移動し、パートナーの腕を体の側面から離して横に広げ、片手で前腕を持ち、反対の手のひらで腕の後ろ側を肩に近いところから手首まで押していき、折り返して肩に戻ります。上腕の後ろ側（上腕三頭筋）を押すときは、腕の深部に向かって押すのでなく、腕の下部から上部に押し上げるように押してください。これは小腸経と心経を刺激する動作です。続いて手首から先を小指の先まで親指で押していけばさらに心経を、中指の先まで押していけば心包経を刺激することができます。終わったら反対の腕にも同じ動作を行ってください。

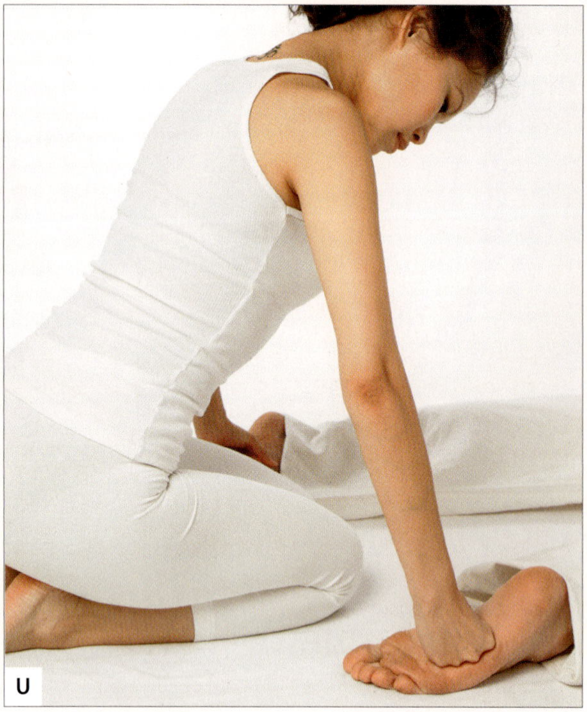

U

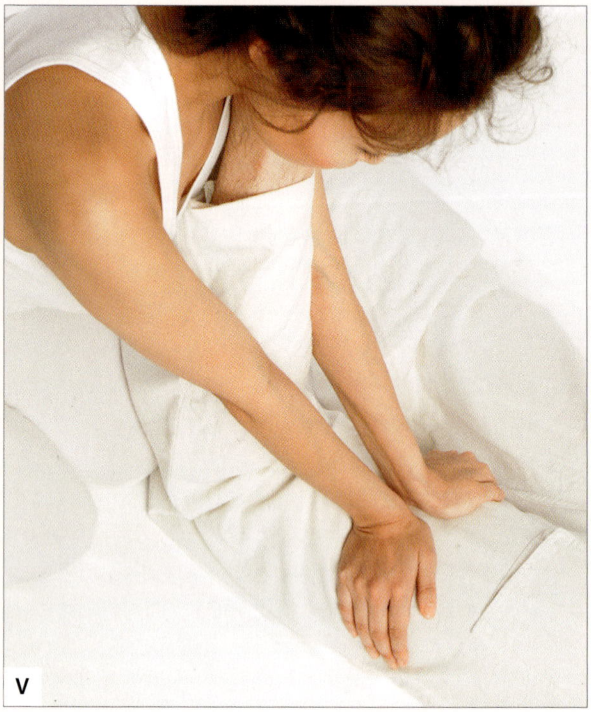

V

7. 足と脚を刺激する

パートナーの足側に移動して両脚の間にひざまずき、両手のこぶしを左右の足裏に当て、自分の体を数回前後に揺らします（写真U）。このあと立ち上がってパートナーの頭側を向いて足裏に乗り、両足に交互に体重をかけながら、土踏まずのかかと側からつま先側まで静かに「歩いて」もいいでしょう。これらは腎経のツボを刺激する動作で、苛立ちや頭痛、鼻血などの緩和に効果があると言われています。

パートナーの側方に戻ってひざまずき、両手のひらで自分に近い側の脚の後ろ側を足首から脚の付け根まで押していき、折り返して足首に戻ります。これは膀胱経を刺激する動作です。次に両手をC字にして脚の外側と内側を同時に押しながら脚全体を同様に辿ることにより、腎経と胆経と肝経を刺激します。これらの動作には膝などの関節の痛みやこわばり、むくみや腫れ、水分の停留、便秘を緩和する効果があります。

親指を使って脚の後ろ側の中心線上（膀胱経上）を足首から脚の付け根まで押していき、折り返して足首に戻ります。自分の片方の膝（パートナーの上半身に近い側の膝）をパートナーの太腿の手前につき、反対の足をパートナーの膝の向こう側のマット上に踏み出す姿勢になると、やりやすいかもしれません。

パートナーの膝を曲げて脚を持ち上げ、足首を自分の肩に乗せます。この姿勢で、初めは両手をC字にして、次は両手のひら全体で、最後は親指で、太腿の後ろ側（ハムストリング）を膝の上から脚の付け根まで押していき、折り返して膝に戻ります（写真V）。親指で押すときは太腿の後ろ側の中心線上（膀胱経上）を押すようにしてください。これらの動作により太腿の緊張をほぐし、腰痛を和らげることができます。

注意！
膝にトラブルがあるときは行わない

以下の手順はパートナーに膝のトラブルがない場合にのみ行ってください。パートナーの上げていた足をマットに下ろす前に両手で持ち、膝を横に揺らします。それから膝を体の外側に向けて太腿をできるだけ体に垂直にし、足を反対の膝のほうに向けます。この状態で、初めは手のひらで、次に親指で、脚の外側全体を、足の外側（小指側）から外くるぶしの前を通って臀部まで押していき、折り返して足首に戻ります。これは胆経に沿う動作で、足の外側と外くるぶしの前に並ぶ複数のツボを押す動作を含むので、肩や体側《たいそく》の痛み、足首の捻挫、関節炎の痛みに効果があります。また、膝の外側の「陽陵泉《ようりょうせん》」というツボを含むので、膝の痛みを和らげ、下半身全体の筋肉をリラックスさせる効果もあり、臀部の「環跳《かんちょう》」というツボを含むので、腰痛を緩和し、関節の可動域を広げ、苛立ちやフラストレーションを和らげる効果もあります。終わったら曲げていた脚を伸ばしてマットに下ろし、パートナーの反対側に移動して反対の脚にも同様の手順を行ってください。

パートナーの側方にひざまずいたまま、片手でパートナーの片足の足首を持ち、膝を曲げてかかとをできるだけ臀部に近づけます。反対の手は仙骨に当てて体の内側と足側に向かう圧をかけ、腰が持ち上がるのを防ぐと同時に背中を伸ばしてください。この状態を数呼吸の間保ったら脚をマットに下ろし、同じ動作を反対の脚に行ってから、さらに両脚に同時に行ってください。この動作には胃経、脾経、肝経を伸ばしてバランスを調整する効果があります。終わったらパートナーを仰臥位に戻してください。

指圧を締めくくる

パートナーの足側に移動し、両足首を持って足をマットから30cmほど持ち上げ、自分の体を後ろに傾けて脚全体と腰を伸ばします。続いて両脚をさらに高く（ただし90度を超えないように）持ち上げて膀胱経を伸ばします。この動作は、自分がパートナーよりも小柄な場合はとくに、上半身よりも脚の力を使って行うようにしてください。

このあとできればパートナーの脚をさらに高く持ち上げ、腰も持ち上げて、腰を自分の片膝の下で支えます。続いてパートナーに頸椎のトラブルがなければ、パートナーの両足の裏を合わせ、膝を楽にできる範囲で外側に広げてもらいます。この状態で両足の土踏まずの間からパートナーの顔が見えるのが理想です。このストレッチには、ここまでの手順ですでに柔軟になっている腰をさらにリラックスさせ、膀胱経と腎経を伸ばす効果があります。続いてパートナーの両膝を揃えて胸に近づけ、数呼吸の間静止してください。それから足をマットに下ろし、膝に手を当てて脚を伸ばします。

ここで首に行った手順のどれかをもう一度行ってください。ほかの手順（とくに伏臥位の手順）を行っている間に再び首が緊張している可能性があるからです。そして最後に、パートナーの頭側に座って両手を両肩または胸に当てるか、パートナーの側方に座って両手をそれぞれ額とハラ、または額と胸に当ててください。この状態で数呼吸の間静止したら、両手をゆっくりと離します。

座位での指圧

指圧はパートナーに椅子かマットに座ってもらって行うこともできます。座位の手順を取り入れたい場合は3章のタイ式マッサージを参考にしてください。タイ式マッサージの座位の手順は指圧の座位の手順とよく似ています。

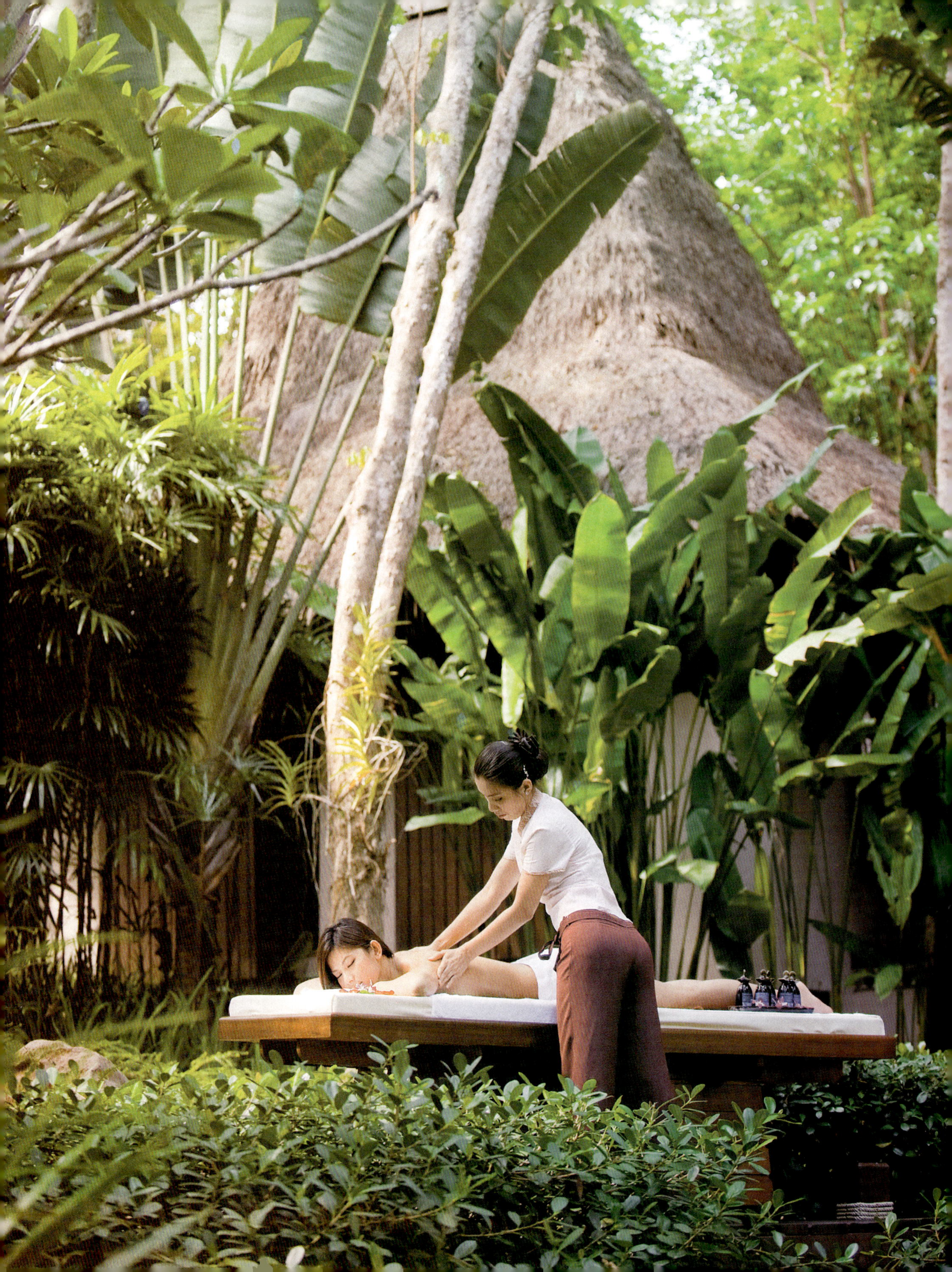

第9章

基本的な考え方と実践法

どのスタイルのマッサージを行うときも、初めは軽い圧で体の表層のみに働きかけ、少しずつ深部にも働きかけていくようにしましょう。軽い圧は体が深い圧を受け入れるためのウォーミングアップになるからです。また、初めは手のひらや前腕を使って幅の広いストロークを行うようにし、少しずつ指も使って狭い範囲を刺激していくようにしてください。幅の広いストロークも体が局所的な圧を受け入れる準備になるのです。

一般に同じストロークを3回から6回ほど繰り返すようにすると、受術者が戸惑うことなく安心してリラックスしやすくなります。しかし繰り返す回数が10回を超えると安心感を通り越して受術者を苛立たせてしまうかもしれません。

マッサージのストローク

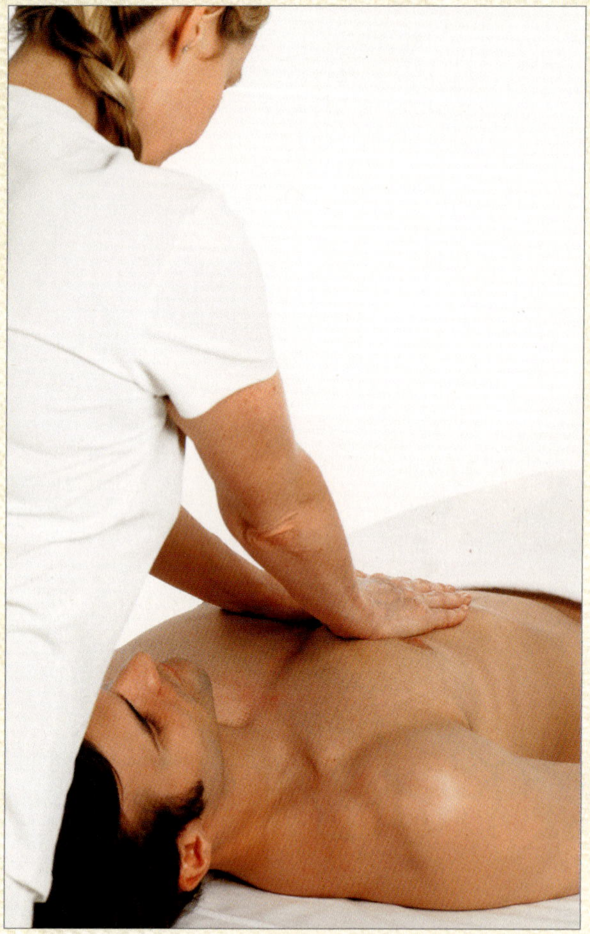

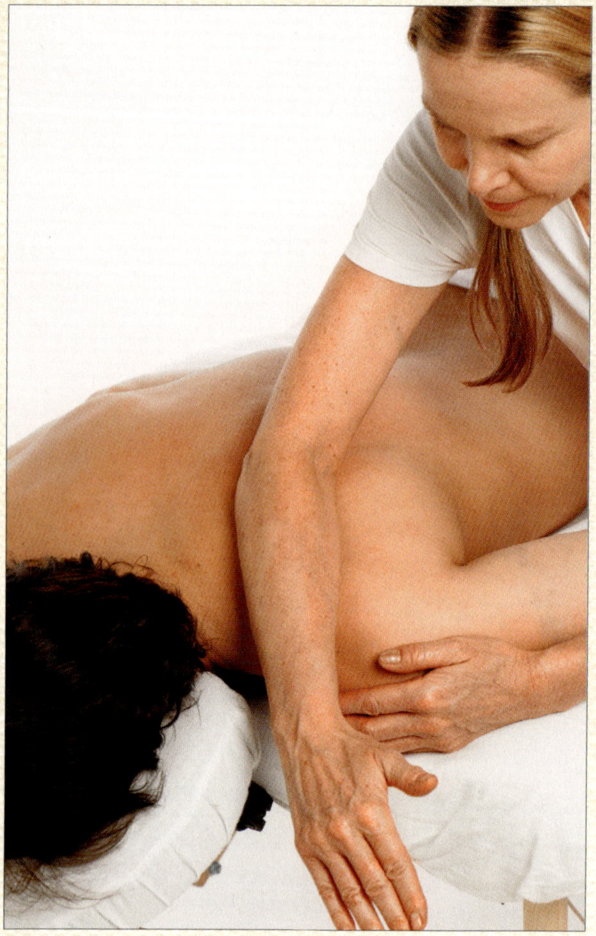

エフルラージュ（軽擦《けいさつ》法）　手のひら全体を使い、手首を自然な角度にして（内側に曲げたり極端にそり返したりしないで）自分の体の近くから遠くに向かって軽くさすっていく方法。片手で行うことも両手で行うことも、施術する部位によっては前腕で行うこともある。

注意！
肘で押さないで

熟練したプロでないかぎり肘を使うのはやめましょう。肘はパートナーの体を傷つけやすいからです。また、骨の上、とくに棘《きょく》突起（脊椎の背側に飛び出した部分）を強く押すことは避けてください。

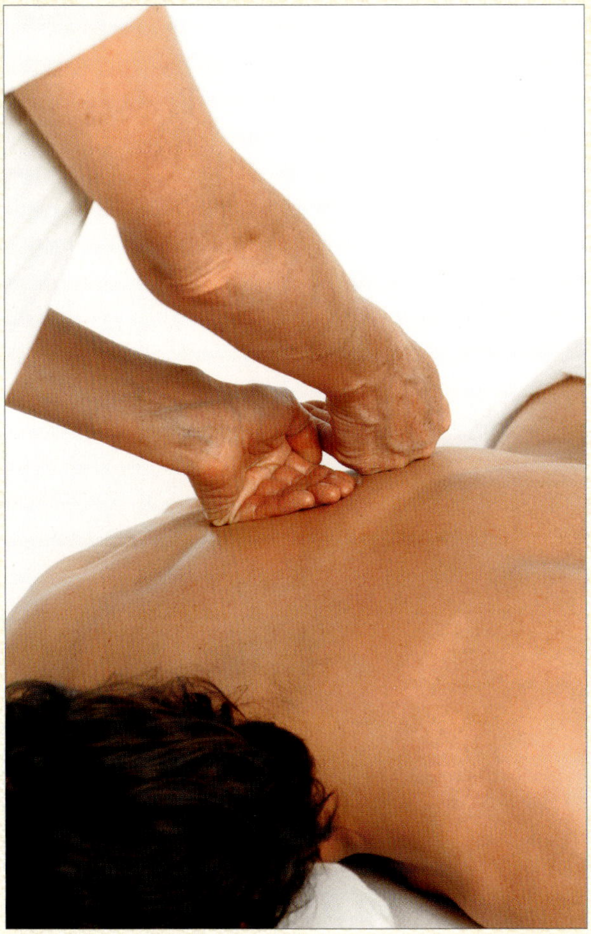

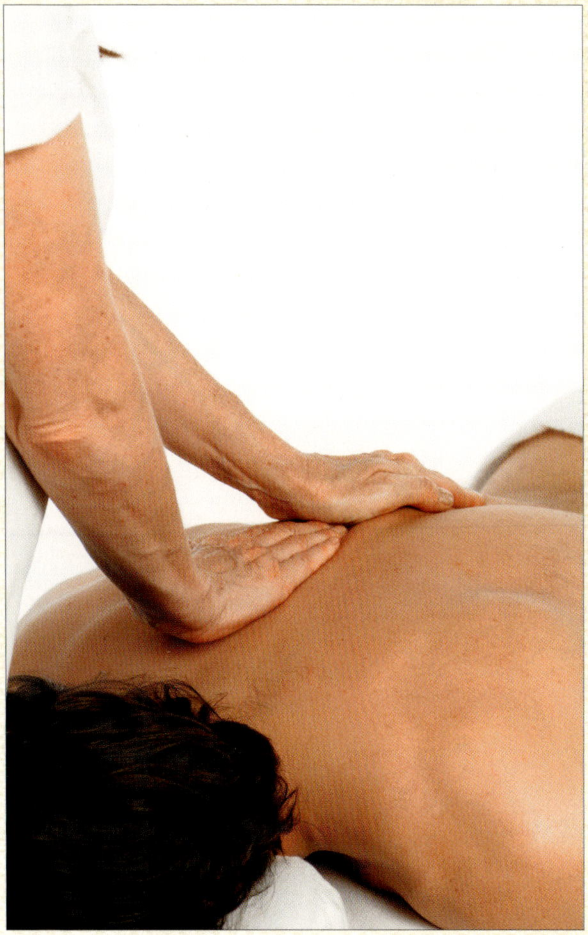

プッシング・ストローク　両手の四指の背や手のひらで交互に行うエフルラージュ。

マッサージのストローク(続き)

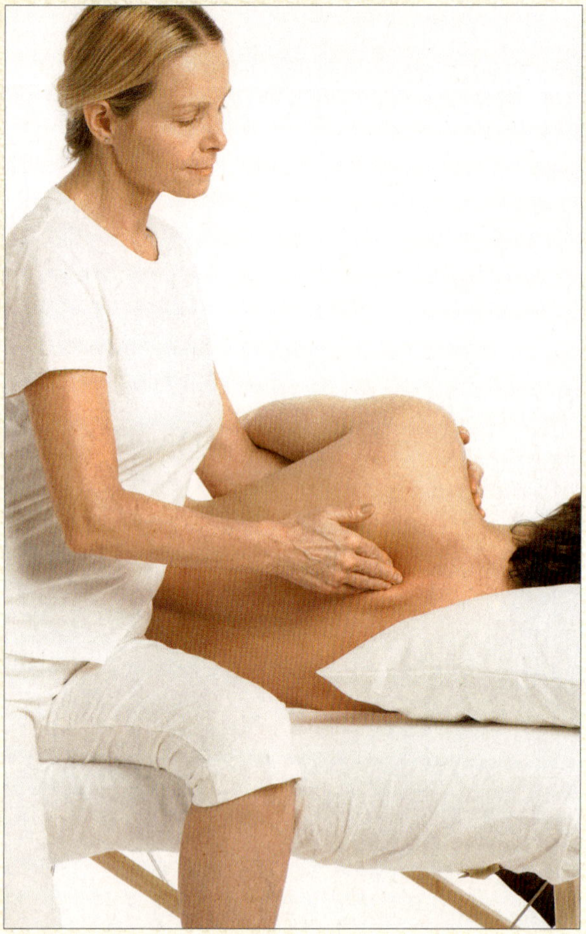

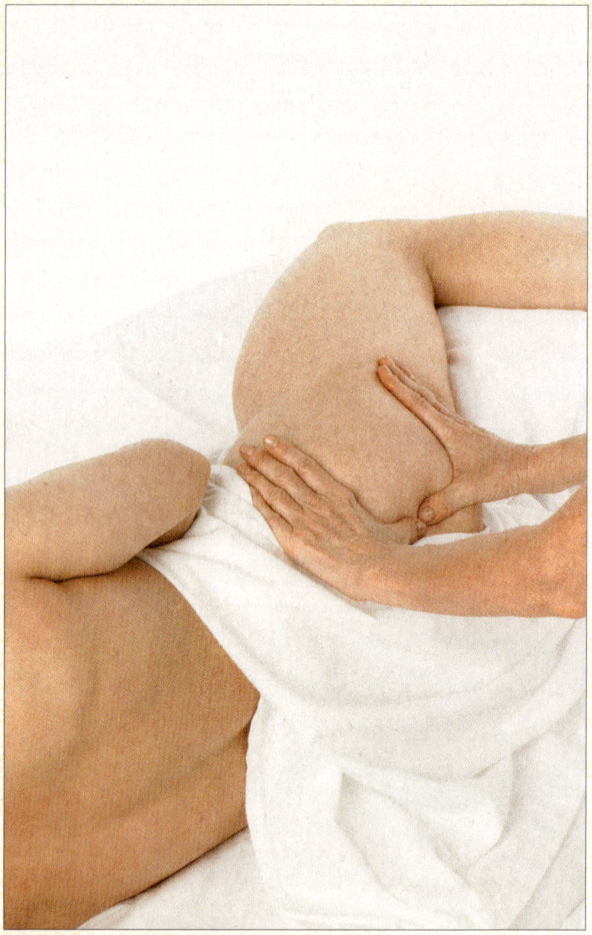

フリクション(強擦法《きょうさつ》) 指を使って強めにこする方法。小さな円を描きながらこすったり、指を前後に動かしてこすったりする。

ストリッピング フリクションの一種で、筋繊維に沿ってこする方法。

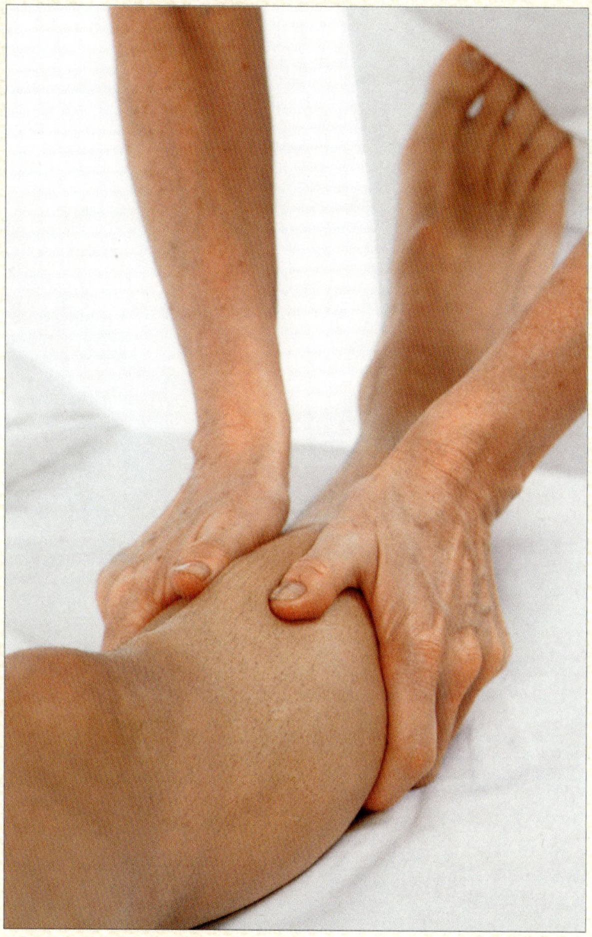

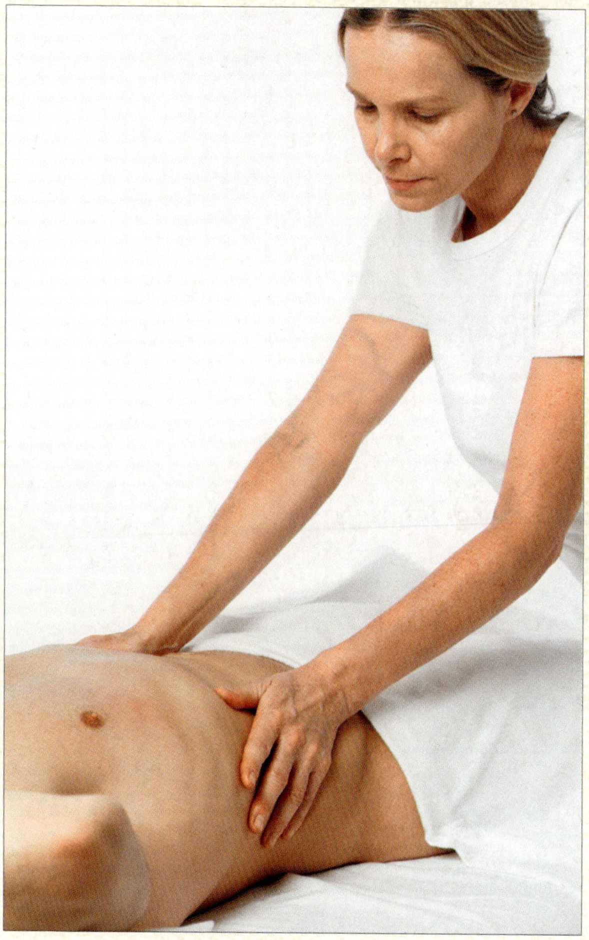

ペトリサージュ（揉捏《じゅうねつ》法）　手のひら全体を皮膚に密着させて、筋肉をこねるように揉んだり持ち上げたり絞ったりする方法。

スプレッディング　エフルラージュのストロークの一種で、両手の間を左右に開いていきながら、皮膚とその下の筋肉を伸ばす方法。

マッサージのストローク（続き）

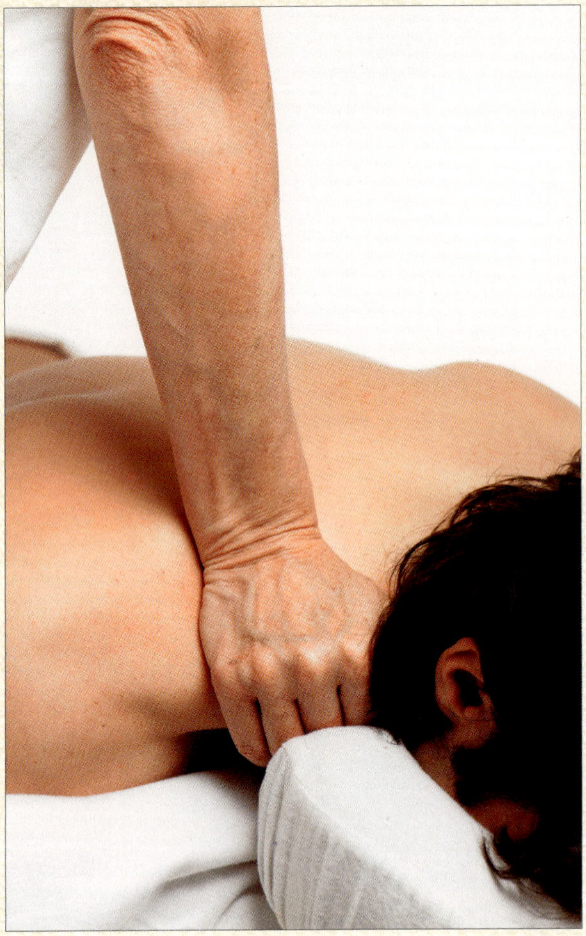

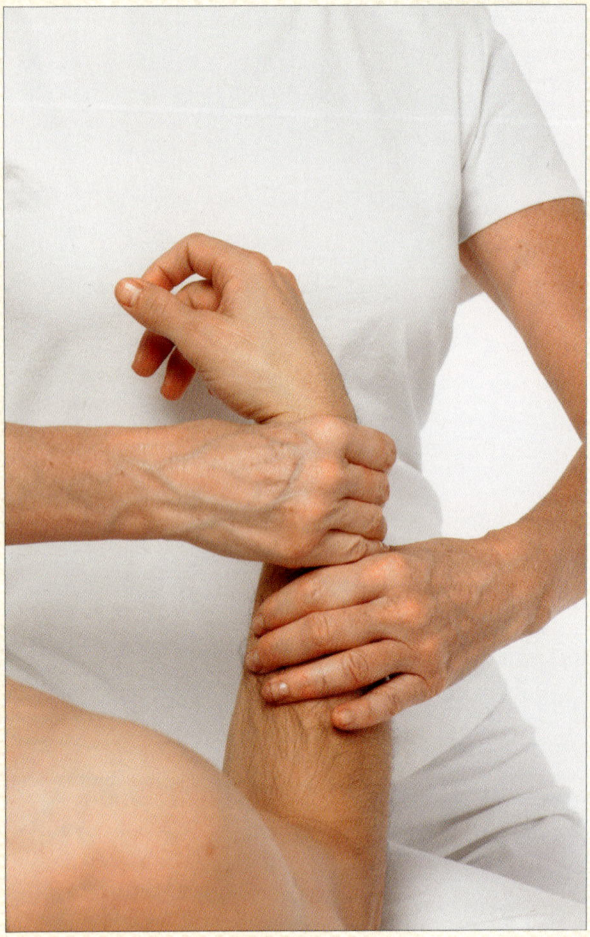

コンプレッション（圧迫法）　筋肉を圧迫する方法。指や前腕で深部に向かって圧迫したり、四指と手の付け根の間に挟んで絞るように両側から圧迫したりする。

リンギング　腕や脚などの筋肉を両手でつかみ、タオルを絞るように左右の手を逆方向に動かす方法。

タポートメント（叩打《こうだ》法）　素早くきびきびとリズミカルに叩く方法。

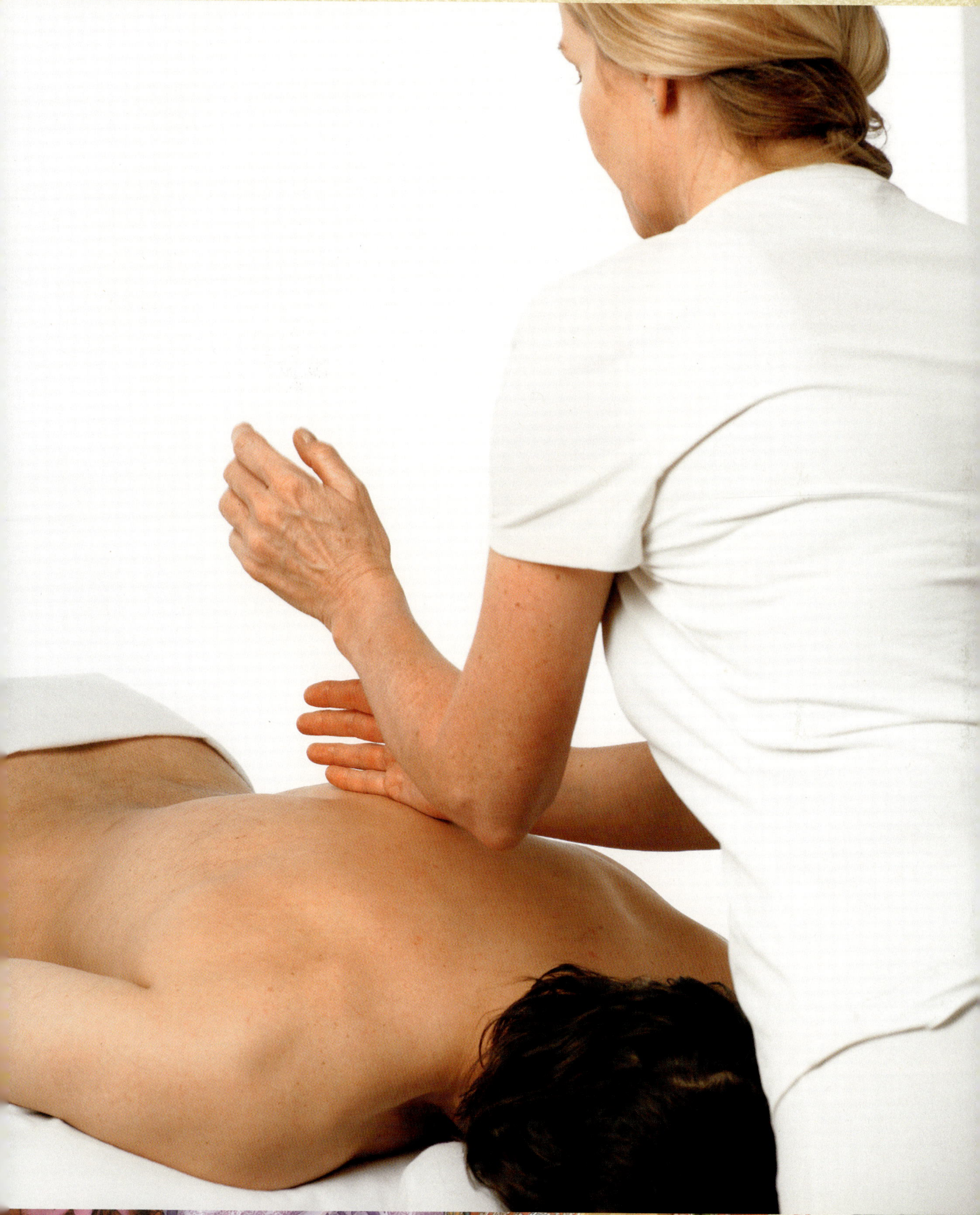

深さと強さの違い

深さと圧の強さは違います。ストレッチやエネルギー操作を用いるテクニックの多くは強い圧を用いなくとも、きわめて深い治療効果をもたらします。受術者にとっても施術者にとっても、力でなく技術を用いたマッサージが望ましいのです。どんなスタイルのマッサージでも、体の組織から「招かれる」のを待ちながら、圧を体の各層に段階的に浸透させていかなければなりません。体の抵抗を無視して押すのは痛みや長引く不快感や怪我のもとです。体に深く働きかけたいときほど体をゆっくりと刺激してください。

首や鼠径部や腹部などを施術しているとき、手や指の下に強い脈を感じることがあります。そのようなときは、脈を感じなくなるまで圧を弱めるか、脈を感じない位置に手を移動させてください。しかし痩せて腰幅の狭い人の場合、腹部に強い脈を感じない部分がないかもしれません。その場合はきわめて軽く行うか、腹部のマッサージは飛ばしてください。

関節を回して可動域を広げる動作を行っているときは、「限界点」、つまり動かしにくくなる点を見つけてください。この動作で重要なのは、腕や脚をとにかくゆっくりと回すことです。回し方が速すぎると限界点を感じにくくなるので、気づいたときはすでに自然に動かせる範囲を超えてしまっているかもしれません。ですから可動域は、力を加えずに、ゆっくりとようすを見ながら少しずつ広げていきましょう。また、この動作にかぎらずどんな動作を行っているときでも、マッサージのスピードで迷うときは、スポーツ選手に試合前に刺激を与えたい場合のような一部の例外を除き、速くするよりは遅くするほうがはるかに望ましいのです。

押し続ける時間とストロークの繰り返し回数

コンプレッション（圧迫）をどれくらい（何呼吸の間くらい）保つべきかについては、一応の目安はあります。しかし大切なのは、決められた方法に機械的にしたがうことでなく、パートナーの反応をよく見てそれに応えることです。同じストロークの繰り返し回数についても、多すぎればパートナーを退屈させたり苛立たせたりしてしまうし、少なすぎればパートナーの神経系を動きに慣れさせてリラックスさせることができないので、一般には３回から６回が適切だと言われています。しかしこれについてもパートナーの反応によっては、それ以上やそれ以下のほうがよい場合もあります。

筋骨格系の人体解剖図

　このセクションでは、マッサージをする際に役立つ主な筋肉や骨を人体解剖図で紹介しています。その他のマッサージ関連用語については、p.235の用語解説をご参照ください。

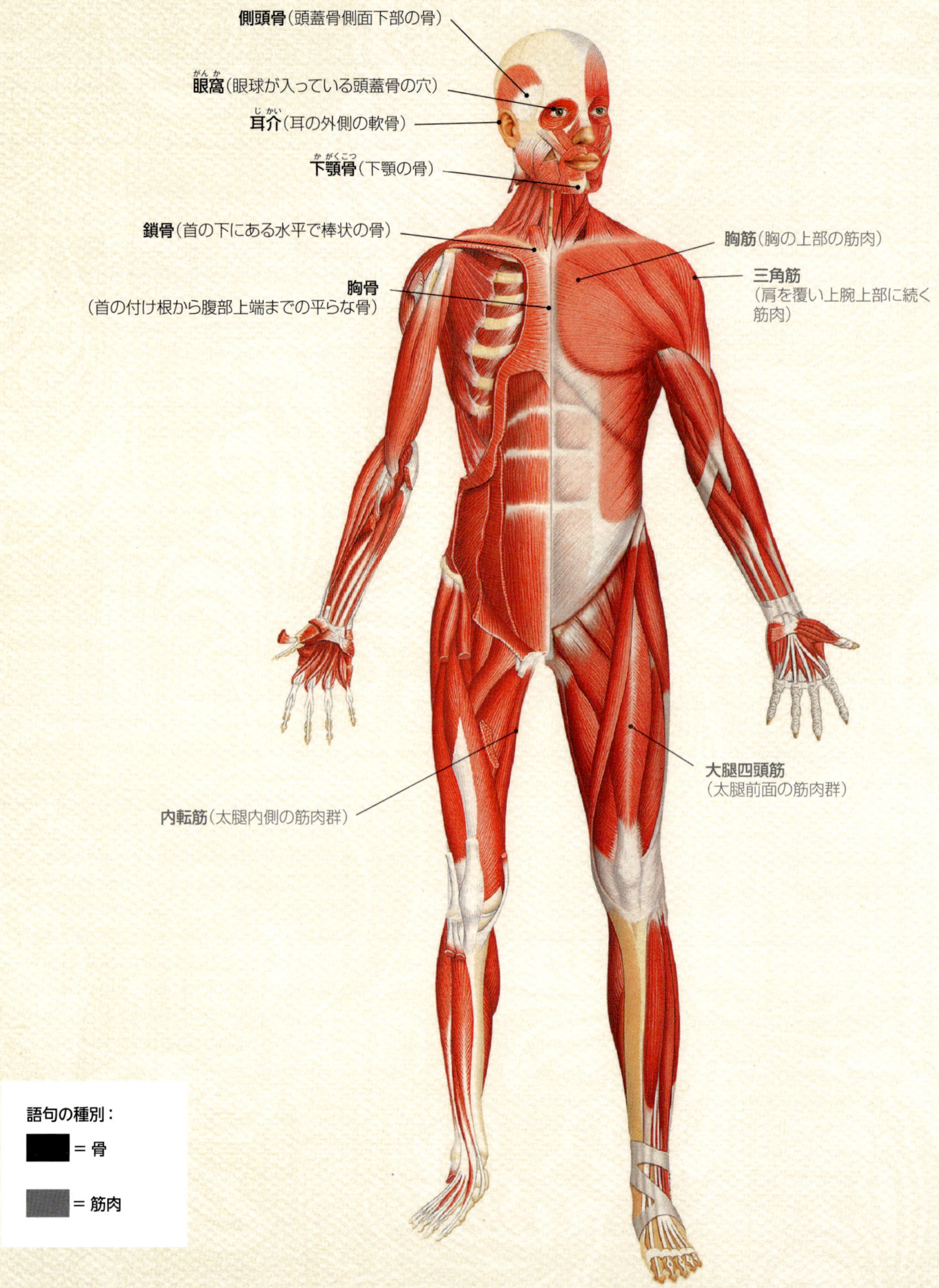

側頭骨（頭蓋骨側面下部の骨）
眼窩《がんか》（眼球が入っている頭蓋骨の穴）
耳介《じかい》（耳の外側の軟骨）
下顎骨《かがくこつ》（下顎の骨）
鎖骨（首の下にある水平で棒状の骨）
胸骨
（首の付け根から腹部上端までの平らな骨）
胸筋（胸の上部の筋肉）
三角筋
（肩を覆い上腕上部に続く
筋肉）
大腿四頭筋
（太腿前面の筋肉群）
内転筋（太腿内側の筋肉群）
語句の種別：
＝骨
＝筋肉

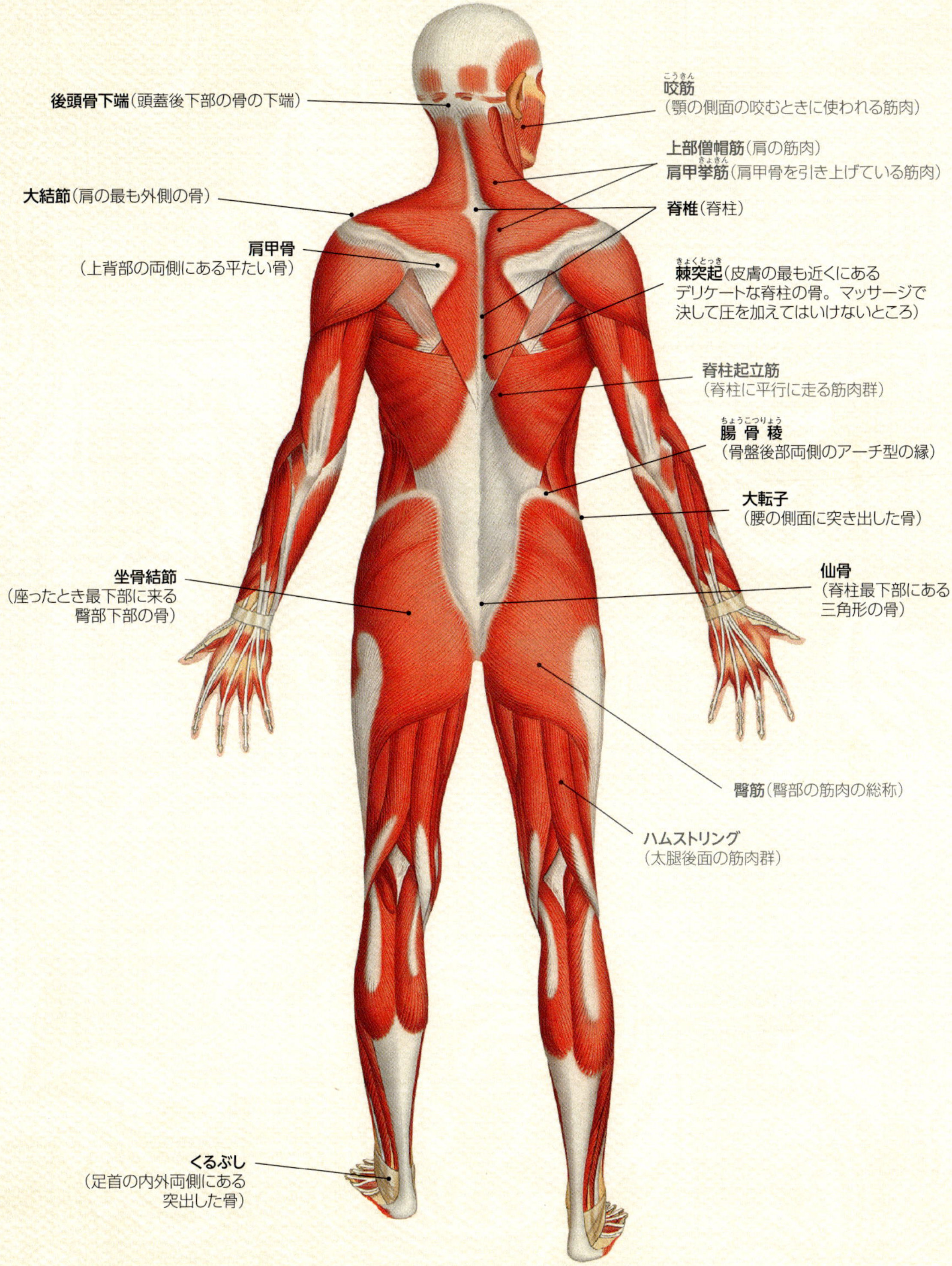

後頭骨下端（頭蓋後下部の骨の下端）
咬筋《こうきん》
（顎の側面の咬むときに使われる筋肉）
上部僧帽筋（肩の筋肉）
肩甲挙筋《きょきん》（肩甲骨を引き上げている筋肉）
大結節（肩の最も外側の骨）
脊椎（脊柱）
肩甲骨
（上背部の両側にある平たい骨）
棘突起《きょくとっき》（皮膚の最も近くにある
デリケートな脊柱の骨。マッサージで
決して圧を加えてはいけないところ）
脊柱起立筋
（脊柱に平行に走る筋肉群）
腸骨稜《ちょうこつりょう》
（骨盤後部両側のアーチ型の縁）
大転子
（腰の側面に突き出した骨）
坐骨結節
（座ったとき最下部に来る
臀部下部の骨）
仙骨
（脊柱最下部にある
三角形の骨）
臀筋（臀部の筋肉の総称）
ハムストリング
（太腿後面の筋肉群）
くるぶし
（足首の内外両側にある
突出した骨）

マッサージの環境：快適さを最大にするために

マッサージを楽しく、リラクセーションやストレス解放の効果の高いものにするためには環境がとても大切です。パートナーが安心してくつろぐことのできる環境づくりをしてください。部屋は広すぎないほうが落ち着くだけでなく暖房も容易ですが、狭すぎれば当然利用できるスペースが限られてしまいます。室温は一般に22-23℃にしておくと受術者にとっては温かく、動き回る施術者にとっては暑すぎなくてちょうどいいでしょう。しかしマッサージのスタイルにかかわらず、パートナーの体を冷やさないために体に掛ける布は必ず用意しておきましょう。とくにスウェーデン式やホットストーンやロミロミのように衣服を脱いでもらって行うマッサージでは、シーツやバスタオルで体を覆うことがパートナーの安心感にもつながります。シーツはできれば綿100%のものを使ってください。綿起毛のものでもかまいません。指圧、タイ式、タンツ、ポラリティは通常受術者が衣服を身につけたままで行いますが、その場合の衣服はゆったりとした快適な綿素材のものを選んでもらってください。

医師の許可が必要な場合

以下のような健康状態の人は、マッサージを受ける前に医師の許可を受けるようにしてください。

- 心疾患や循環器系の症状（コントロールできていない高血圧、大動脈弓部動脈瘤、血栓症など）のある人
- 全身性の症状のある肝疾患または腎疾患のある人
- 風邪、インフルエンザ、敗血症などの全身性感染症にかかっている人
- 全身性エリテマトーデス、関節リウマチなどの自己免疫疾患や多発性硬化症のある人
- 骨粗鬆症の人、最近骨折した人、脱臼している人、骨疾患のある人
- 感染性の皮膚疾患や発疹、開放傷のある人

妊娠中の女性や手術、化学療法、放射線療法を受けたばかりの人もボディーワークを受ける前に医師に相談するべきでしょう。また、知覚障害のある人や薬物の影響を受けている人にマッサージを行うときは特別な注意が必要です。そのような人は圧やストレッチが強すぎたり温度が熱すぎたりしても気づかない危険があるからです。

施術者自身ももちろんゆったりとした動きやすい衣服を身につけたほうがいいでしょう。ただしパートナーの体の上に袖が垂れ下がるほどではゆったりとしすぎです。髪も同様で、垂れてくるのを気にして始終かき上げているようではよくないので、マッサージの邪魔にならないスタイルにしてください。また、汗をかきやすい人は顔を拭くためのハンドタオルを手元に用意しておくか、ヘッドバンドをするなどして汗がパートナーの体に滴り落ちないようにしてください。マッサージは相当な運動量なので、パートナーにとって快適な温度の部屋は施術者にとってはかなり温かいはずです。

控えめな照明と音楽

照明は直接頭上を照らすものでなく間接的で暗めのもの、または薄いカーテンを通した自然光のほうが気分が落ち着くだけでなく、パートナーが仰臥位になったときに目に眩しくなく、衣服を脱いで横たわることに抵抗を感じにくいでしょう。温かい雰囲気づくりにはキャンドルも役立ちます。また、マッサージをさらに心地よくするために静かで落ち着いた音楽をかけるのもいいでしょう。ただしタイ式マッサージやタンツなどの場合は施術のリズムを音楽のリズムでなく受術者の呼吸に合わせるよう気をつけてください。リラクセーションを促すスウェーデン式やホットストーンマッサージにはゆったりとした音楽が合いますが、元気を出す目的でロミロミを行う場合は（ハワイアンミュージックであってもなくても）少し速めでビートの効いた曲が合うでしょう。

マッサージベッド、マット、クッション、クレイドル

マッサージのスペースは広くとっておきましょう。ベッドやマットの各辺から90cm程度は家具などを置かないようにしてください。ベッドやマットの周りには椅子やクッションを置くスペースはもちろん、施術者が無理な姿勢をとらずに伸び伸びと動き回るスペースも必要だからです。マッサージベッドをつねに出しておくほど部屋に余裕がない場合は、マットか折りたたみ式のマッサージベッドを利用するといいでしょう。折りたたみ式のマッサージベッドは持ち運びも設置も片付けも容易です。購入するときは、マッサージを受けてもらう可能性のある人の中で最も重そうな人の体重を考慮して選んでください。タイ式マッサージをベッド上で行う場合のように自分も一緒にベッドに乗る可能性があれば、自分の体重も加算して考える必要があります。

マッサージベッドを使う場合の頭部や足の施術時に用いる椅子は普通の椅子でかまいません。シートにクッションを置いて高さを調節して使ってください。

マットは持ち運びに便利で、収納にもベッドより場所をとりません。購入時は1.5×2m以上のものを選びましょう。ひざまずくときに膝に当てるクッションはマットの付属品としてついてくることもありますが、普通の平たいクッションでも代用できます。タイ式マッサージ用として販売されているマットであれば、本書の中でマットを使用しているどの施術にも対応できます。マットは快適に使い続けるために必ずシーツで覆って使うようにしてください。また、ベッドとマットのどちらを使うにしても、受術者の体に当てるクッションもいくつか用意しておきましょう。仰臥位のときは膝の下に当てると腰が緊張しにくく、伏臥位のときは足首の下に当てると足首とふくらはぎが楽です。その他姿勢を楽にするために必要なところに当ててください。

ラベルを読んで

マッサージ用のクリームやローションを購入するときは、成分表示を見て有害な添加物が含まれていないか確認してください。成分の確認は製品を自分で使う場合にも大切ですが、パートナーの全身にたっぷりと使う場合にはなおさら重要です。オイルベースの製品を使うと吹き出物ができやすいパートナーにはパウダーの使用も検討してください。コーンスターチは滑りがよくてお勧めです。タルカムパウダーは健康上のリスクがあるので避けてください。

伏臥位のときはフェイスクレイドル（顔を置く枕）が必要です。専用のものでなくてもタオルを巻いて代用してもかまいません。伏臥位の施術は従来は受術者に顔を横に向けてもらって行っていました。しかし首は正面を向けたほうがずっと楽なだけでなく安全でもあります。マッサージベッドやフロアマットシステムの多くにはフェイスクレイドルが付属品としてついています。

さまざまな潤滑剤

ロミロミは本書中最も「ジューシー」なマッサージスタイルで、伝統的にオイルをたっぷり使います。一方、スウェーデン式マッサージでは潤滑剤はごく控えめに使ったほうが効果的です。ホットストーンマッサージはその間くらいです。潤滑剤を使う目的は、手や石の滑りをよくして皮膚への摩擦を防ぐことです。

使用する潤滑剤はローションでもクリームでもオイルでもかまいません。またマッサージ用として販売されているものでもそうでないものでもかまいません。ナッツ系のオイル（とくにピーナッツオイルとココナッツオイル）はアレルギーを誘発しやすいので注意が必要ですが、ナッツに過敏でない人にはアーモンドオイルがお勧めです。ベビーオイルは鉱物油であり、毛穴を塞ぐだけでなく体から脂溶性ビタミンを奪うので使わないでください。プロ仕様のクリームタイプやローションタイプの潤滑剤はマッサージ上の機能はオイルと同様でありながら、オイルより吸収されやすいという利点があります。

潤滑剤は自然食品店やドラッグストア、化粧品店などで入手できます。マッサージセラピストやマッサージスクールにどんな製品を使っているのか尋ねてみるのもいいでしょう。多くの業者が需要に応えて天然でオーガニックの潤滑剤を扱っています。

本書中のマッサージスタイルの中には受術者が着衣のまま行うものもあり、それらでは本来潤滑剤を使いませんが、そこを杓子定規に守る必要はありません。手足の乾燥が気になる場合は潤滑剤を使うといいでしょう。自分自身の手のケアも大切です。いつもなめらかに保ち、爪を短く切っておきましょう。マッサージに使う潤滑剤を普段使いのハンドクリームにするのもお勧めです。

コミュニケーションが鍵

自分自身がとくに好きなストロークや圧の強さやスピードがあるとしても、パートナーもそれが気に入ると決めつけてはいけません。マッサージの最中はパートナーからフィードバックを受けることがとても大切です。パートナーが顔をしかめていたり息を止めていたりこぶしを握っていたりすれば圧が強すぎると推測できますが、いずれにしてもパートナーに直接尋ねてください。ストロークの速度を少し落とすだけで気持ちよさが全然違ってくるかもしれないのです。また、自分自身がマッサージを受けているときも、急に「痛い!」と叫んだりせず、もう少しどのようにしてもらえたら（たとえば「遅くしてもらえたら」「軽くしてもらえたら」「強くしてもらえたら」など）、もっと気持ちよくなると思う、ということを施術者に伝えてください。フィードバックは与える立場のときは建設的に、受ける立場のときは感謝を持って、が鉄則です。そうすることが、マッサージを気持ちのいいものに進化させていくことにつながるからです。

用語解説

アーユルヴェーダ
(Ayurveda)
5000年の歴史を持つインドの医学体系。人生に調和とバランスをもたらすための多様な手法（マッサージはその中の1つ）を提供する哲学でもある。

アクプレッシャー
(Acupressure)
皮膚表面の特定のポイントを指で押すことにより体の自然治癒力を促す古代の癒しの手法。ポイントが押されると、筋肉の緊張がほぐれ、血液と生命エネルギー（気）の循環が促され、癒しにつながる［「指圧」は日本発祥のアクプレッシャーである］。

アジアのボディーワーク
(Asian bodywork)
生命エネルギー（「気」や「プラーナ」と呼ばれる）の流れに注目するのが特徴。施術者は圧や手技を用いてエネルギーの流れを診断し、バランスを整える。代表的なものに指圧、按摩《あんま》、仁心術、タイマッサージ、推拿《すいな》などがある。

痛み
(Pain)
不快な感覚。ごく軽いものから激しいものまであり、身体的なものと精神的なものとがある。また局所的な痛みもあれば、繊維筋症の痛みのように全身性の痛みもある。

インガム・メソッド
(Ingham Method)
1930年代に理学療法士のユーナス・インガムがゾーンセラピーの理論を発展させてまとめ上げたものであり、のちにリフレクソロジーと呼ばれるようになった手法。正式名称は「インガム・リフレックス・メソッド・オブ・コンプレッション・マッサージ」。

ウェルネスマッサージ
(Wellness massage)
受術者の健康全般を促進する目的に行われるマッサージ。特定の症状の改善にとどまらず、受術者が高度な健康を手に入れるのを助ける。

エッセンシャルオイル（精油）
(Essential oils)
植物の茎や葉、樹皮、花などからおもに水蒸気蒸留法と呼ばれる方法で抽出される天然物質。種類により心と体とエネルギーに鎮静、リラックス、若返り、沈静、活性化、鎮痛などの作用をもたらす。

エフルラージュ
(Effleurage)
西洋のマッサージの手技の1つ。なめらかかつ連続的に体を軽くさすっていく動作が主体。

炎症
(Inflammation)
感染などによる組織の傷害に対する反応であり、おもな症状は発赤、発熱、腫れ、機能低下、痛みなど。体の自然な免疫反応の一種であり、基本的に治癒を促進する。

下顎骨《かがくこつ》
(Mandible)
下顎の骨。下の歯はこの中にある。耳の前で口を開閉するための「蝶つがい」の役を果たしている顎関節の一部。

関節炎
(Arthritis)
関節の炎症。硬直、熱、腫れ、発赤、痛みなどの症状があり、マッサージは禁忌となる場合がある。最も多い関節炎である変形性関節炎は正常な摩耗の結果であり、マッサージで緩和されることが多い。その他の関節炎の多くは自己免疫性と炎症性のどちらかまたは両方であり、炎症があるときは血行が促されることで症状が悪化することがあるため、マッサージは禁忌である。

眼窩《がんか》
(Orbits)
額の骨と頬骨の間の眼球が入っている穴。

気
(Chi、Qi)
アジアのボディーワークの概念で人の生命エネルギー。経絡を流れる。

急性
(Acute)
急に始まる病気の症状を形容する言葉。急激に進行して緊急の処置が必要な短期の病気の形容にもよく用いられる。

胸筋
(Pectoralis)
胸の上部の強力な筋肉である大胸筋と小胸筋の総称。大胸筋は鎖骨、胸骨、上腕骨に付着して上肢帯の多様な運動に使われ、小胸筋は肋骨前面と肩甲骨上部に付着して上肢帯の運動の補助と吸気時の肋骨の引き上げに使われる。

胸骨
(Sternum)
胸の表面近くの首の付け根の下から腹部の上までの平たい骨。

棘突起《きょくとっき》
(Spinous Processes)
脊椎の後端の突出した部分。とくに頸椎の棘突起は傷めやすく、骨粗鬆症になると骨折しやすい。

禁忌
(Contraindication)
マッサージの効果が出にくい、またはマッサージが健康にとってむしろ有害となる可能性のある体の状態。たとえば自己免疫疾患の症状が強く現れている状態、発熱、風邪、全身性感染症、ハイリスク妊娠、体の主要な器官系(泌尿器系、消化器系、血液循環系など)の機能不全などの状態がこれにあたる。マッサージはこうした状態を悪化させるおそれがある。

仰臥位《ぎょうがい》
(Supine)
体位の1つで仰向けの姿勢のこと。

くるぶし
(Malleoli)

足首の内外両側に突出した部分のことで、内くるぶしは脛《けい》骨の下端に、外くるぶしは腓《ひ》骨の下端にある。ちなみに「くるぶし」を意味するmalleoli（malleolusの複数形）は著者がおそらく一番好きな英単語。くるぶしはそこから下はアクプレッシャーやリフレクソロジーの重要な部分であることを示す境界標識の役割も果たしている。

経絡理論
(Meridian Theory)

全身の臓器や組織には気（生命エネルギー）を運ぶ経絡という道筋があるという考え方。中国伝統医学で5000年以上前から研究され、治療に用いられてきた。

血栓症
(Thrombosis)

血栓（血液が静脈や動脈内で濃縮されて液体から半固体または固体になったもの）を生じる症状。血栓症の傾向のある人や過去に血栓症を経験している人に対するマッサージは禁忌である。マッサージにより血栓が血管壁から落ちて血流に入り、脳や心臓や肺に達して深刻な症状を引き起こす危険があるからである。

牽引《けんいん》
(Traction)

体の部位を軸に沿ってゆっくりと静かに引く動作。関節の表面を少しだけ引き離す効果がある。関節に働きかける一連の動作の中で行うことにより、筋肉の緊張を和らげ、関節にまたがる組織を緩めるのに役立つ。

肩甲挙筋
(Levator scapula)

頸椎と肩甲骨内側上部に付着して肩甲骨を持ち上げている筋肉。成人のほとんどがこの筋肉とこれに隣接する上部僧帽筋に凝りを抱えている。

肩甲骨
(Scapula)

上背部の脊柱の両側にある平たい骨。

咬筋《こうきん》
(Masseter)

口を閉じるのに使われる2つの主要な筋肉のうちの1つ。頬骨弓《きょうこつきゅう》（耳の前の眼鏡のつるのような骨）と下顎骨の側面下端の間にある。

後頭骨
(Occiput)

頭蓋後下部を形成する骨。

コンタクト・ホールド／パッシブ・タッチ
(Contact hold ／ Passive touch)

パッシブ・タッチ（受動的な接触）は手や指を受術者の体にただ当てること。その部位に熱を伝える効果や鎮静効果、エネルギーバランスを整える効果がある。マッサージの初めに体をタッチに慣れさせるためやマッサージの終わりに穏やかに体から離れるため、さらに体の各部位のマッサージを終えるときなどに用いるパッシブ・タッチをとくにコンタクト・ホールド（接触状態の保持）という。

コンプレッション
(Compression)
体の部位またはトリガーポイントに親指、手の付け根、四指、肘などを固定して圧迫する手技。用いる圧の強さはつねに受術者の痛みに対する耐性の範囲内でなければならない。続ける時間の長さはさまざまだが、痛みが消散するまで行うことが多い。受術者とコミュニケーションをとりながら行うことが必須である。

鎖骨
(Clavicle)
胸の上部の胸骨と肩甲骨の間に水平にある骨。

三角筋
(Deltoids)
肩先を覆い、上腕骨中ほどに付着する筋肉。肩関節のあらゆる動きに使われる。

指圧
(Shiatsu)
体を指で押す日本発祥の手法。伝統的な鍼療法のツボを利用する。ほかのアクプレッシャーと同様に生命エネルギーの流れを妨げるものを取り除き、経絡や臓器のバランスを回復して自然治癒力を促すことが目的。横たわった受術者の経絡に沿う皮膚に、親指や四指、手のひら、肘、膝などで圧迫を加える。

シェイキング
(Shaking)
体の一部をつかんで揺らす手技。筋腹（筋肉の中央部）を直接つかんで揺らす方法と、揺らしたい筋肉から離れた腕や脚をつかんで間接的に揺らす方法がある。これにより組織は一定のリズムで静かにまたは激しく揺れる。マッサージの初めにも途中にも終わりにも用いることができ、筋肉や関節の感覚神経に影響して筋肉の緊張をとる効果、関節の可動域を広げる効果がある。

耳介《じかい》
(Pinnae)
耳の外側の部分。軟骨からなる。

スウェーデン式マッサージ
(Swedish massage)
血行を促すことにより体を活性化することを目的とするマッサージスタイル。心臓に向かうストロークにより体の軟組織に働きかける。さする、揉む、押し伸ばす、震わせる、叩くなどの手技を用いる。また、皮膚への摩擦を減らすために潤滑剤を用いる。広く指導されている知名度の高いマッサージスタイルである。

ストリッピング
(Stripping)
四指の先、手の尺骨側（小指側）の側面、親指、肘などを使い、筋繊維に沿って強めにこする手技。

脊柱起立筋
(Erector spinae)
後頭骨下端から腸骨稜《ちょうこつりょう》までの脊柱に平行な筋肉群。脊柱を直立させる役を果たしている。

脊椎
(Vertebral colum)
脊柱や背骨とも呼ばれる骨のことで、7個の頸椎(首の骨)、肋骨とつながる12個の胸椎、5個の腰椎からなる。

仙骨
(Sacrum)
腰椎の下の4つか5つの椎骨が融合したもので、骨盤後部に当たる平たい骨。両側は腸骨とつながっている。

禅指圧
(Zen shiatu)
中国の伝統的な経絡療法を発展させた増永静人の創始による経絡療法。増永は現在広く受け入れられている両手の用い方(一方の手を動かして圧迫に用い、もう一方の手を静止させて支えに用いる方法)なども考案した。

僧帽筋
(Trapezius)
上背部の表層にある筋肉で、頭蓋骨下部から最下部の胸椎までの脊柱に付着する。肩部にあたる上部僧帽筋は肩甲骨を引き上げる役を果たしており、日常の活動によりとくに凝りやすく、ほとんどの人がマッサージを受けて気持ちよいと感じる部分である。

タイ式マッサージ
(Thai massage)
別名、ヌアド・ボラーン。人体は72,000本のセンライン(エネルギーライン)から構成されるという理論にもとづき、センラインに沿う体外からの圧迫やストレッチにより体内に効果をもたらすマッサージ。マッサージベッドでなく床に敷いた硬いマットの上で行う。タイでは2,500年ほど前から指導され、実践されている。

タッチ
(Touch)
触れること。マッサージセラピストはクライアントにさまざまな方法でタッチするが、両手でのタッチが基本である。身体的なタッチだけでなくエネルギーレベルのタッチもある。

タポートメント
(Tapotement)
西洋のマッサージの手技の分類の1つで、きびきびと素早くリズミカルに叩く動作。手刀で叩く、手のひらをくぼませて叩く、平手で叩く、指先で叩くなどの手技を含む。

タンツ
(Tantsu)
ワッツ(水中指圧)の創始者でもあるハロルド・ダールが、ワッツの水中での癒しを陸地に戻すことにより始めたもの。受術者は着衣のまま床に身を投げ出し、施術者はひざまずくか座って受術者の体を抱くように支え、あやすように働きかける。指圧と同様に体の経絡に沿う気(生命エネルギー)を解放するためのツボ押しやストレッチが基本となる。

大結節
(Greater tubercle)
上腕骨の最上部付近の側面に突出した部分。肩の最側部にあたる。

大腿四頭筋
(Quadriceps)
太腿前面にある人体で最大の筋肉群。膝関節の伸展と股関節の屈曲に使われる。

大転子
(Greater trochanter)
大腿骨の最上部付近の側面に大きく突出した部分。腰の最側部にあたる。

治癒
(Healing)
怪我、病気などから回復すること。

腸骨
(Ilium)
仙骨の両側にある翼のような形の骨。大腿骨上部とつながって股関節を構成する。

腸骨稜
(Iliac crest)
腸骨の上の縁。仙骨から腰の側面に続く。

臀筋
(Gluteal muscles)
臀部（骨盤の側面と後面の外側）の筋肉の総称。腸骨、仙骨、大転子に付着して股関節を動かすのに使われる。

ドレーピング
(Draping)
マッサージを受ける人を羞恥心や寒さから守るために体に掛けるシーツやタオルなどを扱う技術。プロとしてマッサージを行う場合には仕事の質を左右する重要な技術なので練習が必須である。

内転筋群
(Adductors)
骨盤前部の恥骨と大腿骨に付着する太腿内側の筋肉群。脚を閉じる（内側に動かす）のに使われる。

ハムストリング
(Hamstrings)
太腿の後ろ側の筋肉群。坐骨結節に付着し、膝関節を過ぎて脛《けい》骨または腓《ひ》骨に付着する。膝関節の屈曲と股関節の伸展に使われる。スポーツをする人はとくに縮みやすい。ここが縮むと腰が緊張するため、ここのマッサージは太腿だけでなく腰にも効果をもたらす。

ハラ
(Hara)
いわゆる「腹《はら》」（腹部）の意味で使われる場合と、臍の下の「丹田《たんでん》」の意味で使われる場合がある。ハラ（腹部）は健康や生命力の源泉であり、人体の重要な臓器のほとんどを含む。重要な臓器でありながら例外的にここにない心臓と肺でさえ、ここと反射的、エネルギー的につながっている。ハラ（丹田）は中国医学の概念で、生命エネルギーの根源。心身の健康を調整する場所であり、経絡を流れる「気」を生み出す場所であると考えられている。

バイブレーション
(Vibrateion)

西洋のマッサージの手技の分類の１つで、軟組織を素早く連続的に、前後または上下に震わせる動作。１箇所にとどまって行う方法と、皮膚表面を移動しながら行う方法がある。

伏臥位《ふくがい》
(Prone)

体位の１つでうつ伏せの姿勢のこと。

副交感神経系の反応
(Paraxympathetic nervous system response)

心拍数を減らし、腸や分泌腺を活性化し、休息やリラクセーションや体の再生を促す神経系の反応。交感神経系の反応（「戦うか逃げるか」の反応で、心拍数を増やし、血管を収縮させ、血圧を上げる）と逆である。ほぼすべてのボディーワークが副交感神経系の反応を促し交感神経系への刺激を鎮めることを意図している。

フットゾーンセラピー
(Foot zone therapy)

足には全身の臓器や細胞に対応するポイントがあり、ポイントが刺激されると対応する臓器に脳からの信号が送られるという考えにもとづく療法。リフレクソロジーとの関連が深い。

フリクション
(Friction)

スウェーデン式マッサージに用いられる最も圧の強い手技。軟組織に円を描く動きや繊維に垂直の動きを強めに加えることにより、奥の組織層が互いにこすり合うように働きかける。局部の血行を促す効果、組織を修復する効果がある。

ペトリサージュ
(Petrissage)

西洋のマッサージの手技の分類の１つ。軟組織を持ち上げる、ねじる、絞る、こねるように揉むなどの手技を含む。

ホットストーンマッサージ
(Hot stone Massage)

ほかのマッサージスタイルと組み合わせて用いるマッサージ技術の１つ。温めた石を体のツボやチャクラ（エネルギーセンター）などに置いたりストロークに使ったりする。

ボディーワーク
(Bodywork)

施術者が手技を用いて受術者の健康を促進するための行為を表す一般的な用語。癒す効果のあるマッサージテクニックのほとんどはボディーワークの一種と考えられる。

ポラリティセラピー
(Polarity therapy)

エネルギーの普遍的性質である「吸引」「反発」「中和」の相互関係が健康や病気を含む人生のあらゆる側面の基盤であるという考え方のもとに、体と心と魂のすべてに働きかける療法。1950年代半ばにオーストリア生まれの自然療法家、ランドルフ・ストーンが創始した。着衣のまま行うことができ、非侵襲的であり、さまざまなマッサージスタイルの補完に役立つ統合的でホリスティックなアプローチ。

マッサージとマッサージ療法
(Massage and massage therapy)

体に触れたり動作を加えたりすることにより軟組織に働きかける方法。さする、揉む、叩く、こする、震わせる、押す、引っ張るなどの手技が用いられる。目的は受術者の健康全般を増進することである。

慢性
(Chronic)

経過が長引き、長期にわたる障害や不快のもとになる症状を形容する言葉。患者がその怪我や病気のことを忘れていることさえある。

リフレクソロジー
(Reflexology)

ゾーンセラピーの理論を基盤とするボディーワークの1つで、手や足の特定の位置の緊張は対応する体の部位の緊張の反映であるという考えのもとに、手や足を押して対応する体の部位に働きかける療法。

リンギング
(Wringing)

ペトリサージュの一種で、両手で筋肉をつかみ、左右の手を逆方向に動かして筋肉をねじる手技。タオルを絞る動作によく似ている。

ロッキング
(Rocking)

体の部位を優しくまたは力強く押しては自然に戻らせることによりリズミカルな揺れをつくる手技。緊張した筋肉を反射的にリラックスさせる効果があり、関節のトラブルや変形性関節炎、縮んだ筋肉の手当てによく用いられる。

ロミロミ
(Lomi lomi)

大きく幅の広い動きを用いるマッサージスタイル。両手、前腕、肘などを用いて広範囲に同時に働きかける。スウェーデン式マッサージと似ている点が多いが、ロミロミは高次のパワーに対する意識や祈りを重要なテクニックの一部として用いるのが大きな特徴である。ロミロミの指導者であるアンティ・マーガレット・マシャドはロミロミのことを「愛情あふれるタッチ――心と手と魂をあらゆる生命の源に結びつけるもの」と説明している。ロミロミという言葉は、「揉み揉み」という意味のハワイ語である。

ワッツ
(Watsu)

ハービン温泉（米カリフォルニア州）発祥の水中指圧。ハロルド・ダールが温水中で禅指圧の理論を応用したことから始まった。禅指圧では気（生命エネルギー）が流れる経絡の障害を取り除くためにストレッチを用いるが、ダールはこのストレッチを温水中で浮力を用いて行うことで効果を増幅できることを発見した。

参考図書

Arledge, Garnette, and Jim, Harry Uhane. *Wise Secrets of Aloha: Learn and Live the Sacred Art of Lomilomi* (Weiser Books, 2007).

Avraham, Beatrice. *Thai Massage* (Astrolog Publishing House, 2001).

Beck, Mark F. *Milady's Theory and Practice of Therapeutic Massage*, Third Edition (Delmar Publishing, 1999).

Benjamin, Patricia J., and Tappan, Frances M. *Tappan's Handbook of Healing Massage Techniques: Classic, Holistic, and Emerging Methods*, Fourth Edition (Pearson Custom Publishing, 2005).

Bruder, Leslie. *Hot Stone Massage: A Three Dimensional Approach* (Lippincott, Williams and Wilkins, 2010).

Chai, Makana Risser Na Mo'olelo. *Lomilomi: The Traditions of Hawaiian Massage and Healing* (Bishop Museum Press, 2005).

Chow, Kam Thye. *Thai Yoga Massage: A Dynamic Therapy for Physical Well-being and Spiritual Energy* (Healing Arts Press, 2002).

Dougans, Inge, and Ellis, Suzanne. *Reflexology: Foot Massage for Total Health* (Barnes & Noble, 1991).

Dull, Harold. *Watsu: Freeing the Body in Water* (Trafford Press, 2004).

Dull, Harold, Ateeka, and Piane, Fabrizio Dalle. *Tantsu: A Yoga of the Heart* (Watsu Publishing, 2006).

Dull, Harold, and Piane, Fabrizio Dalle. "Core Tantsu" (video) (Watsu Publishing, 2007).

Gagh, Michael Reed. *Acupressure's Potent Points: A Guide to Self-care for Common Ailments* (Bantam Books, 1990).

Harris, Lynn. "The Sacred Heart of Hawaiian Lomi Lomi Massage" (video) (Lynn Harris Publications, 2008).

Hess, Mark, and Mochizuki, Shogo. *Japanese Hot Stone Massage* (Kotobiki Publications, 2002).

Lundberg, Paul. *The Book of Shiatsu* (Simon & Schuster, 2003).

Martin, Ingrid. *Aromatherapy for Massage Therapists* (Lippincott, Williams and Wilkins, 2007).

Masunaga, Shizuto, and Ohashi, Wataru. *Zen Shiatsu: How to Harmonize Yin and Yang for Better Health* (Japan Publications, Inc., 1977).

Rick, Stephanie. *The Reflexology Workout: Hand & Foot Massage for Super Health and Rejuvenation* (Harmony Books, 1986).

Salvo, Susan G. *Massage Therapy Principles and Practice* (Saunders Elsevier, 2007).

Somma, Corinna. *Shiatsu: A Complete Guide to Using Hand Pressure and Gentle Manipulation to Improve Your Health, Vitality, and Stamina* (Pearson—Prentice Hall, 2007).

Watson, Susan A., and Voner, Valerie. *Practical Reflexology: Interpretation and Techniques* (McGraw-Hill, 2009).

情報源

西洋式ボディワーク関連団体

Associated Bodyworkers & Massage Professionals (ABMP)

25188 Genesee Trail Road, Suite 200, Golden, CO, 80401
Phone: 800-458-2267
Fax: 800-667-8260
Email: expectmore@abmp.com
www.abmp.com

マッサージセラピストからなる組織であり、米国で各種ボディーワークのプロフェッショナルを探すための情報センターである。マッサージセラピーの教育プログラムに関する情報提供も行っている。

American Massage Therapy Association (AMTA)

500 Davis Street, Suite 900, Evanston, IL, 60201-4695
Toll-free: 877-905-2700
Phone: 847-864-0123
Fax: 847-864-5196
Email: info@amtamassage.org
www.amtamassage.org

マッサージセラピストからなる組織であり、米国で各種ボディーワークのプロフェッショナルを探すための情報センターである。マッサージセラピーの教育プログラムに関する情報提供も行っている。

American Polarity Therapy Association (APTA)

2888 Bluff Street, Suite 149, Boulder, CO, 803301
Tel: (303) 545-2080
Fax: (303) 545-2161
Website: www.polaritytherapy.org

急速に増えつつあるポラリティのプロフェッショナルはこの組織の指導下にある。選出されたメンバーによる委員会を設け、ポラリティの標準の実践法や倫理基準の設定などを行っている。

Blue Ridge School of Massage and Yoga

2001 S. Main Street, Colony Park, Suite 106, Blacksburg, VA, 24060
Phone: 540-552-2177
Website: www.blueridgemassage.org

西洋式・東洋式医療マッサージのプロ養成のためのスクール。600時間分のプログラムを提供する。

Complementary Therapists Association (CThA)

PO Box 6955, Towcester, NN12 6WZ, United Kingdom
Phone: 0845 202 2941
Fax: 0844 779 8898
Email: info@complementary.assoc.org.uk

英国およびアイルランドの9,000人を超える補完療法セラピストを代表する組織。

Hawaiian Lomilomi Association

P.O. Box 2507, Kealakekua, HI, 96750-2356
Website: www.lomilomi.org

非営利の教育団体。ロミロミの技術の整備と促進、ハワイの文化と癒しの技術の保護、ロミロミのプロフェッショナルとしての資格の認定などを行っている。

National Certification Board for Therapeutic Massage and Bodywork (NCBTMB)

1901 South Meyers Road, Suite 240, Oakbrook Terrace, IL 60181
Phone: 800-296-0664
Website: www.ncbtmb.org

米国の90,000人を超えるマッサージセラピストとボディワーカーを支援するための組織。資格、教育プログラムなどに関する情報提供も行っている。

Reflexology Association of America

375 North Stephanie Street, Suite 1411,
Henderson, NV, 89014
Administration Office:
PO Box 714, Chepachet, RI, 02814
Phone: 980-234-0159
Fax: 401-568-6449
Website: reflexology-usa.org

リフレクソロジーの質の向上と標準化を使命とする非営利組織。リフレクソロジー団体の統合や支援を図っている。

Worldwide Aquatic Bodywork Association (WABA)

Harold Dull at P.O. Box 1817,
Middletown, CA, 95461
Email: info@waba.edu
www.waba.edu

タンツ、ワッツ、その他の水中ボディーワーク、指圧の講座に関する情報を提供している。タンツに関するさらなる情報はハロルド・ダールの著書『Tantsu A Yoga of the Heart』や彼のDVD、www.tantsu.comを参照。

東洋式ボディーワーク関連団体

American Association of Acupuncture and Oriental Medicine (AAAOM)

PO Box 162340, Sacramento, CA, 95816
Toll Free: 866-455-7999
Phone: 916-443-4770
Fax: 916-443-4766
www.aaaomonline.org

鍼療法や東洋医学を医学の一大分野として推進することを目的の1つとする組織。米国内の鍼療法や東洋医学の現場と関連を持つ幅広い組織や団体、協会と交流している。鍼療法や東洋医学の教育に関する情報提供も行っている。

American Organization for Bodywork Therapies of Asia (AOBTA)

1010 Haddonfield-Berlin Road, Suite 408,
Voorhees, NJ, 08043-3514
Phone: 856-782-1616
Fax: 856-782-1653
Email: office@aobta.org

アジア系ボディーワークのプラクティショナー、スクール、指導者、学習者を代表する非営利組織。

International Thai Therapists Association (ITTA)

4715 Bruton Rd., Plant City, FL, 33565
Phone: 706-358-8646
Email: itta@core.com
Website: www.ThaiMassage.com
www.thaimassage.com/itta/ittaindex.html

ヨガ、タイ式ヨガ、タイ式マッサージ、タイ式ボディーワークなどの指導者、学習者、セラピストの支援組織。

Lotus Palm School and Certifying Thai Yoga Association

5244 Saint Urbain (near Fairmount), Montreal,
Quebec, H2T 2W9, Canada
Phone: 514-270-5713
Fax: 514-270-8620
E-mail: info@lotuspalm.com
www.lotuspalm.com

タイ式ヨガマッサージの第一人者、カム・タイ・チョウのスクール。資格取得コースを提供する。

指圧のプロフェッショナルのための国際的支援組織

以下の組織はどれも明確な倫理基準のもとに指圧の規制と普及を行っている。

欧州には指圧の国際的組織が2つある。European Shiatusu Federation (www.shiatsu-esf.org)は英国、アイルランド、スペイン、ベルギー、チェコ、オーストリア、スウェーデン、ギリシャに、International Shiatsu Network (www.shiatsunetwork.com)はドイツ、フランス、スイスにそれぞれネットワークを展開している。

イタリアには指圧の組織が最大のFederazione Italiana Shiatsu (FIS) を含めて6つある。詳しくはwww.shiatsuinfo.org/associations.shtmlを参照。

米国ではAmerican Organization for Bodywork Therapies of Asia (www.aobta.org)、カナダではCanadian Shiatsu Society of British Columbia (www.shiatsupractor.org) が、オーストラリアではShiatsu Therapy Association of Australia (www.staa.org.au)が指圧を規制している。

マッサージの備品、道具

Bodyworkmall

200 E. South Temple, Suite 190
Salt Lake City, UT 84111
Phone: 866-717-6753
Fax: 801-363-2038
www.bodyworkmall.com

Massage Warehouse & Spa Essentials

This company carries everything for massage, from tables to lubricants, mats, stones, and more.
Phone: 800-910-9955
www.massagewarehouse.com

マッサージベッド、潤滑剤、マット、石などマッサージに必要なあらゆるものを扱っている。

Earthlite Massage Tables and Supplies

800-872-0560
www.earthlite.com

デザインがよく丈夫で環境配慮型のマッサージベッドその他のマッサージ用品を扱っている。

Rub Rocks

5071 David Strickland Road #103, Fort Worth, TX, 76119
Phone: 800-941-0231
http://rubrocks.com
Email: webhelp@rubrocks.com
www.rubrocks.com

各種のホットストーン・コールドストーンその他のホットストーンマッサージ用製品を扱っている。

First published in the USA in 2010 by
Fair Winds Press, a member of
Quayside Publishing Group
100 Cummings Center
Suite 406-L
Beverly, MA 01915-6101
www.fairwindspress.com

Cover design by Kathie Alexander
Book design by Kathie Alexander
Photography by Luciana Pampalone

本書が伝える情報は教育が目的であり、医師のアドバイスに代わるものではありません。
新たな健康法を始めるときは主治医に相談してください。

著者について

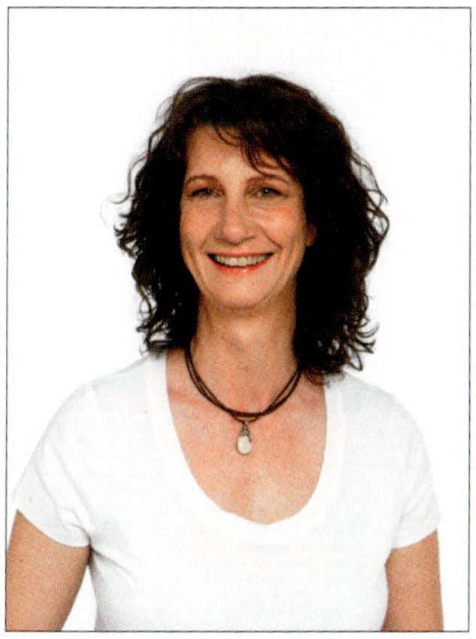

ヴィクトリア・ジョーダン・ストーン（Victoria Jordan Stone）は米国公認マッサージセラピスト。1989年よりマッサージのトレーニングを始める。自身がマッサージを受けて深刻な背部損傷と広告代理店経営のストレスから救われた経験から、人びとが自分と同じように癒される手助けをしたいと思うようになったのがきっかけだった。

1992年よりカップルのためのマッサージの指導を、1996年より専門的なマッサージセラピーの指導を始め、2000年よりブルーリッジ・スクール・オブ・マッサージ・アンド・ヨガの運営者の１人となる。現在も同スクールのアカデミックディレクター兼インストラクターを続けている。

深部組織マッサージ、トリガーポイントセラピー、妊娠中のマッサージ、スウェーデン式マッサージ、筋筋膜リリース、副交感神経セラピー、ホットストーンマッサージ、ワッツ水中ボディーワーク、タイ式ヨガマッサージ、レイキ、ポラリティ、ロミロミなど多様な臨床マッサージを得意とする。全米ヨガアライアンス登録のヨガインストラクターでもあり、バースドゥーラ（訓練を受けた分娩付添人）でもある。

著書に、『The Complete Idiot's Guide to Massage Illustrated』がある。

索引

な

は

ま

ら

ガイアブックスは
地球《ガイア》の自然環境を守ると同時に
心と身体の自然を保つべく
“ナチュラルライフ”を提唱していきます。

THE WORLD'S BEST MASSAGE TECHNIQUES
ヴィクトリア・ジョーダン・ストーンが選んだ
世界のベストマッサージテクニック

発　行　2011年10月1日
発行者　平野　陽三
発行元　**ガイアブックス**
〒169-0074 東京都新宿区北新宿 3-14-8
TEL.03(3366)1411　FAX.03(3366)3503
http://www.gaiajapan.co.jp
発売元　産調出版株式会社

ISBN978-4-88282-811-2 C2077

Printed in Singapore

著　者：ヴィクトリア・ジョーダン・ストーン
(Victoria Jordan Stone)

プロフィールはp.249を参照。

翻訳者：千代 美樹（せんだい みき）
青山学院大学理工学部卒業。訳書に『マッサージバイブル』（産調出版）、『自然への介入はどこまで許されるか』『胎児は知っている母親のこころ』（共に日本教文社）など。共著書に『英和翻訳表現辞典 基本表現・文法編』（研究社）。ポラリティ・セラピーを学習中。